Thomas W. Ullrich
Mathias Brandstädter

Krisenkommunikation – Grundlagen und Praxis

Eine Einführung mit ergänzender Fallstudie am Beispiel Krankenhaus

Verlag W. Kohlhammer

1. Auflage 2016

Alle Rechte vorbehalten
© W. Kohlhammer GmbH, Stuttgart
Gesamtherstellung: W. Kohlhammer GmbH, Stuttgart

Print:
ISBN 978-3-17-022249-6

E-Book-Formate:
pdf: ISBN 978-3-17-028862-1
epub: ISBN 978-3-17-028863-8
mobi: ISBN 978-3-17-028864-5

Für den Inhalt abgedruckter oder verlinkter Websites ist ausschließlich der jeweilige Betreiber verantwortlich. Die W. Kohlhammer GmbH hat keinen Einfluss auf die verknüpften Seiten und übernimmt hierfür keinerlei Haftung.

Soforthilfe zur kommunikativen Intervention im Ernstfall

Organisatorische Aufstellung → **S. 129**

Zeitpunkt der kommunikativen Intervention → **S. 142**

Absender der kommunikativen Intervention → **S.146**

Nachricht der kommunikativen Intervention → **S. 162**

Adressaten der kommunikativen Intervention → **S. 176**

Kanäle der kommunikativen Intervention → **S. 183**

Prüfung der Intervention auf dem Rechtsweg → **S. 190**

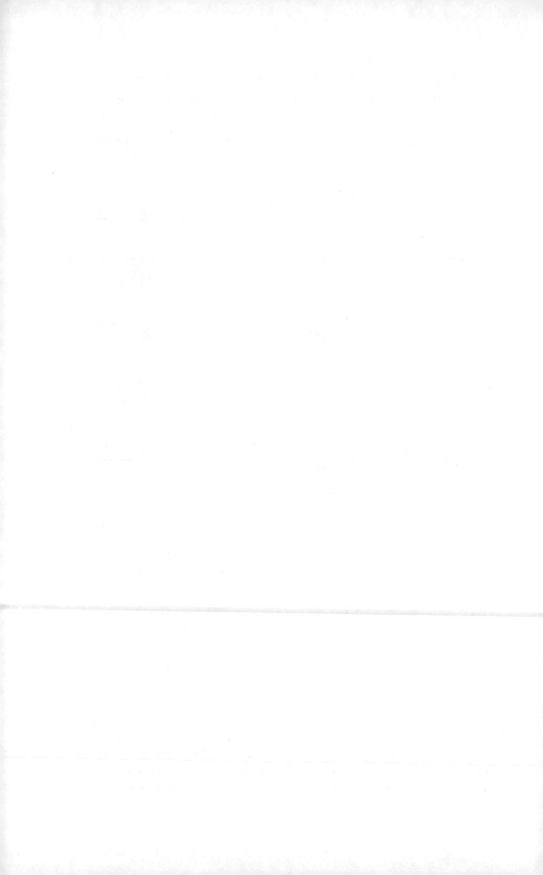

Geleitwort

Dieses Buch ist eine Rarität.

Es hält, was viele versprechen und liefert einen belastbaren Brückenschlag zwischen Theorie und Praxis und somit ein praktikables Grundlagenwerk für PR-Profis wie Einsteiger, für Lehrende wie Lernende. Man merkt den Autoren ihre langjährige Berufserfahrung und die bereits durchlebten Unternehmenskrisen positiv an.

Krisen gehören zum Wirtschaftsleben wie zur Entwicklung eines jedes einzelnen Menschen. Sie sind zwar nicht der Regelfall (hoffentlich), aber sie sind so etwas wie eine regelmäßige Ausnahme und für medial Tätige – vom Blogger bis zum Wirtschaftsjournalisten – so etwas wie das eigentliche Salz in der Suppe. Entsprechend nüchtern und sachlich fällt hier die Darstellung aus. Phrasen, klassischen Denkschemata und wohlfeile wie oft gleichermaßen voreilige Patentrezepte werden kritisch hinterfragt.

Besonders helfen wird dieses Buch den Unternehmern, deren Management bei Krisensymptomen insbesondere in den Medien oft in übergroße Aufgeregtheiten verfällt. Und damit häufig erst die eigentliche Krise befeuert. Das Buch bietet hier klar strukturierte Prüf- und Bewertungsprozesse, die schnell und pragmatisch anwendbar sind sowie die dazu gehörigen Checklisten als Denkhilfe.

Interessant ist dabei, dass es diesem Buch gelingt, trotz aller Praxisnähe einen guten Überblick über den Stand der Forschung zu geben und diesen adäquat einzuordnen. In einigen Beiträgen gehen die Autoren sogar einen Schritt weiter und bieten über plausible Bewertungsansätze auch Möglichkeiten zur Quantifizierung an, die es wert wären, in der wissenschaftlichen Diskussion weiter vertieft zu werden. Dass Anwendungsbeispiel Krankenhaus hilft in der praktischen Übertragung.

Der gesamte Health-Bereich ist per se ein hochsensibler, da es immer um das Wohl und Wehe von Menschen geht. Der Regulierungsgrad und auch die mediale Aufmerksamkeit sind daher extrem hoch. Insgesamt sind die Themen gut gewählt, um die Verknüpfung unterschiedlicher Aspekte wie Prävention, Früherkennung, Krisenmanagement wie Nachbearbeitung von Krisen und auch die organisatorische Verankerung der notwendigen Prozesse in Unternehmen deutlich zu machen. Insofern verbindet dieses Grundlagenbuch eine hohe Praxisnähe, eine notwendige Breite der Themen mit der Tiefe in relevanten Feldern. Es spiegelt den »state of the art«, gibt eigene Impulse und wird den Diskurs weiter vorantreiben.

Prof. Dr. Alexander Güttler

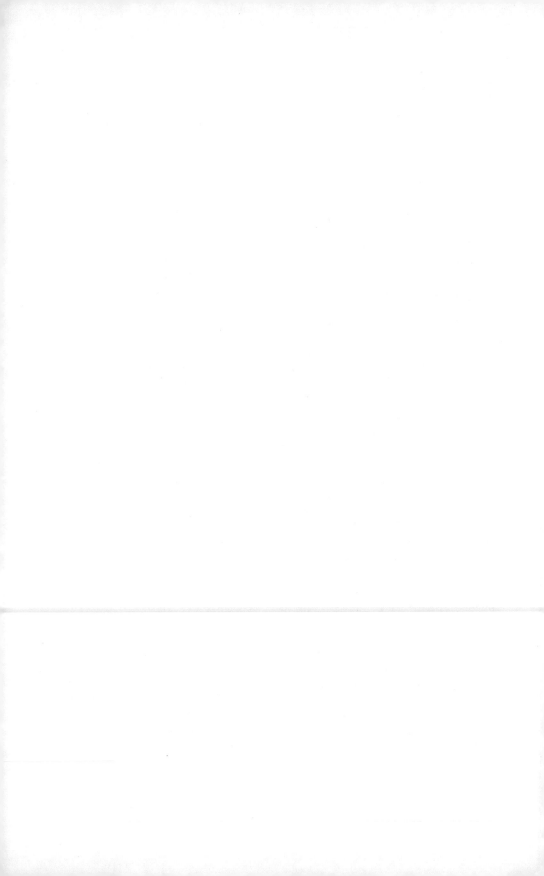

Inhalt

Geleitwort 7

Vorwort der Autoren 13

1   Einführung 15
    1.1   Der allgemeine Krisenbegriff 15
    1.2   Der Krisenbegriff in den Wirtschaftswissenschaften 16
    1.3   Zum Stand der Krisenkommunikationsforschung 19
    1.4   Krisen in Phasenmodellen 24
    1.5   Social Media und Krisenkommunikation 30

2   Theorie der Imagekrise 32
    2.1   Grundbegriffe 32
       2.1.1 Marke – Kennzeichen mit hoher Bekanntheit 32
       2.1.2 Image und Einstellungen – Assoziationen und
            Verhaltensdispositionen zur Marke 33
       2.1.3 Reputation – Urteilende Thematisierung von
            Imageaspekten 35
       2.1.4 Marke, Image und Reputation in der
            Mediengesellschaft 37
       2.1.5 Vertrauen als Motor der Wirtschaft: Riskante
            Vorleistung auf Basis von Image und Reputation ... 43
       2.1.6 Zusammenfassung 47
    2.2   Ableitung und Definition des Begriffs der Imagekrise 49
    2.3   Einflussgrößen auf das Schadensausmaß der Imagekrise ... 51
       2.3.1 Imageänderung durch Imagediskrepanz und
            Verantwortungszuschreibung 55
       2.3.2 Aufmerksamkeit gegenüber einer Imagekrise 61
    2.4   Zusammenfassung 69
    2.5   Einschränkungen und Ausblick 73

3   Issues Management 75
    3.1   Hintergründe und Motive des Issues Managements 75
    3.2   Public Affairs: Die Anfänge des Issues Managements 77
    3.3   Der Gegenstand: Strategisches Issue vs.
           Kommunikationsthema 79
    3.4   Zyklus-Modelle: Lebensphasen eines Issues? 81

3.5   Verfahren und Schrittfolge des Issues Managements 84
       3.5.1 Identifikation von Issues: Den richtigen Fokus setzen .. 85
       3.5.2 »Issue Monitoring« – Erfolgskritische Faktoren off-
              und online im Blick behalten 88
       3.5.3 Analysieren und Bewerten 94
       3.5.4 Maßnahmen, Bearbeitung und Kontrolle 98
3.6   Fallstricke bei der praktischen Implementierung des Issues
       Managements 100
3.7   Issues Management im Überblick 103

4   Vertrauensbildung und Dialog 106
4.1   Vertrauen, Image und Marke 106
4.2   Pufferfunktion von Marken bei Imagekrise 108
4.3   Ähnlichkeit, Konstanz, Verwundbarkeit und Co.:
       Vertrauensbildung im Alltag 110
       4.3.1 Ähnlichkeit und Analogien 111
       4.3.2 Wechselseitige Anerkennung der Bedürfnisse 111
       4.3.3 Konstanz und Ergebnisbeständigkeit 112
       4.3.4 Vertrauen als impliziter Gegenstand der Rede 112
       4.3.5 Vertrauen folgt auf Vertrauen 113
       4.3.6 Vertrauen als beiderseitiges Investitionsgut 113
       4.3.7 Vertrauenspaten 113
       4.3.8 Kontrolle und Kontrollierbarkeit 114
4.4   Formale Techniken und Treiber der Vertrauensbildung 114

5   Organisation, Prozesse und Training 118
5.1   Standard Operating Procedure und Meldekette 118
5.2   FAQs und Q&As 121
5.3   Social Media Guidelines 122
5.4   Krisenstab und Krisenhandbücher 122
5.5   Medientrainings 124

6   Krise und Organisation 126
6.1   Routine oder Grenzerfahrung 126
6.2   Imagekrise und organisatorische Aufstellung 129

7   Kommunikative Intervention in der Imagekrise 133
7.1   Zeitpunkt der kommunikativen Intervention 136
       7.1.1 Zeitverlauf von Imagekrisen 137
       7.1.2 Ableitung des geeigneten Interventionszeitpunkts 139
       7.1.3 Handlungsempfehlung 142
7.2   Absender der kommunikativen Intervention 144
       7.2.1 Absender in der traditionellen Krisenkommunikation ... 144
       7.2.2 Persuationsforschung und Absenderwahl 145
       7.2.3 Handlungsempfehlung 146
7.3   Nachricht der kommunikativen Intervention 148

| | | 7.3.1 | Verringerung der öffentlichen Aufmerksamkeit | 148 |

7.3.1 Verringerung der öffentlichen Aufmerksamkeit 148
7.3.2 Verantwortungsgrad und Unternehmensreaktion 155
7.3.3 Handlungsempfehlungen 162
7.4 Adressaten der kommunikativen Intervention 168
7.4.1 Adressaten in der traditionellen
Krisenkommunikation 169
7.4.2 Erweiterung des Adressatenkreises 171
7.4.3 Handlungsempfehlungen 176
7.5 Kanäle der kommunikativen Intervention 177
7.5.1 Kommunikationskanäle in der traditionellen
Krisenkommunikation 177
7.5.2 Erweiterung der Kommunikationskanäle 180
7.5.3 Handlungsempfehlungen 183
7.6 Intervention auf dem Rechtsweg 184
7.6.1 Bewertung öffentlicher Äußerungen 185
7.6.2 Rechtansprüche bei einer unwahren
Tatsachenbehauptung 186
7.6.3 Handlungsempfehlungen 190
7.7 Einschränkungen und Ausblick 191

8 Vertrauen, Re-Positionierung und Lessons Learned 193
8.1 Die Konstellation: Vertrauensbildung nach Vertrauensverlust ... 193
8.2 Unverschuldete Imagekrise 196
8.3 Teilverschuldete Imagekrise 197
8.4 Vollständig verschuldete Imagekrise 199

9 Illustration zur Anwendung: Krisenkommunikation am Beispiel
Krankenhaus 203
9.1 Der Markt und seine Koordinaten 203
9.2 Vom Pressesprecher zum Marketer: Klinikkommunikation
im Wandel 204
9.3 Rechtliche Spezifika der Unternehmenskommunikation von
Krankenhäusern 207
9.4 Vor der Krise – Prävention und Präparation 209
9.5 In und nach der Krise – Kommunikative Intervention und
Wiederherstellung von Vertrauen 211
9.5.1 Fallbeispiel 1 – Brand im Krankenhaus 211
9.5.2 Fallbeispiel 2 – Norovirus 214
9.5.3 Fallbeispiel 3 – Schließung einer Geburtshilfe im
regionalen Umfeld 217
9.6 Plädoyer für Vernetzung 219

Literaturverzeichnis 221

Stichwortverzeichnis 237

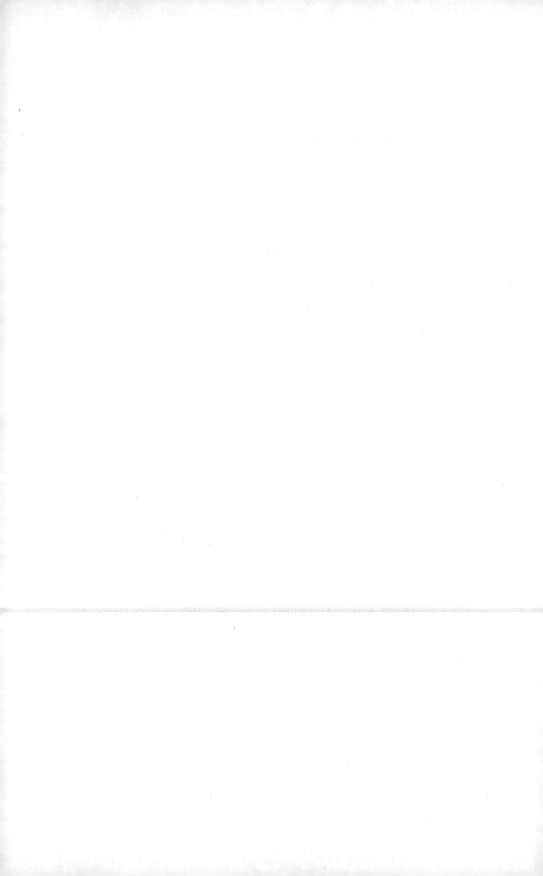

Vorwort der Autoren

In unserer Gesellschaft besteht ein berechtigtes Interesse daran, dass vor einer Bedrohung gewarnt, dass ein Missstand aufgedeckt und über das für viele Menschen schädigende Fehlverhalten einer Person oder Organisation informiert und dieses ggf. über öffentlichen Druck abgestellt und korrigiert wird.

Die Beteiligten an aber auch die Verursacher von einer Krise haben ein Interesse daran, möglichst wenig schlecht in der Öffentlichkeit dazustehen. Nicht immer ist dieses Interesse unberechtigt. Nicht immer liegt die Ursache einer Krise in einer kriminellen Absicht oder in böswilligem Vorsatz.

In diesem Kontext haben die redaktionellen Massenmedien als vierte Macht im Staat eine verantwortungsvolle Aufgabe: Sie sollen Korrektiv sein und Schaden abwenden – von allen Beteiligten. Doch nicht bei jedem Thema gelingt »den Medien« der Spagat dieser Interessensabwägung. Im Gegenteil ist in den redaktionellen Massenmedien in den letzten Jahren eine steigende Tendenz zur Skandalisierung beobachtbar, die teils erheblichen persönlichen und wirtschaftlichen Schaden, über jede Verhältnismäßigkeit hinaus, bei den Betroffenen verursacht.

Doch auch den Betroffenen unterlaufen Fehler in ihrer eigenen Kommunikation zum Sachverhalt. Zu oft bleibt die gut gemeinte Information nicht adäquat oder es wird gar ungewollt Öls ins Feuer gegossen.

Damit wird es den verantwortungsvollen Journalisten schwer gemacht, den Sachverhalt nüchtern zu betrachten, denn der Journalist ist zunächst mindestens parteiisch: Er fühlt sich stark der abstrakten Idee einer Öffentlichkeit, wenigstens aber seinen Mediennutzern gegenüber verpflichtet, manchmal auch seinem Chefredakteur sowie dem Medienunternehmen, von dem er sein Gehalt bekommt.

Erschwerend kommt hinzu, dass sich die Medienlandschaft in den letzten Jahren deutlich verändert hat und neben den redaktionellen Massenmedien auch über die »Social Media« Informationen reichweitenstark verbreitet werden. Meist ganz ohne den Ethos des journalistischen Handwerks.

Damit ist Krisenkommunikation eine der anspruchsvollsten Ausprägungen des Handwerks der Unternehmenskommunikation: In kurzer Zeit muss unter hohem emotionalen Druck und bei unvollständiger Informationslage die richtige Entscheidung getroffen werden, um persönlichen und wirtschaftlichen Schaden abzuwenden oder mindestens zu minimieren.

Da ist es verwunderlich, dass Krisenkommunikation meist als aus Erfahrung geprägtes Handwerk beschlagener Praktiker erscheint. Das kann zwar im Einzelfall gut funktionieren, ist jedoch aus unternehmerischer und wissenschaftlicher Sicht unbefriedigend: Je folgenreicher eine Entscheidung, desto nachvollziehbarer und überprüfbarer sollte sie sein.

Daher gehen wir mit diesem Buch einen anderen Weg. Wir fokussieren bewusst nicht auf einzelne Krisenfälle. Stattdessen entwerfen wir ein ganzheitliches Konzept, um vielfältige Arten und Ausprägungen von Krisen in der Mediengesellschaft aus Sicht der Krisenkommunikation besser zu verstehen und die richtigen Stellschrauben in der richtigen Weise zu drehen. Dafür wird der aktuelle Forschungsstand in die Konzeptentwicklung integriert und aus dem Blick der Praxis eingeordnet.

Praktikern erlaubt diese aktuelle Handreichung, erfolgskritische Themen der Imagekrise, sogenannte Issues, sinnvoll zu antizipieren, sich konzeptionell begründet gegen Krisen zu wappnen, eingetretene Krisenfälle anhand klarer Kriterien systematisch zu erfassen und methodisch angeleitet zu reagieren sowie ex post fundierte Nachsorge zu betreiben.

Studierende erhalten eine strukturierte und fundierte Einführung in eine der herausforderndsten Disziplinen der Unternehmenskommunikation mit konkreter Anleitung zum Transfer in die Praxis.

Wissenschaftler erhalten einen raschen interdisziplinären Überblick über den Forschungsstand im Bereich der Krisenkommunikation und über den sich daraus ergebenden Forschungsbedarf.

Wir danken unseren Familien für ihre Geduld, ihre Unterstützung und ihr Verständnis für die Entbehrungen, die solch ein Projekt mit sich bringt. Auch danken wir dem Verlag für seine Flexibilität und Unterstützung in der Verwirklichung dieser Veröffentlichung.

Ihnen, lieber Leser, wollen wir eine Hilfe bieten und den Diskurs weiter anreichern. Wir haben uns daher auch bewusst und ausgehend von unseren Interessen und Erfahrungen unterschiedliche Schwerpunktthemen er- und bearbeitet und die Beiträge als Autorenkapitel verfasst, die durch eine gemeinsame konzeptionelle Basis und Form der Darstellung eng verzahnt sind. Als Autoren freuen wir uns, wenn dadurch unsere Einladung zum Dialog für die weitere Entwicklung der Themen betont wird. Wir freuen uns auf Ihr Feedback, Ihre Fragen und Anregungen.

Düsseldorf, im April 2016

Thomas W. Ullrich
(tu@webosoph.de)

Dr. Mathias Brandstädter
(mathias.brandstaedter@gmx.de)

1 Einführung

Thomas W. Ullrich

Unternehmen finden sich in der modernen Mediengesellschaft in vielfältigen kritischen Situationen wieder: Korruptionsvorwürfe, Datendiebstahl, Abrechnungsbetrug, Erpressung, Umweltverschmutzung etc. ereignen sich in der Regel nicht nur im Stillen, sondern oft im Licht einer medialen und damit breiteren Öffentlichkeit. Solche, aus der Perspektive des Unternehmens bzw. der Organisation vom Regelbetrieb abweichenden Vorkommnisse, werden unter dem Schlagwort Krise subsumiert. Sie haben nicht nur für die dadurch betroffenen Personen oft verheerende Folgen sondern führen auch zu erheblichem wirtschaftlichen Schaden für die verursachenden bzw. beteiligten Unternehmen.

Dieses Kapitel führt in die Thematik ein, erörtert den allgemeinen Krisenbegriff (▶ Kap. 1.1), grenzt die verschiedenen Verwendungen des Krisenbegriffs in den wirtschaftswissenschaftlichen Teildisziplinen voneinander ab (▶ Kap. 1.2) und gibt einen kritischen Überblick zum Stand der Krisenkommunikationsforschung (▶ Kap. 1.3). In Kapitel 1.4 werden die verschiedenen Themen- bzw. Aufgabenfelder im Kontext der Krisenkommunikation in einem pragmatischen Drei-Phasen Modell systematisiert.

1.1 Der allgemeine Krisenbegriff

Das Wort *Krise* entstammt der griechischen Wendung κρισηζ (krisis) – »die Entscheidung, das Urteil« (Meyer/Steinthal 1997: 46). In Deutschland ist der Begriff seit etwa dem 16. Jahrhundert gebräuchlich und bezeichnet zunächst, der hippokratischen Tradition folgend, in der Medizin den plötzlichen Höhe- und Wendepunkt einer Krankheit – ab dem 18. Jahrhundert auch im allgemeinen Sprachgebrauch eine »entscheidende, schwierige Situation« (Drosdowski 1989: 388).

Während der Begriff der Krise heute allgemein eher negativ konnotiert wird, ist er im eigentlichen Sinne ambivalent: Die Krise bezeichnet den entscheidenden Moment, wo »eine wichtige Sache sich auf diese oder jene Art« (Brockhaus 1809: 7/249 f.) bzw. »zum Besseren oder Schlechteren« entwickelt (Brockhaus 1911: 1/1017). Ein Verständnis, auf dem Merten (2005: 21; 2008: 83 f.) aufsetzt und vier potentielle *Resultate einer Krise* unterscheidet:

1. positive Lösung der Krise,
2. Status quo ante, als Zustand wie vor der Krise,

3. eine negative Lösung der Krise und
4. Entwicklung zur Katastrophe bzw. Folgekrise(n).

Da der Begriff der Krise häufig im Zusammenhang mit anderen Begriffen verwendet wird, sollen die geläufigsten im Folgenden abgegrenzt werden. Krisen können als *Störung* aufgefasst werden, d. h. als eine Unterbrechung eines geordneten, regelmäßigen Zustandes (Pierer 1865: 7/878) und stellen ein *Ereignis* dar, also eine Begebenheit, welche entweder durch ihre Beschaffenheit oder durch ihre Folgen Aufmerksamkeit auf sich zieht (Pierer 1858: 5/840). Im sozialen Kontext haben viele Krisen ihre Ursache in ungelösten *Konflikten* (lat. *con-fligere* – zusammenprallen), also einem Aufeinandertreffen unterschiedlicher Interessen (Drosdowski 1989: 370). Auch ein *Skandal* (gr. σκανδαλον), ein dem Feinde gelegter Fallstrick (Pape 1914: 2/889), kann Auslöser einer Krise sein: Der Skandal ist ein Aufsehen erregendes Ärgernis, ein öffentlich gewordener Verstoß gegen Werte, Normen oder gegen die allgemeine Moral. Entscheidet sich die Krise zum Schlechteren, nennt man sie eine *Katastrophe* (gr. καταστροφη – das Umwenden, Zerstören, Unterjochen; vgl. Pape 1914: 1/1383).

1.2　Der Krisenbegriff in den Wirtschaftswissenschaften

In der *Volkswirtschaftslehre* ist der Begriff der Krise vor allem im Rahmen der Konjunkturtheorie als Synonym für die Depression, d. h. die Abschwungphasen der Wirtschaft, gebräuchlich (Maußner 1994: 3; Alisch/Arentzen/Winter 2005: 1815, 1819). In der *Betriebswirtschaftslehre* wird der Begriff der Krise in allgemeinen Lehrbüchern in der Regel nicht aufgegriffen (vgl. u. a. Schierenbeck 2003; Thommen/Achleiter 2004; Peters/Brühl/Stelling 2005; Wöhe/Döring 2008).

Erst in der betriebswirtschaftlichen Spezialliteratur finden sich Abhandlungen zu Krisen, die jedoch allein das betriebswirtschaftliche Versagen eines Unternehmens in den Fokus ihrer Betrachtungen stellen, d. h. Ertragsschwäche, Insolvenz etc. behandeln (vgl. u. a. Bickhoff et al. 2004; Hommel/Knecht/Wohlenberg 2006; Hutzschenreuter/Griess-Nega 2006; Krystek/Moldenhauer 2007). Hier scheint sich die Konkretisierung des Krisenbegriffs als »*Unternehmenskrise*« durchzusetzen. Demnach sind Unternehmenskrisen »ungeplante und ungewollte Prozesse von begrenzter Dauer und Beeinflussbarkeit sowie mit ambivalentem Ausgang [...] und sind in der Lage, den Fortbestand des gesamten Unternehmens substantiell und nachhaltig zu gefährden oder sogar unmöglich zu machen.« (Krystek/Moldenhauer 2007: 26).

In den kommunikativen Teildisziplinen der Betriebswirtschaftslehre, d. h. in *Marketing* und *Public Relations* (PR) bzw. *Unternehmenskommunikation*, wird der Begriff der Krise in einem anderen Kontext verwendet. Hier sind Krisen weniger Existenz bedrohend: Fehler in der Produktion, menschliches Versagen, Verunreinigung eines Lebensmittels, Umweltschädigung durch die Produktion, Störfälle, Erpressungen (Heiks 2001: 206), Produktfehler, (z. B. A-Klasse von Mercedes-Benz), Aktionen (feindseliger) Interessensgruppen (z. B. Greenpeace gegen Shell), Computerzusammenbruch und Verlust von Daten (vgl. Mast 2008: 374) etc. werden hier als Krise thematisiert. Genau solche Vorfälle sind in der Regel gemeint, wenn man von Krisenkommunikation oder Krisen-PR spricht.

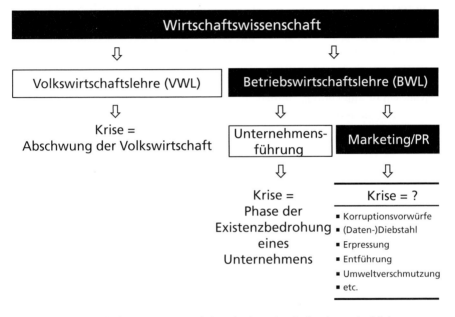

Abb. 1.1: Systematik des Krisenverständnisses in den wirtschaftswissenschaftlichen Disziplinen (nach Ullrich 2012).

Tritt ein Krisenfall ein, so soll dieser durch *Krisenmanagement* gelöst werden. Mit Krisenmanagement bezeichnet man eine unternehmensweit agierende Funktion, die daran arbeitet, den potentiellen Schaden einer gegenwärtigen Krise für das Unternehmen zu minimieren und wieder die Kontrolle über eine Ausnahmesituation zu gewinnen (vgl. u. a. Herbst 1999: 37; Caponigro 2000: 16; Ditges/Höbel/ Hofmann 2008: 238). Dies erfordert eine besondere Organisationsform, die organisationstheoretisch als konzern- bzw. unternehmensübergreifendes Projekt mit Priorität definiert werden kann.

Krisenkommunikation wird der Public Relations zugeordnet (Meffert/Burmann/ Kirchgeorg 2012: 689) und ist gleichzeitig ein Teil des Krisenmanagements (vgl. Nolting/Thießen 2008: 10). Sie lässt sich begreifen als »Weiterführung der PR während einer außergewöhnlichen Situation« (Herbst 1999: 138). Krisenkommunikation ist also Kommunikation in der Krise (zeitlich, situativ) und über die Krise (inhaltlich) (vgl. Thießen 2011: 85) und zeigt sich als Bündel von Theorien, Konzepten, Prinzipien, Analysen und Arbeitsmethoden, das speziell auf die be-

17

sondere Situation der Krise ausgerichtet ist und nach ihrem Eintreten greift (vgl. u. a. Fearn-Banks 1996: 2; Caponigro 2000: 16; Ditges/Höbel/Hofmann 2008: 236; Ogrizek/Guillery 1999: XI). Dabei soll Krisenkommunikation zweierlei leisten:

1. die gezielte Information von Adressaten, sei es, um diese vor Schaden oder Folgeschaden zu schützen oder aus rechtlichen bzw. ethischen Erwägungen (z. B. Produktrückruf, Chemieunfall, Information Angehöriger nach Flugunfall) (vgl. u. a. Heisig 2007; Coombs 2008: 276; Töpfer 2008: 369; Thießen 2011: 85),
2. die Abwendung negativer Imagebeeinflussung bzw. von Vertrauensverlust (vgl. u. a. Fearn-Banks, 1996: 2; Coombs 2008: 276; Ditges/Höbel/Hofmann 2008: 236; Mast 2008: 371).

In der Praxis stehen beide Ziele zuweilen im Widerspruch zueinander: Muss zum Beispiel ein Produkt zurückgerufen werden, dass über den Einzelhandel vertrieben wurde, sind die Adressaten ggf. nicht gezielt erreichbar, sondern stellen eine disperse Öffentlichkeit dar, die nur durch eine hinreichend breite Streuung der Information erreicht werden kann. Gerade diese breite Streuung der Information stellt jedoch ein Risiko dar, da so auch Nichtbetroffene auf den Vorfall aufmerksam gemacht werden.

Abzugrenzen ist der Begriff der Krisenkommunikation von den Begriffen Issues Management und Risikokommunikation.

Als *Issues* werden Themen und Tatbestände von öffentlichem Interesse bezeichnet, die (vgl. Boehncke 2001: 186; Ingenhoff/Röttger 2008: 329)

- ein Unternehmen potentiell oder gegenwärtig betreffen,
- infolge unterschiedlicher Interessen- bzw. Anspruchslage zwischen Unternehmen und (einigen) externen Interessensgruppen, Konfliktpotenzial bergen
- und dadurch merkliche negative Folgen für das Unternehmen entwickeln können.

Issues sind also Vorläufer potentieller Krisen: »Competing pressures tempt one to believe that an issue deferred is a problem avoided; more often it is a crisis invited.« (Kissinger 1979: 938)

Entsprechend bezeichnet *Issues Management* die Anstrengungen eines Unternehmens, solche Issues zu identifizieren, zu analysieren, zu interpretieren, zu priorisieren und mittels geeigneter Maßnahmen zu entschärfen bzw. zu lösen (vgl. Fearn-Banks 1996: 15; Boehncke 2001: 186; Wiedemann/Ries 2007: 286; Ingenhoff/Röttger 2008: 321). Potentielle Krisen sollen also frühzeitig antizipiert und ihr Eintreten vermieden werden.

Risikokommunikation kann im weiteren Sinne als Teil des Issues Managements betrachtet werden. Es umfasst Kommunikationsprozesse, in denen denkbare Schäden im Zusammenhang mit unternehmerischen Handlungen thematisiert werden, um bei bestimmten Teilöffentlichkeiten einen angemessenen Grad von Besorgnis und ein damit einhergehend angemessenes Verhalten zu erreichen (vgl. u. a. Fearn-Banks 1996: 13; Peters 2001: 347 f.; Baumgärtner 2008: 45). Was dabei als angemessen gilt, bestimmt sich aus dem Kommunikationsziel des

Absenders. Damit Risikokommunikation die intendierte Wirkung erreicht, ist es oft erforderlich, zunächst das Vertrauen der relevanten Teilöffentlichkeiten in das betreffende Unternehmen zu stärken, was häufig zuvor eine Erhöhung von dessen Glaubwürdigkeit voraussetzt.

Insgesamt kann Krisenkommunikation auch verstanden werden als »Risikokommunikation unter erschwerten Bedingungen: Das Risiko ist bereits eingetreten« (Wiedemann 2000: 65).

1.3 Zum Stand der Krisenkommunikationsforschung

Da Krisenkommunikation nicht nur die kommunikative Begleitung betriebswirtschaftlicher Krisen umfasst, sondern auf eine eigene Kategorie krisenhafter Situationen abstellt, liefert die Literatur zur Krisenkommunikation eigene Definitionen (▶ Tab. 1.1)

Tab. 1.1: Definitionen von Krise in der Unternehmenskommunikation (Auswahl).

Autor	Definition
Coombs 2008: 275	»an unpredictable event that can seriously impact the organization's performance, generate negative outcomes, and violates stakeholder expectations«
Ditges/Höbel/Hofmann 2008: 215	»unregelmäßige, nicht lineare und unvorhersehbare Störungen, gekennzeichnet von Dynamik in verschiedenartigen Intervallen […] Was wirklich Krise ist, definiert die Öffentlichkeit und definieren die Medien.«
Fearn-Banks 1996: 1	»a major occurrence with a potentially negative outcome affecting an organization, company, or industry, as well as its publics, products, services, or good name. It interrupts normal business transactions and can sometimes threaten the existence of the organization. A crisis can be terrorism, fire, a boycott, product tampering, product failure, a strike, or numerous other events«
Heiks 2001: 206	»ungewöhnliche, über den Alltag des Unternehmens hinausgehende Situationen (= Störfälle).«
Höbel 2007: 875	»Ereignisse oder Störungen, die negativen Einfluss mit nachhaltiger Wirkung auf die Wirtschaftskraft oder die Reputation eines Unternehmens oder einer Organisation haben oder haben können.«
Mast 2008: 371	»Krisen sind äußerst schwierige, aber entscheidende Situationen für Unternehmen, die durch ein hohes Potential unterschiedlicher Emotionen, v. a. die weit verbreiteten Ängste, gekennzeichnet sind.«

Tab. 1.1: Definitionen von Krise in der Unternehmenskommunikation (Auswahl).
– Fortsetzung

Autor	Definition
Sellnow/Seeger 2013: 7	»a specific, unexpected, non-routine event or series of events that creates high levels of uncertainty and significant or perceived threat to high priority goals«
Töpfer 2008: 357	»eingetretenes Risiko, das vorher bereits erkannt und bewertet oder auch überhaupt nicht wahrgenommen wurde und damit völlig überraschend eintrat«
Weyler 2013: 26	»Eine Markenkrise ist der Prozess einer unerwarteten und abrupten Schwächung der Marke, ausgelöst durch negative Informationen über die Marke, die über das gewöhnliche Maß hinausgehen und Wirkung auf den Konsumenten und sein Verhalten haben.«
Wilmes 2006: 13	»eine Ausnahmesituation«
Zaremba 2010: 21	»an anomalous event that may negatively affect an organization and requires efficient organizational communication to reduce the damage related to the event«

Allerdings vermögen die angebotenen Definitionen des Krisenbegriffs nicht, herauszustellen, ab wann ein Ereignis oder eine Entwicklung sich als Krise darstellt. Bei näherer Betrachtung erweisen sich die Definitionsversuche zudem mehrheitlich als nicht auf die kommunikative Perspektive abgestimmt, als unvollständig und ohne theoretische Fundierung. Selbst die Betrachtungen zum jüngeren Terminus der »ereignisinduzierten Markenkrise«, die im Bereich der Marketingforschung erfolgen, bleiben vage: Tiemann (2007: 62), der den Begriff einführt, beschreibt die ereignisinduzierte Markenkrise lediglich als plötzlich, durch ein außergewöhnliches Ereignis oder mehrere Ereignisse ausgelöst. Sowohl er (ebd. 65) als auch Weißgerber (2007: 61) stellen zwar zehn bzw. neun Charakteristika ereignisinduzierter Markenkrisen zusammen, bleiben eine klare Definition jedoch schuldig. Erst Weyler (2013) liefert einen ersten – wenn auch konzeptionell angreifbaren – Definitionsversuch (▶ Tab. 1.1).

Vor diesem Hintergrund hilft auch der Hinweis wenig, was als Krise empfunden würde, hinge von objektiven Gegebenheiten ebenso ab wie von subjektiven Interpretationen der Betroffenen (vgl. Mast 2008: 372). Mag der ein oder andere Praktiker sich mit einer generellen und vagen Definition zufrieden geben, für die Ableitung von Ansatzpunkten für die eigene Kommunikationsarbeit braucht er Klarheit darüber, welche intangiblen Werte durch eine Krise beeinflusst werden. Doch in der vorliegenden Literatur finden sich auch hierzu je nach Autor unterschiedliche Antworten: die Marke, das Image, die Reputation oder das Vertrauen werden einzeln oder in beliebiger Kombination genannt (▶ Tab. 1.2). Eine Begründung oder systematische Ableitung fehlt dabei durchgehend.

Tab. 1.2: Was Krisen aus Sicht der Unternehmenskommunikation schädigen (Auswahl. Anmerkung: Die Autoren der Tabellen 1.1 und 1.2 weichen voneinander ab, da nicht alle Autoren eine Definition des Krisenbegriffs vorlegen bzw. konkrete Schäden benennen).

Autoren	Krisen schädigen ...			
	Marke	Image	Reputation	Vertrauen
Bruhn 2007: 554		X		X
Ditges/Höbel/Hofmann 2008: 215		X		X
Fearn-Banks 1996: 2 f		X	X	
Guterman/Helbig 2007: 144 f			X	
Heiks 2001: 206	X	X		
Höbel 2007: 875			X	
Homburg/Krohmer 2006: 830		X		X
Homuth 2000: 6		X	X	
Mast 2008: 372			X	
Plankert 2009: 7 f		X		X
Seidel/Stephan 2007: 117 f		X	X	
Tiemann 2007: 63		X		X
Thießen 2009: 215			X	
Töpfer 2008: 358, 396		X		X
Weißgerber 2007:59	X	X		
Weyler 2013: 26	X	X		
Wilmes 2006: 22		X		X
Zaremba 2010: 3 ff		X		

Dieser Befund ist in mindestens zweierlei Hinsicht unbefriedigend: erstens weil die stringente Weiterentwicklung eines wissenschaftlichen Themenfeldes nur auf Basis klarer, von verschiedenen Autoren in gleicher, zumindest in ähnlicher Weise verwendeten Begriffen möglich ist und zweitens weil der Praktiker hier verwirrt zurückgelassen wird, statt im Fall einer krisenhaften Situation mit geeignetem Instrumentarium den betriebswirtschaftlichen und volkswirtschaftlichen Schaden minimieren zu können.

Andererseits wird dieser Befund umso nachvollziehbarer, je tiefer man in die wissenschaftlichen Disziplinen einsteigt, auf die sich die Autoren zum Thema Krisenkommunikation stützen: auch hier werden die grundlegenden Begriffe keinesfalls stringent verwendet.

21

Bereits der Begriff der *Marke* erfährt unterschiedliche Definitionen. Während das Markengesetz die Marke als Kennzeichen im weitesten Sinne abgrenzt (vgl. § 3 MarkenG 2009), definieren andere Autoren die Marke wahlweise als »Nutzenbündel« (Meffert/Burmann/Kirchgeorg 2012: 359) oder als eine »im Bewusstsein des Kunden verankerte Vorstellung« (Homburg/Krohmer 2006: 628), jeweils mit dem Ziel der Differenzierung von Wettbewerbsangeboten. Alternativ lassen sich die Definitionen zweier Gremien gegenüberstellen: Das brandsboard® definiert Marken als »kollektive Deutungsmuster, die Menschen als Orientierungshilfen zur Bewältigung von Entscheidungskonflikten nutzen« (Ahlert 2004) während die Gesellschaft zur Erforschung des Markenwesens mit Marke »Leistungen bezeichnet, die neben einer unterscheidungsfähigen Markierung durch ein systematisches Absatzkonzept im Markt ein Qualitätsversprechen geben, das eine dauerhaft werthaltige, nutzenstiftende Wirkung erzielt und bei der relevanten Zielgruppe in der Erfüllung der Kundenerwartungen einen nachhaltigen Erfolg im Markt realisiert bzw. realisieren.« (Bruhn 2002). Letztere Definition vermischt also Markierung und Markenführung. Welling (2006) arbeitet in seiner Analyse drei Varianten des Begriffsverständnisses von Marke heraus:

1. (Markierungs-)Zeichen
2. Absatzobjekt
3. »Vorstellungsbilder im Sinne bestimmter Wirkungen, die von durchgeführten (Anbieter-)Maßnahmen ausgehen«

Seiner Analyse zufolge verwenden die verschiedenen Autoren den Markenbegriff nicht nach diesen Konnotationen scharf abgegrenzt, sondern produzieren vielmehr mehrdeutige Aussagen. Linzmajer und Kenning (2013) kommen in ihren Betrachtungen zu dem Schluss, dass trotz der umfangreichen Literatur zur Markenführung bislang eine hinreichende und anschlussfähige Markentheorie fehlt.

Zu den Begriffen *Image und Reputation* stellt sich das Bild ähnlich dar: So definiert Schwalbach (2000: 3) das Image als »das von dem Unternehmen angestrebte Ansehen« wohingegen Aaker (2010: 71) für solche Soll-Images den Begriff der »Brand-Idendity« (»How strategists want the brand to be perceived«) vorsieht. Einige Autoren vertreten die Auffassung, Image und *Einstellung* bezeichneten dasselbe (vgl. Meffert/Burmann/Kirchgeorg 2008: 121; Kroeber-Riel/Weinberg/Gröppel-Klein 2009: 210 f.), während sich andere Autoren für die klare Unterscheidung der Begriffe aussprechen (vgl. Vogler 2005: 49 f.; Herbst 2006: 70 f.; Trommsdorff 2009: 155 f.). An anderer Stelle werden die Begriffe Image und Reputation gleichgesetzt (Fombrun/van Riel 1997: 7).

Vogler (2005: 41 ff.) trug zehn Definitionen des Imagebegriffs zusammen. Fishbein und Ajzen (1972: 492) fanden mehr als 500 operationale Definitionen für den Begriff der Einstellung und bis heute gibt es keine allgemein gültige und akzeptierte Definition (Koeppler 2000:4 ff.; Kroeber-Riel/Weinberg/Gröppel-Klein 2009: 211). Barnett/Jermier/Lafferty (2006) fanden 49 Definitionen für Reputation, die sie immerhin mehr oder weniger drei Bereichen (Awareness, Assessment, Asset) grob zuordnen konnten. Fombrun und van Riel (1997) stellten sechs

Perspektiven vor, aus denen heraus Reputation definiert wird (economic view, strategic view, marketing view, organizational view, sociological view und accouning view).

Auch der Begriff *Vertrauen* erfährt unterschiedliche Interpretationen, mal eher absichts-, einstellungs- oder verhaltensbezogen und wird meist auch in der wissenschaftlichen Literatur als Platzhalter verwendet, dessen Bedeutung trotz seiner Vagheit als bekannt unterstellt wird (vgl. u. a. Hegner 2012: 8 f.).

Diese für den Praktiker wie für den Wissenschaftler verwirrende »Vielfalt« im Begriffsverständnis mag sich durch dreierlei Gründe erklären:

1. Bei den Begriffen Image und Einstellungen (u. a. Vertrauen) handelt es sich um *hypothetische Konstrukte*, die nicht direkt beobachtet, sondern lediglich aus zu beobachtendem Verhalten (Meinungsäußerung, Handeln etc.) geschlossen werden können.
2. Dieser Befund beschreibt ein *Symptom der jungen Geschichte* der kommunikativen Disziplinen der Betriebswirtschaftslehre: So beginnt die wissenschaftliche Beschäftigung mit dem Marketing im angloamerikanischen Sprachraum erst Anfang des 20. Jahrhunderts, im deutschen Sprachraum erst etwa Mitte des 20. Jahrhunderts (vgl. Meffert/Burmann/Kirchgeorg 2012: 7). Auch die systematische Beschäftigung mit Public Relations entwickelt sich erst gegen Anfang des 20. Jahrhunderts in den USA und in Deutschland (vgl. Oeckl 1964: 78 ff.). In Deutschland wurde der erste Lehrstuhl für Marketing 1969 (Münster) und der erste Lehrstuhl für Public Relations 1993 (Leipzig) gegründet. Mit dem Thema Krisen-PR bzw. Krisenkommunikation befasst man sich in Deutschland erst seit etwa den 1980er Jahren systematisch – zunächst im Bereich der ebenfalls jungen Kommunikationswissenschaft.
3. Als weiterer Treiber der babylonischen Sprachverwirrung um die Grundbegriffe kann die *Interdisziplinarität des Themenfeldes* der Krisenkommunikation angeführt werden. So umfasst Krisenkommunikation u. a. Aspekte aus Marketing, Public Relations, Kommunikationswissenschaft, Publizistik, Journalistik, Rechtswissenschaft, Soziologie, Sozial- und Individualpsychologie etc.

Entsprechend zeigt sich die Literatur zur Krisenkommunikation »generell wenig wissenschaftlich fundiert und stärker praxisorientiert mit mehr oder weniger systematisch aufbereiteten, praktischen Erfahrungen, vorwiegend in Form von Ratgebern, Checklisten und Leitfäden« (Töpfer 2008: 370), denen überwiegend »Kochbuch- bzw. Patentrezeptcharakter« (Löffelholz/Schwarz 2008: 30) zugeschrieben wird. Auch in der wissenschaftlichen Literatur zur Krisenkommunikation in Deutschland dominieren Fallstudien besonders spektakulärer Krisenfälle und es fehlt an systematischen und theoretischen Grundlagen (ebd. 21, 30).

Inmitten der vielfältigen Ratgeberliteratur, die mal empfiehlt, »Sie müssen nicht alles sagen, was Sie wissen« (Wilmes 2006: 65) und mal »rückhaltlose Offenheit und Transparenz« (Herbst 1999: 78) fordert, bleibt der Kommunikator des Unternehmens im Ernstfall ratlos zurück. Während Messer (1997: 215) konstatiert: »versierte Krisenmanager [...] steuern die für sie und ihr Unternehmen positiven wichtigen Themen aktiv und frühzeitig an«, verlangt an anderer Stelle Reiss (2006: 231) von den Unternehmen im Krisenfall »keine Schönfärberei, kein Weichspülen« zu betreiben.

Auch Faustformeln, wie die »Regel der 3R, regret – react – reinform« (vgl. u. a. Grassauer 2004: 18) oder die 5 Cs der Krisenkommunikation »concern, clarity, control, confidence, and competence« (vgl. u. a. Ogrizek/Guillery 1997: 66) helfen in der Praxis wenig. Oberflächlich betrachtet vermitteln sie zwar den Anschein eines Konzepts, sind jedoch weder bei jeder Art von Vorfall gültig, noch können sie hinterfragt, verstanden und angepasst werden, denn sie entstammen der Meinung einzelner PR-Praktiker und sind nicht Ergebnis eines theoriegeleiteten Konstrukts.

Umso erfreulicher ist es, dass in jüngerer Zeit neben der Vielzahl erfahrungs- basierter Ratgeberliteratur zur Krisenkommunikation auch zwei wissenschaftlich orientierte Sammelbände (vgl. u. a. Nolting/Thiessen 2008; Thiessen 2013) sowie vermehrt konzeptionelle (vgl. u. a. Tiemann 2007) und empirische Arbeiten zum Verständnis der Wirkbeziehungen in Krisensituationen (vgl. u. a. Weißgerber 2007; Schwarz 2010; Thiessen 2011; Herrmann 2012; Weyler 2013) erschienen sind.

Dennoch ist auch den jüngeren Arbeiten die Bürde der mangelnden Begriffs- klarheit, auf denen sie aufbauen müssen, und das Fehlen eines praktisch ausge- richteten Konzepts anzumerken. Daher kann die Krisenkommunikation bis heute vielfältige Phänomene nicht erklären: Warum ist eine Krise der Karriere von Pro- minenten teilweise förderlich? Warum hat ein Vorfall bei einem Unternehmen verheerende Folgen und bei einem anderen verursacht ein vergleichbarer Vorfall kaum merkliche Schäden? Die Puzzleteile für die Erklärung solcher Befunde liegen mittlerweile vor. Ein erster Versuch einer zusammenführenden, pragmatisch orientierten »Theorie der Imagekrise«, (vgl. Ullrich 2011, 2012) wird Thema des zweiten Kapitels dieses Buches sein. Insgesamt bietet das Themenfeld der Krise in den kommunikativen Teildisziplinen der Wirtschaftswissenschaften ein ebenso komplexes, wie aktuelles und aussichtsreiches Forschungsfeld.

1.4 Krisen in Phasenmodellen

Es existieren zahlreiche Ansätze, Krisen in unterschiedliche Phasen zu gliedern. Dabei ist wiederum zwischen Phasenmodellen zu unterscheiden, die sich auf Unternehmenskrisen im betriebswirtschaftlichen Sinn beziehen (vgl. u. a. v. Albach 1979; Britt 1979; Löhneysen 1982; Müller 1986: 25 ff.; Krystek 1987: 29 ff.; Hauschildt 2000) und Phasenmodellen, die auf Krisen im hier betrachteten Sinn abstellen (vgl. u. a. Turner 1976; Fink 1986: 19 ff.; Mitroff 1994: 105 f.; González- Herrero/Pratt 1996; Töpfer 1999: 15 ff.; Coombs 2012: 10 ff.). In Tabelle 1.3 ist eine Auswahl im hiesigen Kontext relevanter Phasenmodelle illustrativ zusam- mengestellt.

Der einfachste Ansatz ist die Dreiteilung in eine *Phase vor der Krise*, die *Kri- senphase* und eine *Phase nach der Krise*. Der Ansatz ist weit verbreitet und lässt sich nicht eindeutig auf einen Urheber zurückführen. Er findet sich u. a. bereits bei Carr 1932.

Von den differenzierteren Phasenmodellen fokussiert nur ein Teil auf den tatsächlichen Verlauf der Krise selbst (Fink 1986; Turner 1976). Mehrheitlich wird die Abfolge der Aktivitäten des Krisenmanagements beschrieben (Mitroff 1994; González-Herrero/Pratt 1995; Töpfer 1999: Coombs 2012: 10 ff.).

Fink (1986: 19 ff.) leitet sein Modell in Anlehnung an den Phasenverlauf von Erkrankungen ab (Prodromphase, akute Erkrankung, chronische Erkrankung, Genesung, Gesundheit). Seinem Ansatz nach folgt einer *Vorlaufphase*, die auch als eine Phase der Warnsymptome interpretiert werden kann, die *akute Krise*, in der ein Schaden bereits unvermeidbar entstanden ist. Gelingt es nicht, die akute Krise unmittelbar zu lösen, verfestigt sie sich zu einer *chronischen Krise*, die bis zu mehreren Jahren oder gar dauerhaft anhalten und die Leistungsfähigkeit des betroffenen Unternehmens beeinträchtigen kann. Alternativ lässt sich diese Phase als »Aufräum-Phase« interpretieren, in der das Unternehmen Schritt für Schritt die Ursachen und Folgeprobleme beseitigen muss. Die letzte Phase ist die *Auflösung der Krise*, in welcher der Vorfall ohne weitere Nachwirkungen oder Beeinträchtigungen für das Unternehmen überwunden ist.

Nach Fink müssen Krisen diesen Zyklus nicht starr durchlaufen, sondern können auch in Phasen zurückfallen oder Stufen überspringen. Im Idealfall gelingt der Sprung aus der Vorlaufphase direkt zur Auflösung der Krise. Das Modell von Fink ist sehr allgemein gehalten und liefert weder genaue Beschreibungen der Phasen selbst noch Indikatoren, die den Übergang von einer Phase in die nächste Phase beschreiben. Dennoch kann es eine gute erste Orientierung zum Verständnis von Krisen bieten.

Einen anderen Blickwinkel eröffnet das aus sechs Phasen bestehende Modell von Turner (1979). Der Ansatz wurde aus der soziologischen Analyse von Katastrophen entwickelt und betrachtet, wie diese die Gesellschaft verändern (vgl. hierzu auch Keller 2003). Die erste Phase stellt einen fiktiv angenommenen *Normalzustand* dar, in dem die Menschen bestimmte Erwartungen an den Alltag und seine Vorkommnisse haben und davon ausgehen, dass die in der Gesellschaft etablierten Sicherheitsvorkehrungen hinreichend sind, um den Status quo zu erhalten. In der darauf folgenden *Inkubationsphase* ereignen sich Vorkommnisse, die gegenüber diesen Erwartungen Abweichungen oder gar Widersprüche darstellen, jedoch keine besondere Beachtung erfahren. Diejenigen wenigen Experten, die in diesen Vorkommnissen Anzeichen einer bevorstehenden Krise oder Katastrophe vermuten, können sich mit ihrer Interpretation gegenüber anderen Experten nicht durchsetzen und drängen so auch nicht breit in die öffentliche Wahrnehmung durch: Entkommt ein Schiff dem Sturm oder übersteht eine Stadt ein Erdbeben nahezu ohne Schaden, spricht eben niemand von einer Katastrophe (vgl. Carr 1932: 211). Dies ändert sich erst durch die nächste Phase, den *Eintritt eines Schadensereignisses*. Dieses zieht dann durch sein Ausmaß und seine Dramatik viel Aufmerksamkeit auf sich. Nun folgt die Phase des *Zusammenbruchs* – einerseits der zuvor bestehenden Ordnung der Abläufe, die nun in ein ungeordnetes Durcheinander übergehen und andererseits des zuvor vorhandenen Vertrauens der Betroffenen in die Stabilität und Sicherheit der Situation.

Tab. 1.3: Phasenmodelle zu Krisen (Auswahl).

3-Phasen	4-Phasen Fink 1986	4-Phasen González-Herrero & Pratt 1995	5-Phasen Mitroff 1988	5-Phasen Töpfer 1999	6-Phasen Turner 1976
vor der Krise	Vorlaufphase [prodromal crisis stage]	Geburt [birth] Issues Management	Früherkennung [signal detection]	Prävention a. Krisenvermeidung b. Vorbereitung auf die eintretende Krise	fiktiver Normalzustand [notionally normal starting Point]
					Inkubationsphase [incubation period]
		Wachstum [growth] – Planung und Vermeidung [planning, prevention]	Bewertung und Vermeidung [probing and prevention]	Früherkennung	
Krise	akute Krise [acute crisis stage]	Reife [maturity] – Krise [crisis] bzw. Krisenreaktion	Schadenseindämmung [damage containment]	Kriseneindämmung	Eintritt des Schadensereignisses [precipitating event]
	chronische Krise [chronic crisis stage]			Recovery als Neustart	Zusammenbruch [onset]
					Rettung und Hilfeleistung [rescue and salvage]
nach der Krise	Auflösung der Krise [crisis resolution stage]	nach der Krise [post crisis] bzw. Nachbereitung der Krise	Wiederherstellung [recovery]	Lernen aus der Krise	(vollständige kulturelle) Anpassung [full cultural adjustment]
			Lernen [learning]		

Infolge der Vermittlung des Ereignisses und der durch dieses bedingten Schicksale über die Massenmedien, wird der Kreis der Betroffen auf die Allgemeinheit ausgedehnt: Der Schaden von relativ wenigen Menschen wird zum gesamtgesellschaftlichen Bedrohungsempfinden.

Die folgende, vor Ort einsetzende Phase der *Rettungs- und Bergungsarbeiten* findet bei den aus der Distanz Mitleidenden ihre Entsprechung etwa in öffentlich bekundeter Anteilnahme, in Sammel- und Spendenaktionen, in öffentlich geäußerten Forderungen sowie in Mahnwachen und Demonstrationen.

Oft überlagernd beginnt die Phase der *Anpassung* an die Situation, die sich in drei Ausprägungen zeigt (vgl. auch Carr 1932: 213 f.):

1. Angepasstes Verhalten: die Menschen passen ihr individuelles Verhalten an die Situation an.
2. Angepasste Interaktionen: Auch zwischen Menschen, die in den zuvor geordneten Verhältnissen nicht in Kontakt miteinander gekommen wären, treten vermehrt Interaktionen auf, etwa Erfahrungsaustausch und gegenseitige Hilfestellung. Solche Veränderungen lassen sich auch über den Kreis der unmittelbar Betroffenen hinaus beobachten. Angetrieben durch die Sorge, dass auch sie ein solches Ereignis ereilen könnte, ergreifen viele Menschen fernab des Katastrophengeschehens zusätzliche Vorsichts- und Schutzmaßnahmen. Auch hier ist zudem ein Zusammenrücken der Menschen über die zuvor etablierten sozialen Schranken hinweg beobachtbar.
3. Angepasste Kultur: Die unter 1. und 2. beschriebenen Anpassungen können dauerhaft sein und sich auch in Form neuer Normen und veränderter Sicherheitsvorkehrungen festigen. Damit wird ein neuer »Normalzustand« erreicht.

Das Sechs Phasen Modell von Turner ist einerseits einfach und nur bedingt auf Krisen im hier betrachteten Sinn operational übertragbar. Andererseits erlaubt der Ansatz, nachzuvollziehen, wie Krisen in der Lage sind, eine Gesellschaft über den Kreis der direkt Betroffenen hinaus zu verändern.

Einen völlig anderen, stark fokussieren Ansatz liefert Klenk (1989). Er korreliert den Krisenverlauf mit der medialen Publizität und beschreibt drei Phasen der (akuten) Krise. In der *Gerüchte-Phase* erfährt das Krisenereignis eine steil ansteigende Publizität: redaktionelle Massenmedien greifen das Ereignis zunehmend in ihrer Berichterstattung auf. In der darauf folgenden *Plateau-Phase* bleibt die Intensität der Medienberichte über das Ereignis auf hohem Niveau, um in der *Umschlagphase* wieder langsam abzufallen. Er ordnet jeder Phase sowohl eine typische zeitliche Länge als auch inhaltliche Schwerpunktverschiebungen zu. Das Modell ist schlicht und unterstellt eine besondere Bedeutung der Medien für die Krise (▶ Kap. 2.1.4). Sein besonderer Wert liegt darin, einen messbaren Indikator für den Krisenverlauf vorzustellen, womit das Modell eine wichtige Grundlage für die Ableitung eines geeigneten Zeitpunkts für die kommunikative Intervention in Krisenfällen liefert (▶ Kap. 7.1).

Weniger den Verlauf einer Krise als vielmehr die Abfolge der Aufgaben des Krisen- bzw. Krisenkommunikationsmanagements betrachtet der Ansatz von

Mitroff (1988). Am Anfang steht die Phase der *Früherkennung*, in der Warnzeichen einer potentiellen Krise identifiziert werden können und entsprechende Reaktionen ermöglichen. Oft mit ihr einher geht die Phase der *Bewertung und Vermeidung*, in der Unternehmensprozesse (Produktion, Verpackung, Lagerung etc.) überprüft und mögliche Risikofaktoren eruiert und abgestellt werden. Ist eine Krise eingetreten, befindet sich das Krisenmanagement in der Phase der *Schadenseindämmung*, in der versucht wird, den infolge der Krise denkbaren Schaden möglichst gering zu halten. Auf sie folgt die Phase der *Wiederherstellung*, die darauf fokussiert, wieder den normalen Geschäftsbetrieb zu erreichen. Den Abschluss bildet die Phase des *Lernens*, in der erörtert wird, was bezüglich der zurückliegenden Krise gut und was weniger gut gelaufen ist und in der auf Basis der Erkenntnisse Anpassungen für die Zukunft vorgenommen werden. Eine analoge Gliederung findet sich auch bei Fearn-Banks (1996: 4 ff.): (1) Detection; (2) Crisis Prevention/Preparation; (3) Containment; (4) Recovery; (5) Learning.

Auch Töpfer (1999: 58 ff.) gliedert sein Krisenverlaufsmodell in ähnlicher Weise. Allerdings fasst er die Aspekte der Krisenvermeidung und der Vorbereitung auf eine eintretende Krise in einer Phase, der Prävention, zusammen. Sowohl Mitroff als auch Töpfer betonen hier, dass Unternehmen sich durch geeignete Krisenpläne auf eine Krise vorbereiten sollen. Die Phase der Erholung (Recovery) wird unterschiedlich zugeordnet: Während Mitroff sie als Aufgabe nach der eigentlichen Krise sieht (vgl. hierzu auch Mitroff 1996: 53 f.), erachtet Töpfer (1999: 59) sie als zweite Phase in der Krisenbewältigung.

González-Herrero und Pratt (1995) liefern einen Ansatz, der die Phasen des Krisenverlaufs mit den Aktivitäten des Krisenmanagements kombiniert. Dafür wurden als Analogie die Lebensphasen der Biologie herangezogen (Geburt, Wachstum, Reife und Ende) und jeweils die Aufgaben des Krisenmanagements, d. h. »Issues Management«, »Planung- und Krisenvermeidung«, »Krise« bzw. »Krisenreaktion« und »nach der Krise« bzw. »Krisennachbereitung« zugeordnet.

Insgesamt bleiben auch die an den verschiedenen Aktivitäten des Krisenmanagements orientierten Phasenmodelle eher oberflächlich und unvollständig. Sie liefern keinen Anhaltspunkt dafür, woran man erkennt, wann welche Art der Aktivität zu beginnen ist und wann sie beendet werden kann. Sie lassen zudem die Aktivität der Markenprofilierung im Vorfeld einer Krise außer Acht, obwohl der Gedanke nicht neu ist (vgl. Apitz 1987: 210 ff.) und die dadurch erreichbare Schutzwirkung als empirisch belegt angesehen werden kann (vgl. u. a. Weißgerber 2007; Tietz 2009; Weyler 2013). Dennoch leisten diese Modelle eine grundsätzliche Ordnung der vielfältigen Begriffe und Aktivitäten und erlauben damit eine schnelle Orientierung in der komplizierten Materie des Krisen- bzw. Krisenkommunikationsmanagements.

Insgesamt festigt sich beim Vergleich der verschiedenen Ansätze der Eindruck, dass Phasenmodelle umso weniger allgemeingültig sind, je detaillierter sie versuchen Abfolgen dazustellen: Zum einen können Krisen einen sehr unterschiedlichen Verlauf nehmen und zum anderen sind verschiedene Aktivitäten nicht nacheinander, sondern parallel aufzunehmen. Im Sinne einer pragmatischen Verdichtung bietet sich daher der in Abbildung 1.2 skizzierte Ansatz an.

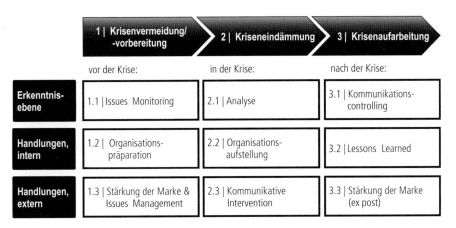

Abb. 1.2: Phasenmodell des Krisenkommunikationsmanagements (in Anlehnung an Ullrich 2008).

Die drei Phasen *vor*, *während* und *nach* einer Kri*se* werden entsprechend ihrer inhaltlichen Schwerpunkte für die Zielsetzung des Krisenkommunikationsmanagements benannt: (1) Krisenvermeidung/-vorbereitung, (2) Kriseneindämmung und (3) Krisenaufarbeitung. Die jeweils relevanten Aktivitäten werden den Phasen strukturiert nach Erkenntnisebene sowie nach intern und extern gerichteten Handlungen zugeordnet.

So sind der Phase der *Krisenvermeidung und -vorbereitung* das Issues Monitoring zur Früherkennung möglicher Krisen, sowie die Vermeidung identifizierter potentieller Krisen im Vor- bzw. Frühstadium, d. h. Issues Management, zugeordnet (▶ Kap. 3). Parallel ist in dieser Phase, im Sinne des Aufbaus eines Puffers, die Marke zu stärken – auch durch Aufbau einer Vertrauensbeziehung zu relevanten Multiplikatoren, etwa Journalisten (▶ Kap. 4). Ferner ist hier die Organisation für eine mögliche Krise zu wappnen, etwa, indem optimale Abläufe für den Ernstfall etabliert werden – zum Beispiel durch Definition von Zuständigkeiten und Ablaufschemata in Form eines Krisenhandbuchs und durch Trainings (▶ Kap. 5).

In der Phase der *Kriseneindämmung*, stehen die Aktivierung der Krisenorganisation (▶ Kap. 6) sowie die Analyse der Krisensituation und die Ableitung einer geeigneten kommunikativen Intervention (▶ Kap. 7) im Vordergrund.

In der Phase der *Krisenaufarbeitung* (▶ Kap. 8) ist eine Kommunikationsevaluation erforderlich, die erlaubt, den Status quo näher zu bestimmen. Von dieser ausgehend können einerseits Lessons Learned abgeleitet werden, d. h. eine Beurteilung der internen Abläufe und der ergriffenen Interventionsmaßnahmen, die in einer Verbesserung der Organisationspräparation münden sowie andererseits Maßnahmen zur Stärkung der Marke nach der Krise abgeleitet werden.

1.5   Social Media und Krisenkommunikation

Social Media haben die Medienlandschaft zweifelsohne verändert (▶ Kap. 2.1.4):
Der Einzelne kann seine Themen und Meinungen über das Internet öffentlich zugänglich machen. Digitale Abbilder sozialer Netze haben ergänzende Verteil-
strukturen für »Neuigkeiten« und damit neue Teilöffentlichkeiten geschaffen.
Zwischen den privaten Autoren im Social Web und den traditionellen redaktionellen Massenmedien haben sich Wechselwirkungen neu herausgebildet.

Was aber bedeutet das für die Krisenkommunikation? Gibt es infolge des Social
Webs neue Formen von Krisen? Gibt es neue Spielregeln, wie man Krisen begegnen
muss? Grundsätzlich sind durch das Social Web keine neuen Krisenformen entstanden: Es gibt keine Social Media Krisen. Wie in Zeiten vor dem Social Web,
haben Krisen in der Regel ganz reale Ursachen, etwa Produktfehler, Service-
Fauxpas, kommunikative Fehlleistungen von (hochrangigen) Unternehmensver-
tretern, Verstöße gegen Umwelt- und Sozialnormen u. v. a. mehr können Auslöser
für Krisen im hier betrachteten Sinne sein. Verändert bzw. erweitert haben sich
allerdings die Wege, auf denen solche Themen auf die öffentliche Agenda gelangen.
Sie können

1. direkt bei den redaktionellen Massenmedien aufschlagen und so unmittelbar
   eine Krise bedingen,
2. im Social Web aufkommen und
   a. dort wieder abklingen, ohne zur Krise zu werden,
   b. von dort aus in die redaktionellen Massenmedien »hinüberschwappen« und
      so zu einer Krise führen.

Während im Fall 1. zu erörtern ist, ob, wann und in welcher Weise auch Social
Media für die kommunikative Intervention bei Imagekrisen genutzt werden können (▶ Kap. 7.5), ist in Fall 2. vor allem relevant zu definieren, ab wann ein Thema
im Social Web einen Krisenstatus erreicht hat und bis wann es sich lediglich um
einzelne Unmutsäußerungen handelt, die keine außerordentliche Reaktion erfordern (▶ Kap. 7.1.2). Darüber hinaus kann Fall 2.a es erforderlich machen, Wege zu
finden, wie eine schleichende Akkumulierung negativer Kommentare bemerkt,
bewertet und wie auf diese geeignet reagiert werden kann (▶ Kap. 3.5.2).

Social Media stellen bei näherer Betrachtung also keine eigenständige Kategorie
gesellschaftlicher Realität dar, die einer separaten oder gar isolierten Betrachtung
bedarf. Entsprechend sind in dieser Arbeit Social Media ein durchweg integrierter
Bestandteil der jeweiligen Betrachtungen und Handlungsempfehlungen zur Krisenkommunikation. Dies gilt auch für die vermeintliche Sonderform der Online-
Krise: den Shitstorm (▶ Kap. 7.1.2).

Eine Besonderheit ergibt sich dennoch in zwei Punkten. Erstens sind über Social
Media die Kontaktpersonen nicht nur auf den Kreis von Journalisten beschränkt,
sondern umfassen nun eben auch Privatpersonen, die ihre Anliegen ohne journa-
listisch-redaktionelle Distanz vortragen, verfolgen und verbreiten und die nicht nur

aus kommunikativer, sondern auch aus juristischer Perspektive anders zu beurteilen sind (▶ Kap. 2.1.4 und 7.6.2). Zweitens zeigen Social Media eine im Vergleich zu klassischen Massenmedien oft andere zeitliche Dynamik: Schwappt ein
Thema vom Social Web in die klassischen redaktionellen Massenmedien, ist die
Intensität der Thematisierung im Social Web oft deutlich rückläufig. Wird ein
Thema aus dem Social Web von traditionellen Massenmedien aufgegriffen, ist es
digital meist schon »durch« (vgl. Ullrich/Hacker 2011). Es kann dann jedoch,
induziert von der Thematisierung in den Massenmedien, im Mitmach-Web – oft in
anderen bzw. erweiterten Nutzerkreisen – eine neue Resonanz erfahren.

Darüber hinaus stellen Social Media die Unternehmen durchaus organisatorisch
vor erweiterte Herausforderungen. So bedienen sich neben der Unternehmenskommunikation oft weitere Unternehmenseinheiten (z. B. Marketing, Vertrieb,
Community Management, Service etc.) der Social Media Kanäle, um ihren jeweiligen Ziel- und Anspruchsgruppen ein direktes Dialogangebot zu machen. Alle
diese Angebote stellen im Krisenfall neben der Presserstelle eine zusätzliche Anlaufstelle dar, die von Privatpersonen ebenso, wie von Journalisten bzw. Medien-
schaffenden (etwa reichweitenstarke Blogger) in Anspruch genommen wird. Dabei
differenziert der externe Betrachter nicht, von welcher Organisationseinheit bzw.
über welchen Kanal er eine Information vom Unternehmen erhält. Dies erfordert
im Krisenfall eine kanal- und damit divisionsübergreifend strukturierte Kommunikation, die die Unternehmensbotschaft (▶ Kap. 7.3) konsistent vermittelt.

2 Theorie der Imagekrise

Thomas W. Ullrich

In Kapitel 1.3 wurde dargelegt, dass es für die effektive Krisenkommunikation eines konzeptionellen Rahmens bzw. theoretischen Konzepts zum Verständnis einer Krise aus kommunikativer Perspektive bedarf. Einen solchen Ansatz bietet die Theorie der Imagekrise (Ullrich 2011), der sich dieses Kapitel widmet.

Zunächst werden die grundlegenden Begriffe Marke, Image, Reputation, Einstellung und Vertrauen definiert und zueinander in Beziehung gesetzt. Darauf aufbauend wird erörtert, welchen Einfluss ein krisenhaftes Ereignis auf diese Konstrukte hat und der Begriff der Imagekrise abgeleitet.

In der Folge wird untersucht, welche Faktoren aus Sicht der Kommunikation das Ausmaß des wirtschaftlichen Schadens einer Imagekrise bestimmen. Damit wird es für den PR-Praktiker möglich, ein Krisenereignis bereits unmittelbar bei seinem Auftreten zu bewerten und davon ausgehend eine geeignete kommunikative Intervention zu entwickeln (▶ Kap. 7).

Der Abschluss des Kapitels widmet sich den Grenzen der vorgestellten Theorie und gibt einen Ausblick auf den Forschungsbedarf.

2.1 Grundbegriffe

2.1.1 Marke – Kennzeichen mit hoher Bekanntheit

Allgemein und rechtlich sind *Marken* eine *Markierung* von Waren, Dienstleistungen oder Unternehmen. Eine Marke kann damit jedes Kennzeichen oder jede Kennzeichenkombination sein, zum Beispiel ein Markenname, ein Markenzeichen (Logo), Abbildungen, Buchstaben, Zahlen, Hörzeichen, dreidimensionale Gestaltungen, Aufmachungen einschließlich Farbe und Farbzusammenstellung etc. (vgl. § 3 MarkenG 2009).

Man kann eine Marke also erkennen und sich an sie erinnern, wodurch sie eine *Orientierungsfunktion* übernimmt (Meffert/Burmann/Kirchgeorg 2008: 349) und Entscheidungskomplexität reduziert (Herger 2006: 48). So wird bei einer bekannten Marke, allein dadurch, dass man sie kennt, das Risiko, mit ihr schlechte Erfahrungen zu machen, tendenziell geringer eingeschätzt, als bei einer völlig unbekannten Marke (Kloss 2001: 238). Die Sozialpsychologie erklärt dies mit dem von Zajonc (1968) beobachteten *Mere-Exposure-Effekt*: Menschen schätzen bzw. mögen das, was ihnen – und sei es unbewusst – wiederholt (nicht verstärkt) dargeboten wurde mehr als etwas völlig Unbekanntes. *Damit stellt bereits die Markenbekanntheit einen unabhängigen Wert dar, denn sie schafft Orientierung und Vertrautheit.*

Zum Mere-Exposure-Effekt muss allerdings einschränkend erwähnt werden, dass der Zusammenhang zwischen Wiederholung und Sympathieeffekt nicht linear ist, sondern eine umgekehrte U-Kurve beschreibt: Zu häufige, sehr offensichtliche Wiederholungen einer Marke können die Sympathie also auch wieder negativ beeinflussen (vgl. Koeppler 2000: 129 ff.; Werth/Mayer 2008: 223 f.).

Über die Funktion als Kennzeichen für die Wiedererkennung hinaus bildet eine Marke einen *Anker* für einen *Bedeutungsgehalt*, der mit ihr assoziiert wird (vgl. Image). Ist eine Marke mit der richtigen Bedeutung verbunden, kann sie für Menschen ein »*Bezugsobjekt* für den Aufbau von Beziehungen« sein (Meffert/Burmann/Kirchgeorg 2008: 73; vgl. auch Aaker 2010: 159 ff.). Dies wird mit der Theorie des Animismus plausibiliert: Menschen neigen dazu, für sie wichtige Erscheinungen ihres Alltagslebens zu ›beseelen‹ (vgl. Gilmore 1919), wodurch diese Erscheinungen Projektionsflächen für die Ausbildung (einseitiger) Beziehungen werden.

2.1.2 Image und Einstellungen – Assoziationen und Verhaltensdispositionen zur Marke

Die Erfahrungen, die jemand z. B. mit einer Unternehmensmarke macht sowie die Informationen, die jemand von dem Unternehmen selbst oder von Dritten über das Unternehmen (vgl. Reputation) erhält, prägen bei ihm ein *Image* (lat. *imago* – Bild, Abbild), d. h. ein vereinfachtes und aus der Perspektive des Betrachters assimiliertes inneres Abbild von dem Unternehmen (vgl. Buß 2007: 228 f.). Dieses Abbild ist also individuell und kann unvollständig sein und sogar teilweise oder ganz von der Realität des Unternehmens abweichen. Zudem sind die zum Image gehörenden Informationen für den Einzelnen nicht gleich gewichtet, sondern in unterschiedlicher Intensität präsent.

Ein Image ist also passiv und vergangenheitsgerichtet, es entsteht schnell, festigt sich langsam und kann durch neue Erfahrungen und neue Informationen verändert werden (vgl. Mast/Huck/Güller 2005: 81 ff.; Vogler 2005: 44; Herbst 2006: 73).

Allerdings muss das mit einer Marke verknüpfte Image nicht immer »von Null aus« aufgebaut werden: Durch ihre Gestaltung, z. B. durch die Wahl von Name, Schriftart, Form, Farbe etc., kann eine Marke eine Reihe rationaler und emotionaler Informationen in dem Erfahrungs- und Wissensschatz ihrer Zielgruppen aktivieren. Diese durch die Marke aktivierten Erinnerungen werden dann auch mit dieser verknüpft, d. h. Teil des Markenimages. Allerdings ist der individuelle Image-Transfer abhängig von der Zielgruppe. So kann z. B. ein griechisches Kreuz bei dem Einen eher Gedanken an »erste Hilfe« und bei einem Anderen eher Gedanken an »die Schweiz« auslösen.

Aus der Perspektive von Marketing und Public Relations wird das Image oft weniger auf der Ebene eines Einzelnen betrachtet, sondern als *aggregiertes Image* einer Teilöffentlichkeit: Es umfasst dann diejenigen Assoziationen zu einer Marke, die bei der Mehrzahl der Personen dieser Teilöffentlichkeit ermittelt werden können (vgl. Trommsdorff 2009: 156 ff.). Dabei ist eine Teilöffentlichkeit (engl. Public) eine Gruppe von Menschen, die durch eine bestimmte Art von Interesse und gewisse Gemeinsamkeiten gekennzeichnet ist (vgl. Cutlip/Center/Broom 1985: 157 f.)

In Anlehnung an die Reputationskonstruktion von Eisenegger (2005), lassen sich die Informationen, die z. B. das Gesamtimage eines Unternehmens bilden, in *drei Dimensionen* gliedern:

1. Das *funktionale Image* umfasst Aspekte des Unternehmenszwecks, etwa das Streben nach Gewinn, das Geschäftsmodell, die Fachkompetenz und seinen zweckbezogenen Erfolg.
2. Das *soziale Image* umfasst Aspekte des Handelns des Unternehmens im Kontext seiner sozialen Beziehungen (Staat, Geschäftspartner, Mitarbeiter etc.) und der Umwelt.
3. Das *expressive Image* umfasst das, was vom Unternehmen selbst als Wesenheit ausgeht, die charakteristische Erscheinungsform, Ausprägung und Ausdrucksart, die sich beim Betrachter in einer Anziehungs- bzw. Abstoßungswirkung manifestiert.

Je nach Personenkreis können die verschiedenen Imagedimensionen nicht nur unterschiedlich ausgeprägt, sondern vor allem auch unterschiedlich relevant sein. Während das funktionale Image bei Kunden, Geschäftspartnern, Investoren, Analysten und Wirtschaftsmedien dominieren dürfte, wird das soziale Image die vordringliche Rolle bei Arbeitnehmerverbänden, Gewerkschaften, nichtstaatlichen Organisationen (NGO), Intellektuellen und Politikern spielen. Das expressive Image ist weniger interessengeleitet sondern hängt stark von der Persönlichkeit des Betrachters ab.

Dabei ergibt sich als natürliches Ziel für Unternehmen, die Images der relevanten Teilöffentlichkeiten zu verändern, um daraus folgend deren Verhalten für das Unternehmen nutzbringend zu beeinflussen.

Während der Imagebegriff offen lässt, ob damit kognitiv-neutrale oder normativ-urteilende Assoziationen verbunden sind (Eisenegger 2005: 23), sind *Einstellungen* als Verhaltensdispositionen, d. h. Anlage (lat. *dispositio*) für ein bestimmtes Verhalten, stets eine *zusammenfassende Bewertung* (gut – schlecht) oder eine Intensitätsaussage (gar nicht – sehr) (vgl. Zimbardo 1992: 578; Döring 2003: 265; Werth/Mayer 2008: 206 f.).

Insofern bilden *Images* die *Grundlage für Einstellungen* (Trommsdorff 2009: 155). Aus dem Image, das der Einzelne zu einer Marke hat und aus seiner individuellen Persönlichkeit und seinen Werten bildet dieser seine Einstellungen zu der Marke.

Dabei sind die Werte eines Menschen dessen Vorstellungen vom Wünschenswerten bzw. Richtigen und stellen allgemeine Grundprinzipien für sein Handeln dar (vgl. Korte/Schäfers 2006: 36).

Die so gebildeten Urteile, d. h. Einstellungen, können auf verschiedene Art geprägt sein (vgl. Meffert/Burmann/Kirchgeorg 2008: 122; Werth/Mayer 2008: 206 f.):

- kognitiv (lat. cognitio – Erkenntnis), d. h. als subjektives Wissen, z. B. gut oder schlecht,
- affektiv (lat. affectus – Gemütsbewegung), d. h. als als Gefühl bzw. Empfindung, z. B. Anziehung oder Abneigung
- konativ (lat. conatio – Anstrengung), d. h. als Verhalten (z. B. Annäherung oder Vermeidung) bzw. Verhaltensabsicht (z. B. Absicht zum Kauf oder Nichtkauf)

So wie eine Einstellung verschiedener Ausprägung sein kann, kann auch die Einstellungsbildung, d. h. der Vorgang der Bewertung, eher auf Nachdenken (kognitiv), auf Gefühlen (affektiv) oder auf für den Einzelnen typischem Verhalten (konativ) beruhen. Auch wenn bei vielen Einstellungen eine der drei Komponenten dominiert, sind in der Regel, wenngleich unterschiedlich stark, mehrere Ausprägungen beteiligt bzw. vorhanden.

Insgesamt muss man sich also den *Imagebegriff näher an der Marke* vorstellen (»markenbezogenes Wissen«), während der *Einstellungsbegriff näher am Beobachter* zu denken ist (»Bewertung«), da zur Beurteilung der betrachteten Marke, z. B. eines Unternehmens, eben auch objektfremde, dem Beobachter immanente Informationen und *Werthaltungen* explizit hinzugezogen werden.

2.1.3 Reputation – Urteilende Thematisierung von Imageaspekten

Da es weder möglich noch sinnvoll ist, mit jeder Marke (z. B. jedem Produkt, jedem Unternehmen) selbst Erfahrungen zu sammeln, tritt das Konzept der *Reputation* (lat. *reputatio* – Erwägung, Berechnung; *reputare* – be-/zurechnen) auf den Plan: Wir ziehen die *Images und Einstellungen (Urteile) anderer*, die diese entweder auf eigene Erfahrungen oder wiederum auf Dritte stützen, zur Entscheidungsfindung für unser Handeln heran. Wir verlassen uns also auf das, was andere zu einer Marke äußern, d. h. auf die durch Dritte vermittelte Reputation (vgl. Eisenegger 2009: 12). Dabei spielt es durchaus eine Rolle, wer seine Erfahrungen berichtet: Unsere Einstellung gegenüber dem Reputationsgeber fließt also in die Bewertung der durch ihn geäußerten Reputation mit ein.

Wenn Menschen über eine Marke sprechen, vermischen sie bewusst oder unbewusst die thematisierten Aspekte von ihrem Image zu der Marke mit ihren Einstellungen zu der Marke. Damit enthält Reputation stets eine *urteilende Komponente*.

Da Reputation voraussetzt, dass Erfahrungen, die andere gemacht haben *öffentlich thematisiert* werden, ist Reputation zudem stets das Ergebnis der Kommunikation von Erfahrungsträgern untereinander und mit Nicht-Erfahrungsträgern (vgl. Spremann 1988: 625). Hier zeigt sich die *wechselseitige Beziehung von Image und Reputation*: Die Wissens- und Erfahrungsträger thematisieren Auszüge ihres Images und ihrer Einstellungen bezogen auf eine Marke. Damit beeinflussen sie ihre Images zu der Marke gegenseitig und prägen bei den Menschen ohne Erfahrung und Vorwissen bezüglich der Marke ein (erstes) Image. Ein Image ist also Voraussetzung von Reputation und Reputation beeinflusst und prägt Images.

Ein weiterer Aspekt tritt hinzu: Menschen thematisieren ihr Image und ihre Einstellungen zu einer Marke nur dann, wenn es ihnen selbst wichtig ist oder wenn es dafür einen externen Anlass gibt. Damit Reputation geschieht, spielen also auch aktuelle *Anlässe* und die Konstrukte *Awareness* (engl. Bewusstheit, d. h. aktive Bekanntheit/Erinnerung an die Marke) und *Involvement* (engl. Beteiligung; Grad der Ich-Beteiligung einer Person gegenüber einem Objekt bzw. dessen subjektiver Wert und Nutzen für die Person; ▶ Kap. 2.3.2, S. 65) eine entscheidende Rolle.

Wie auch das Image lässt sich Reputation, von z. B. einem Unternehmen, in *drei Dimensionen* gegliedert charakterisieren (vgl. Eisenegger 2005: 37 ff.; Eisenegger/ Imhoff 2007: 3 ff.):

1. Die *funktionale Reputation* urteilt, ob das Unternehmen seinem Zweck gerecht wird – wofür u. a. Fachkompetenz, Kennzahlen und Erfolg betrachtet werden.
2. Die *soziale Reputation* urteilt, ob das Unternehmen in seinem Handeln in Einklang mit gesellschaftlichen Werten und Normen steht. Dabei können unterschiedliche Teilöffentlichkeiten in ihrem Urteil durchaus auf unterschiedliche Werte und Normen zurückgreifen.
3. Die *expressive Reputation* ist ein subjektives und emotionales Urteil der wahrgenommenen charakteristischen Erscheinungsform und Ausdrucksart des Unternehmens. Sie äußert sich in der Einschätzung des Unternehmens als mehr oder minder sympathisch, faszinierend, attraktiv, wahrhaft und einzigartig.

Nimmt man die Urteile vieler Menschen bezogen auf eine Marke zusammen, lässt sich Reputation auch als eine »öffentliche Information über die Vertrauenswürdigkeit eines Akteurs« auffassen (Ripperger 1998: 100). Es ließe sich dann also eine Rangfolge bilden: Unternehmensmarke A hat eine höhere bzw. bessere Reputation, d. h. Vertrauenswürdigkeit, als Unternehmensmarke B (vgl. Rademacher 2007).

Unter anderen wird versucht, dies in Form eines sogenannten *Reputation Quotient* zu operationalisieren (vgl. u. a. Wiedmann/Fombrun/van Riel 2007: 321 ff.; Helm 2007: 142 ff.; Reputation Institute 2010). Hierbei werden verschiedene Teilöffentlichkeiten in verschiedenen Ländern nach gleichem Muster in einer Online-Befragung gebeten, zu ihnen bekannten Marken anhand von insgesamt 20 Items Punkte zu vergeben. In die Erhebung werden sechs Themenfelder mit einbezogen: (a) emotionaler Anklang, (b) Produkte und Leistungen, (c) Vision und Führung, (d) Arbeitsplatzzufriedenheit, (e) Soziale Verantwortung und Umweltbewusstsein sowie (f) finanzielle Performance.

Allerdings dürfte es für die Kommunikationssteuerung sinnvoller sein, die Auswertung nicht kumuliert als Reputationsquotient sondern nach Stakeholdern und Reputationstreibern spezifisch zu betrachten. Zudem ist eine Verdichtung der Reputation auf eine einfache Kennzahl ein streitbares Unterfangen und dürfte daher eher Spektakel, denn eine praktische Hilfe für das Kommunikationsmanagement sein.

Neben dem Reputationsquotienten gibt es eine Reihe anderer Verfahren, die Reputation messbar machen wollen (vgl. Besson 2008: 167 ff.).

36

2.1.4 Marke, Image und Reputation in der Mediengesellschaft

Die Gesellschaft in der wir leben, ist vor allem eine Mediengesellschaft. Insofern ist zu betrachten, welche Rolle die (redaktionellen) Massenmedien einerseits und die emergierenden, digitalen Social Media andererseits bei der Konstruktion von Marke, Image und Reputation haben.

Die *Mediengesellschaft* konstituiert sich vor allem durch die *Dauerpräsenz* (zeitlich) und *Omnipräsenz* (räumlich) von *Massenmedien* (vgl. Jäckel 2008: 21). Dabei sind *Massenmedien* Einrichtungen der Gesellschaft, zur Verbreitung von Informationen, die (vgl. Luhmann 1996: 10 f.)

1. sich an eine *große Zahl* von (unbestimmten) *Adressaten* richten, d. h. durch technische Mittel der Verbreitung öffentlich zugänglich sind,
2. *keine Interaktion* zwischen den Sendern (Medienproduzenten) und Empfängern (Adressaten) erlauben. Dabei kann durchaus für Einzelne eine Interaktion möglich sein (z. B. Live-Zuschaltung von Zuhörern/-schauern etc.), sie bleibt jedoch auf einen verschwindend kleinen Teil der Adressaten beschränkt.

Unter dieses Verständnis fallen etwa Bücher, Zeitungen, Zeitschriften, Radio und Fernsehen, aber auch Internetangebote mit hoher Reichweite. *Berichterstattung* in (redaktionellen) Massenmedien ist also eine Form von *Reputation* (vgl. Eisenegger 2005: 69 ff.). Unternehmen werden in den Medien *öffentlich thematisiert* und dabei in der Regel *beurteilt*:

1. *offensichtlich* durch direktes – verbales oder nonverbales – Urteil, d. h. Äußerung des Autors, Redakteurs bzw. Reporters,
2. *indirekt* durch die
   a. Verbreitung einer vermeintlichen *Mehrheitsansicht* (Meinungsklima), durch die Auswahl und Art der Darbietung von *Statistiken* oder *Einzelmeinungen* in Form von Interviews bzw. Zitaten (Third-Person-Effect, vgl. hierzu u. a. Johansson 2005)
   b. Wahl des »*Frames*« (vgl. Tversky/Kahneman 1986), d. h. die Perspektive, aus der über einen Sachverhalt berichtet wird (z. B. Gotcha als »paramilitärische Kriegsübung« oder als »Sport«) und die bei den Rezipienten bestimmte *Schemata* aktiviert (z. B. »Bedrohung und Gewalt« oder »Spaß und Gesundheit«), welche die weitere Rezeption der Informationen steuern (vgl. weiterführend zu Frames u. a. Scheufele 2004; zu Schemata u. a. Matthes 2004).

Die Medienwirkungsforschung zeigt, dass Massenmedien stark beeinflussen, welche Themen die Bevölkerung insgesamt für wichtig hält (*Agenda Setting*), jedoch weniger, wie sehr der Einzelne diese Themen für sich persönlich wichtig findet (vgl. u. a. McCombs/Shaw 1972; Funkhouser 1973: 74; Kepplinger 2009: 669). Dabei zeigen verschiedene Untersuchungen deutlich, dass bei den jeweiligen Teilöffentlichkeiten »der überwiegende Teil der Vorstellungen vom aktuellen Geschehen aus den Medien stammt« (Kepplinger 2009: 663). Massenmedien vermitteln also Wissen über Akteure und nehmen dadurch sowohl Einfluss auf die Bekanntheit von Marken und Unternehmen als auch auf das ihnen anhaftende Image. Insbesondere bei länger andauernder Berichterstattung und Konsonanz, d.h. gehäuftem auftreten derselben Aussage in verschiedenen Medien, folgen die Vorstellungen der jeweiligen Teilöffentlichkeiten in der Regel dem Medientenor (vgl. ebd.: 657).

Zwar kann eine selektive Mediennutzung, d.h. die vom Rezipienten bewusste Präferenz solcher Medieninhalte, die den eigenen Meinungen, Einstellungen und Werten entsprechen, die Medienwirkung abschwächen, jedoch nicht verhindern. Im Falle negativer Berichterstattung erweist sich die Wahrnehmung sogar als weitgehend unabhängig von der selektiven Mediennutzung und auch als unabhängig von der vorherigen Einstellung gegenüber der Marke bzw. dem Unternehmen (vgl. Donsbach 1991: 164 f.).

Massenmedien können also *Einstellungen* beeinflussen: Rezipienten übernehmen Meinungsäußerungen von Journalisten und anderen (Kepplinger 2009: 695). Dies zeigten bereits Lazarsfeld/Berelson/Gaudet (1944: 102 f.): Die Autoren wiesen nach, dass 17 Prozent der Wähler aufgrund einer Medienkampagne ihre Wahlabsichten änderten. Sie fanden jedoch auch heraus, dass die Medienwirkung nicht losgelöst von sozialen Interaktionen betrachtet werden kann: Neben den Massenmedien beeinflussen die sogenannten *Meinungsführer* (Opinion Leader) in ihrem jeweiligen sozialen Umfeld den Wissensstand (Image) und die Einstellungen ihrer Meinungsfolger (ebd.: 49 ff.). Medienwirkung erfolgt also nicht nur direkt vom Medium zum Medienkonsumenten, sondern auch in einem *Zwei-Stufen-Fluss der Information* (Two-Step-Flow of Information): erstens vom Medium zum Meinungsführer und zweitens vom Meinungsführer – verändert durch seine Wahrnehmung und Einstellungen – weiter zu den Menschen in seinem sozialen Umfeld (vgl. Lazarsfeld/Berelson/Gaudet 1944: 151; Katz/Lazarsfeld 1955: 54 ff., 138 ff.; Robinson 1976). Historisch wurden diese Erkenntnisse aus Untersuchungen politischer Kontexte – etwa Präsidentschaftswahlen – gewonnen, wurden jedoch mittlerweile auch für den Wirtschaftskontext empirisch bestätigt (vgl. u.a. Renkema/Hoeken 1998; Carroll/McCombs 2003).

Wer in einem bestimmten Thema Meinungsführer ist, zeichnet sich gegenüber Meinungsfolgern dadurch aus, dass er erstens ein höheres Interesse an diesem Themengebiet hat und zweitens sein Wissen und seine Ansichten darüber offen und aktiv artikuliert. Hingegen konnte empirisch gezeigt werden, dass Meinungsführer nicht automatisch über mehr bzw. besseres Wissen zu einem Thema verfügen als Meinungsfolger (vgl. Trepte/Boecking 2009) (▶ Abb. 2.1).

Im Zuge der Emergenz des *Mitmach-Webs* seit etwa Mitte der 1990er Jahre, ist es für jedermann zunehmend leichter, das gesetzlich verbriefte Recht der Meinungsfreiheit (GG Art. 5) in Form der öffentlichen Meinungsäußerung auch tatsächlich wahrzunehmen (vgl. Brandstädter/Ullrich/Haertel 2013). Ohne dass es großer (Medien-)Unternehmen bedarf, ist der Nutzer des Internets nicht nur Konsument der im World Wide Web dargebotenen Informationen, sondern zunehmend auch Produzent der auf den von ihm genutzten Plattformen (digitale Medien) zu findenden Inhalte; er ist »Produser« (*producer + user*). Damit aber ist es

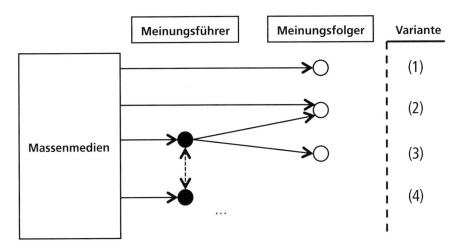

Abb. 2.1: Vereinfachte Darstellung der wichtigsten Fallunterscheidungen des Ein- und Zwei-Stufen-Flusses der Informationen in der klassischen Mediengesellschaft: (1) direkte und alleinige Beeinflussung der Meinungsfolger durch Massenmedien; (2) Beeinflussung der Meinungsfolger sowohl direkt durch die Massenmedien als auch indirekt durch die (wiederum durch Medien beeinflussten) Meinungsführer; (3) direkte Beeinflussung der Meinungsführer, die in der Folge direkt und alleinig Meinungsfolger beeinflussen; (4) gegenseitige Beeinflussung der (durch Massenmedien beeinflussten) Meinungsführer.

den Meinungsführern möglich – zumindest theoretisch – auch selbst, ohne hohen Kostenaufwand, direkt eine Vielzahl von Menschen zu erreichen und damit eigenes Agenda Setting zu betreiben. Meinungsführer wären also nicht länger allein ein Knotenpunkt in einem konsekutiven Fluss der Informationen, sondern würden in die Liga der reichweitenstarken Massenmedien aufsteigen, zum Beispiel über ihren Blog, YouTube- oder Twitter-Kanal, und so auch andere Massenmedien beeinflussen können (▶ Abb. 2.2).

Quantitativ stehen den rund 73 000 angestellten Journalisten und Redakteuren in Deutschland (BA 2014) allein etwa 1,4 Mio. private Blogger gegenüber (Verbraucheranalyse 2012 III), die von rund 9 Millionen Menschen gelesen werden. Rund 21,5 Mio. Menschen beteiligen sich in irgendeiner Weise am Mitmach-Web (ebd.), d. h. veröffentlichen selbst irgendeine Form von Inhalt.

Allerdings unterscheiden sich die Akteure des Mitmach-Webs in der Art ihrer Beiträge deutlich voneinander: Das Spektrum reicht von journalistisch-redaktionellen Beiträgen, Produktrezensionen und Erfahrungsberichten, über die Mitwirkung bei Online-Lexika und Kommentierung von Blogs und Online-Foren bis hin zu rein privaten »Unterhaltungen« in Social Networks. Dabei können die Beiträge in Form von Text, Ton, Bild oder Bewegtbild erfolgen. Zudem unterscheiden sich die Akteure des Mitmach-Webs durch ihre Aktivität: Nur wenige sind sehr aktiv, viele sind wenig aktiv bis passiv. Der Verlauf der Aktivität vom aktivsten zum passiven Nutzer folgt einer exponentiell fallenden Kurve, wie für verschiedene große Social Media Plattformen nachgewiesen wurde (Ullrich 2010).

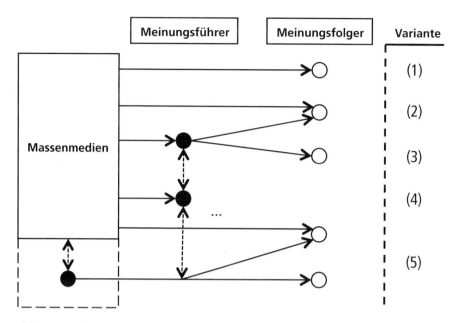

Abb. 2.2: Um die Variante (5) ergänzte Abbildung 2.1. Ein Meinungsführer erhält durch das Mitmach-Web den (Reichweite-)Status eines Massenmediums und beeinflusst Meinungsfolger direkt und alleinig oder gemeinsam mit anderen Massenmedien und/oder Meinungsführern; er übt zudem Einfluss auf andere Meinungsführer sowie auf Massenmedien aus.

In diesem Kontext wird oft die Frage laut, ob die »klassischen Massenmedien« durch das »neue Medium« Internet und darin insbesondere durch Social Media verdrängt werden. Der Stand der Forschung deutet hier eher darauf hin, dass klassische Medien und das Mitmach-Web weniger in Konkurrenz zueinander stehen, sondern sich ergänzen (vgl. Neuberger/Nuernbergk/Rischke 2009). Dies lässt sich dadurch erklären, dass die verschiedenen Medien verschiedene Bedürfnisse auf unterschiedliche Weise erfüllen: Spaß haben (TV, Radio, Internet/Mitmach-Web), Entspannen (TV, Radio), Nützliches für den Alltag erfahren (Zeitung, Internet) und mitreden können (Zeitung) (vgl. Ridder/Engel 2010). Die bisher empirisch beobachtbaren langfristigen Substitutionseffekte des Internets für die übrige Mediennutzung in der Freizeit sind eher als sehr gering einzustufen – mit Ausnahme für die gedruckte Zeitung, die augenscheinlich überschaubaren Mehrwert gegenüber ihrem Online-Pendant aufweist (vgl. Seufert/Wilhelm 2013). Tatsächlich ist die Mediennutzungsdauer zwischen 1980 und 2010 deutlich gestiegen (vgl. Eimeren/Ridder 2005; Ridder/Engel 2010).

Wenn aber das Internet und darin Social Media eine Ergänzung der klassischen Massenmedien darstellen, jedoch von jedermann, d.h. im Krisenfall auch von Interessierten, Betroffenen oder Gegnern »bespielt« werden können, ist es relevant, das mit den Social Media erreichbare Agenda Setting im Vergleich zu den klassischen Massenmedien einzuschätzen, d. h. der Frage nachzugehen, wie wichtig Social Media in der Praxis der (Krisen-)Kommunikation wirklich sind.

Der teils erhebliche Einfluss digitaler Medien von Interessensgruppen, zum Beispiel NGOs, auf die eigenen Teilöffentlichkeiten und auf die Berichterstattung in den Massenmedien wurde qualitativ anhand von Fallverlaufsuntersuchungen systematisch belegt (Besiou/Hunter/van Wassenhove 2013; Hunter et al. 2013). Zudem zeigen Befragungen von Journalisten regelmäßig, dass das Internet und Social Media für die Themen- und Hintergrundrecherche von wachsender Bedeutung sind (vgl. u. a. Neuberger/Nuernbergk/vom Hofe 2010; Petersen/Forthmann 2011, 2012, 2013). Etwa jeder siebte Journalist zählte im Jahr 2013 Social Media bereits zu seinen ersten drei Anlaufstellen bei einer Recherche (ebd.). Damit kann ein Einfluss der Social Media auf klassische Medien als belegt angesehen werden.

Hingegen liegen zum Ausmaß des direkten Agenda Settings von Social Media auf die Rezipienten bisher keine systematischen Untersuchungen vor. Als ein Indiz zur Einschätzung wurde die Quellenverteilung von »Social News« herangezogen. Hierbei handelt es sich um Plattformen, auf denen die Nutzer ihnen relevant erscheinende Beiträge aus dem Internet mit den anderen Nutzern dieser Plattformen teilen, d. h. mittels Link, Kommentaren und Stichworten als lesenswert empfehlen können. In einer Analyse solcher geteilten Beiträge, wurde ermittelt, dass rund ein bis zwei Fünftel der Beiträge privaten Blogs oder privaten Webseiten zuzurechnen sind und die Hälfte bis zwei Drittel der Beiträge auf klassische Massenmedien verwiesen (Rölver/Alpar 2008: 316 f.). In einer auf Linkverweisen basierenden Quellenanalyse politischer Blogs in den USA wurden ebenso viele Links auf Online-Angebote klassischer Medien, wie auf Social Media gefunden (Meraz 2009).

Solche Indizien sind in ihrer Aussagekraft allerdings begrenzt, da sie nur auf einen kleinen Teil der im Social Web (besonders) aktiven Nutzer und auf spezifische Nutzungsformen fokussieren.

Zwei Studien aus den Niederlanden können als weitere Indizien dienen. In einer Analyse von Nutzerbeiträgen auf der Social Media Plattform Twitter zu einem Krisenfall, zeigten die Beiträge schnell eine erste, konsistente Einschätzung des Vorfalls. Diese änderte sich jedoch deutlich mit zunehmender Medienberichterstattung: Nun zeigten die auf Twitter veröffentlichten Nutzerbeiträge zunehmend die in den Massenmedien angebotene Interpretation des Vorfalls (van der Meer/ Verhoeven 2013). Die Untersuchung fand zudem nach längerfristiger medialer Berichterstattung wieder einen Unterschied in der inhaltlichen Schwerpunktsetzung: Während die Medienberichte weiter die Umstände des Ereignisses betrachteten, fokussierten die Nutzerbeiträge auf Twitter eher auf die Kritik an den Schuldigen.

Eine weitere Studie zur Kommunikation um den Krisenfall Fukushima Daiichi belegt auch für die Kommunikation in Social Media das stärkere Agenda Setting-Potenzial redaktioneller Massenmedien gegenüber Social Media Kanälen wie Twitter oder Facebook und führt dies vor allem auf die höhere Glaubwürdigkeit redaktioneller Massenmedien zurück (Utz/Schultz/Glocka 2013).

Die Betrachtungen zeigen erstens, dass insgesamt die klassischen Massenmedien (inkl. ihrer Websites im Internet) bislang der dominante Agenda Setter auch in Zeiten des Mitmach-Webs sind und zweitens, dass Social Media-Nutzer, etwa private Blogger und Webseitenbesitzer, mittlerweile dennoch einen spürbaren Einfluss auf die Nutzer ihrer digitalen Medien sowie auf die (redaktionellen) Massenmedien haben.

Allerdings gibt es zwischen den für Massenmedien tätigen Journalisten und den privaten Meinungsführern im Mitmach-Web deutliche Unterschiede, die sich auch auf die Anforderungen und Handlungsoptionen im Krisenfall auswirken. Diese Unterschiede betreffen die Ausbildung, das Selbstverständnis und die Arbeitsweise einerseits (▶ Tab. 2.1) sowie die juristische Bewertung andererseits: So greift das Instrumentarium des Medienrechts (z. B. Gegendarstellung) eben auch im Internet vordringlich bei journalistisch-redaktionell gestalteten Angeboten, was jedoch für viele Blogs ebenso wie für die Mehrzahl von Twitter-Profilen, Internetforen, Profilen auf Social Networks etc. zu verneinen ist (vgl. Lent 2013).

Tab. 2.1: Unterschiede in Selbstverständnis und Arbeitsweise von Journalisten der Massenmedien und den privaten Akteuren im Mitmach-Web (Auswahl).

Journalisten der (redaktionellen) Massenmedien agieren auf Basis ...	Teilnehmer im Mitmach-Web agieren in aller Regel ...
... der Meinungsfreiheit (Art. 5 GG) und des Medienrechts (vgl. u. a. Ricker/Seehaus 2009)	... auf Basis der Meinungsfreiheit (Art. 5 GG), jedoch meist nicht im Bewusstsein des Medienrechts; in der Meinungsäußerung steht oft Legitimität (Moral) vor Legalität (Gesetz) (vgl. Li/Bernoff 2008: 8 ff.)
... eines professionellen journalistischen Handwerks (vgl. Haas 2002; Haller 2002; Weischenberg 2002)	... ohne das journalistische Handwerk gelernt zu haben
... einer Medienethik (vgl. Funiok 2002), mit der Institution des Presserats und eines Pressekodex (vgl. Presserat 2008)	... ohne journalistische Ethik, ohne übergeordnetes ethisches Organ und ohne übergeordneten Kodex, aber im Spezialfall der Blogger dennoch teilweise mit dem Anspruch der Meinungsbildung (vgl. Schenk 2014: 27 f)
... des Strebens nach wirtschaftlichem Erfolg	... mehrheitlich motiviert durch ein authentisches inhaltliches Interesse an den von ihnen aufgegriffenen Themen

Für die Perspektive der Krisenkommunikation folgt aus den vorstehenden Überlegungen insgesamt:

1) Im Rahmen des Issues Managements ist das Medienmonitoring vom Kreis der klassischen (redaktionellen) Massenmedien um Social Media unbedingt zu erweitern (▶ Kap. 3).

2) In einem Krisenfall genügt es nicht, die kommunikative Reaktion allein auf klassische Massenmedien auszurichten; sie muss – wenn auch auf das Selbstverständnis, die Arbeitsweise und die rechtliche Situation angepasst – auch (ausgewählte) Social Media für die direkte Kommunikation gegenüber relevanten Stakeholdern in Betracht ziehen (▶ Kap. 7.5.2).

2.1.5 Vertrauen als Motor der Wirtschaft: Riskante Vorleistung auf Basis von Image und Reputation

Allein dadurch, dass man eine Marke kennt, entwickelt man eine gewisse Vertrautheit zu der Marke. Diese Vertrautheit fällt umso größer aus, je mehr man über die Marke weiß und je mehr Erfahrungen man mit ihr gemacht hat, d. h. je ausgeprägter das Image zur Marke ist.

Auf der Basis von Vertrautheit kann *Vertrauen* entstehen. Es bezeichnet den Glauben daran, dass man eigene positive Erfahrungen mit einer Marke wieder machen wird bzw. die positiven Erfahrungen, die andere mit einer Marke gemacht haben, auch selbst machen wird (vgl. mhd. *Vertrüwen* – an jemanden glauben, Drosdowski 1989: 753). Vertrauen ist also eine *Einstellung*. Sie bildet sich einerseits aus der *Vertrauenswürdigkeit* der Marke, die aus dem Markenimage abgeleitet wird, und andererseits abhängig von den Werten und der Persönlichkeit des Einzelnen, etwa seiner *Vertrauensbereitschaft* (vgl. hierzu u. a. Kassebaum 2004, Berndl 2006 und Petermann 2012). Die Aspekte der Persönlichkeit, etwa die Vertrauensbereitschaft, sind also personengebunden und werden durch den Krisenfall einer Marke oder die darauf bezogene Krisenkommunikation in der Regel nicht bzw. kaum verändert. Daher wird die Persönlichkeit der betreffenden Stakeholder (Anspruchsgruppen) in den folgenden Betrachtungen als »feststehende Größe« angenommen.

Für wie vertrauenswürdig jemand eine Marke hält, hängt vor allem davon ab, für wie *kompetent* und für wie *aufrichtig* derjenige die Marke erachtet. Zudem ist jemand allgemein eher geneigt, einer Marke zu vertrauen, wenn diese ihm sympathisch ist und das ihr zugerechnete Verhalten sichtbar in Einklang mit dessen eigenen Werten und Normen steht. Wer einer Marke vertraut, verlängert sein in der Vergangenheit angesammeltes Wissen über die Marke (Image) in die Zukunft und verallgemeinert so seine Erwartung an das Verhalten der Marke (vgl. Simmel 1908: 364). Damit ist Vertrauen eine wesentliche Voraussetzung für soziales und wirtschaftliches Handeln. Wer aus Vertrauen handelt, erbringt zwar eine riskante Vorleistung, reduziert damit aber gleichzeitig die Komplexität seiner Entscheidungen im Alltag (vgl. Coleman 1990: 115; Giddens 1990: 35, 54; Luhmann 2000: 27 ff.). Damit ist Vertrauen mehr als Zuversicht: Die fehlende äußere Sicherheit darüber, ob sich »die Marke« tatsächlich wieder wie erwartet verhalten wird, wird bewusst durch eine innere Sicherheit ersetzt.

Für das Funktionieren der *Wirtschaft* ist Vertrauen von entscheidender Bedeutung. Dies wurde u. a. bereits 1776 von Adam Smith (vgl. Smith 1954: 393 f.) sowie 160 Jahre später von John Maynard Keynes (1936: 144 ff.) betont. Hicks (1937: 151), der eine quantitative Interpretation der »General Theory« von Keynes veröffentlichte, hob darin die direkte Proportionalität des Vertrauens zum »Investment Multiplikator« von Keynes (1936: 113) explizit hervor. Dabei zählt für die Abläufe der Wirtschaft nicht nur das generalisierte Vertrauen in das Wirtschaftssystem und seine Institutionen. Vertrauen stellt vielmehr eine generelle Grundlage dar: *Überall dort, wo Angebot und Nachfrage passend aufeinandertreffen, ermöglicht erst Vertrauen das tatsächliche Handeln.*

Eine Auswertung von 41 empirischen Studien aus den Jahren 1959 bis 2006 zur Wirkung von Vertrauen in der Wirtschaft belegt eindrucksvoll: Vertrauen erleichtert und verbessert Kooperationen, verringert Konflikte und senkt Transaktionskosten (Gilbert 2010: 181 ff.). Auch frühere Untersuchungen des »Vertrauensindikators Reputation« belegen, dass Vertrauen den Umfang und die Tonalität von Medienberichten, die Empfehlungen von Finanzanalysten, die Kosten zur Kapitalbeschaffung und die Leistung der Mitarbeiter positiv beeinflusst (vgl. Fombrun 1996: 59 ff.; Fombrun/van Riel 2004: 2 ff.). Zusammenfassend lässt sich formulieren: »Das gesamte Konstrukt des Marktes basiert primär auf Vertrauen.« (Arnswald 2010: 199).

Dies zeigt sich besonders plastisch am *Markenwert*. Er ist eine monetäre Quantifizierung des Nutzens einer Marke für denjenigen, der sie nutzt (Homburg/Krohmer 2006: 651), beziffert also diejenigen Erträge, die er ohne die Marke nicht erzielen würde. Damit gehört der Markenwert zu den immateriellen Vermögensgegenständen eines Unternehmens (▶ Abb. 2.3). Bei den im Index von Stadard & Poor's 500 nach Börsenwert führenden US-amerikanischen Unternehmen macht der Markenwert etwa ein Drittel des gesamten Unternehmenswerts aus (Gerzema/Stringham 2008: 13). Für die umsatzstärksten Unternehmen in Deutschland wurde ermittelt, dass der Markenwert im Durchschnitt 50 Prozent des Unternehmenswerts bestimmt (PWC 2012).

Es konnte gezeigt werden, dass der Wert einer Marke, neben der Markenbekanntheit (als Voraussetzung), vor allem durch das *Markenvertrauen* der Konsumenten bestimmt wird (vgl. Delgado-Ballester/Munuera-Alemán 2005).

Über den Markenwert manifestiert sich also in nüchtern betriebswirtschaftlichem Wertverständnis das auf dem Image basierende Vertrauen gegenüber einer Marke. Zwar können selbst geschaffene Marken weder steuerrechtlich (§ 5 II ESTG 2010) noch handelsrechtlich (§ 248 II HGB 2009) bilanziert werden, jedoch lassen sie sich als eigenständige Güter erwerben, veräußern oder lizenzieren (§§ 27 ff. MarkenG; Müssig 2009: 475). Anders als selbst geschaffene Marken, sind hingegen entgeltlich erworbene Marken in der Handelsbilanz auf der Aktivseite als immaterielles Vermögen im Anlagevermögen (§§ 253 I/III und HGB) zu erfassen und handelsrechtlich regulär über 5 Jahre (vgl. § 285 XII HGB) bzw. steuerrechtlich über 15 Jahre abzuschreiben (§ 7 I 3 EStG 2010). Was hier gehandelt wird ist also letztlich eine »Ware« bestehend aus Markenbekanntheit und Markenvertrauen. Solche Handel sind nicht nur Theorie, sondern alltägliche Praxis. So kaufte beispielsweise die Daimler AG die Markenrechte an ›Daimler‹ von Ford für 14 Millionen Euro (Der Tagesspiegel 04.10.2007), das Unternehmen Otto zahlte für ein Markenbündel aus ›Quelle‹, ›Privileg‹ und weiteren Marken etwa 65 Millionen Euro (FTD 25.03.2010), Imperial Tobacco erwarb die Markenrechte an Davidoff von Tchibo für 540 Millionen Euro (Spiegel Online 23.06.2006) und als das

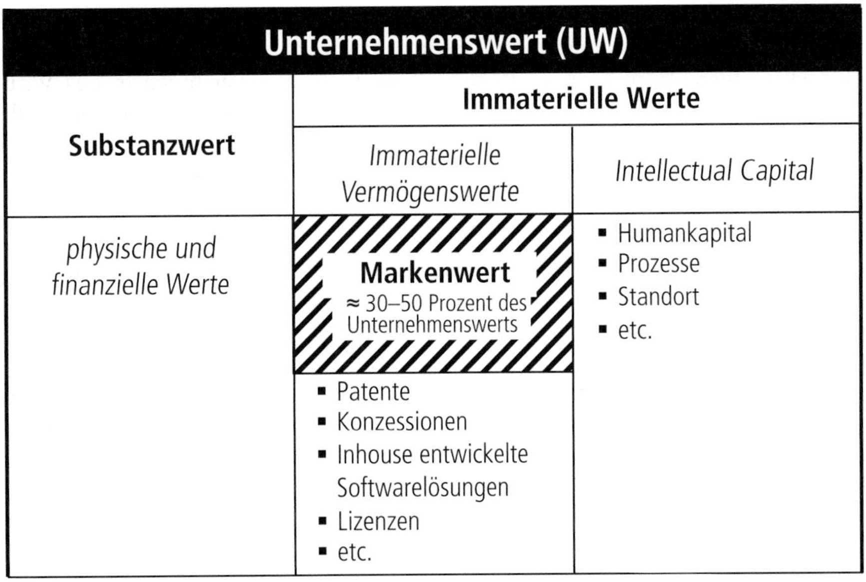

Unternehmenswert (UW)		
Substanzwert	**Immaterielle Werte**	
	Immaterielle Vermögenswerte	*Intellectual Capital*
physische und finanzielle Werte	**Markenwert** ≈ 30–50 Prozent des Unternehmenswerts	• Humankapital • Prozesse • Standort • etc.
	• Patente • Konzessionen • Inhouse entwickelte Softwarelösungen • Lizenzen • etc.	

Abb. 2.3: Einordnung des Markenwerts in den Unternehmenswert als Teil der immateriellen Vermögenswerte.

Unternehmen Kraft von Philip Morris übernommen wurde, entfielen rund 90 % des Kaufpreises von 12,9 Milliarden US-Dollar auf den Wert der Marke Kraft (brandeins 02/2003).

Der Markenwert greift nicht nur beim Komplettkauf von Marken oder Unternehmen sondern manifestiert sich auch an der Börse: So korreliert das Markenvertrauen direkt mit dem Marktwert-Buchwert-Verhältnis (MBV).

Das den Markenwert bestimmende Markenvertrauen ist kein Skalar, sondern eine immer auf einen bestimmten Kontext gerichtete Größe: Dem Automechaniker vertrauen wir eher in Fragen unser Auto betreffend, weniger hingegen bei Finanzanlagen. Es kommt also auf den Vertrauensanteil an, der auf den Kaufgrund gerichtet ist, d. h. das Vertrauen in die Erfüllung der für den Kauf entscheidenden Eigenschaft eines Produkts oder einer Leistung.

Dabei kann der Kaufgrund vordringlich im Verwendungszweck (z. B. Kaffee als Wachmacher und Genussmittel), dem sozialen Leistungsversprechen (z. B. Fairtrade Kaffee) oder dem expressiven Charakter des Produkts oder der Leistung (z. B. Kaffeekapseln als Lifestyle-Produkt) begründet sein.

Das Gesamtvertrauen setzt sich also aus dem funktionalen, dem sozialen und dem expressiven Vertrauen zusammen, wobei den einzelnen Dimensionen jeweils unterschiedliche wirtschaftliche Relevanz zukommt.

Zudem ist das im jeweiligen Markt bzw. für den einzelnen Kauf erforderliche Vertrauen verschieden stark ausgeprägt: Es hängt von den *Informationseigenschaften* der im jeweiligen Markt angebotenen Produkte bzw. Leistungen ab, d. h. von der Frage, ob eher *Suchgüter, Erfahrungsgüter* (vgl. Nelson 1970) oder *Ver-*

trauensgüter (vgl. Darby/Karny 1973) angeboten werden. Je besser die Eigenschaften eines Produkts oder einer Leistung schon vor dem Kauf sicher beurteilt werden können, desto geringer ist das erforderliche Vertrauen in der jeweiligen Marktbeziehung (▶ Tab. 2.2).

Tab. 2.2: Illustration zur Gliederung der Güter nach ihren Informationseigenschaften.

Informationsgut	Informationseigen-schaften	Beispiel	Relevanz des Vertrauens
Suchgut	alle relevanten Eigenschaften eines Produktes sind bereits vor dem Kauf beurteilbar	nach DIN-Norm produziertes Verbandsmaterial oder Desinfektionsmittel	weniger relevant
Erfahrungsgut	Qualität eines Produkts/einer Leistung kann erst nach Nutzung bzw. Inanspruchnahme beurteilt werden	Schmerztablette, Schönheitsoperation	erheblich relevant (v. a. für Erstkauf)
Vertrauensgut	Die versprochene Qualität eines Produktes bzw. einer Leistung kann durch den Käufer gar nicht oder erst lange nach Nutzung bzw. Inanspruchnahme beurteilt werden	Krankenversicherung, Diagnosen und Therapien, deren intendierte Wirkung nicht oder erst spät spürbar sind, präventive Gesundheitsleistungen, Vitamine	entscheidend

Insgesamt ist Markenvertrauen also eine individuell gegenüber einer Marke für bestimmte Kontexte ausgebildete Einstellung, die auf Erfahrung basiert und als notwendige Bedingung für wirtschaftliches Handeln riskante Vorleistungen der einzelnen Marktteilnehmer ermöglicht. Damit hat es auch eine Kehrseite: Wer aus Vertrauen handelt, handelt in dem Risiko, enttäuscht zu werden.

Damit diese mögliche Enttäuschung bzw. der mögliche Schaden für den Einzelnen nicht zu groß wird, muss er ständig kontrollieren, ob sein Vertrauen weiterhin dienlich ist. Eine umfassende Kontrolle ist jedoch in einer komplexen Welt nicht möglich, weshalb stattdessen eine *symbolische Kontrolle* erfolgt: Anhand von Indizien überprüft der Einzelne für sich kontinuierlich und meist unbewusst, ob sein Vertrauen gegenüber der Marke weiterhin gerechtfertigt ist oder nicht. Diese Indizien stehen dann also stellvertretend für die gesamte Vertrauenswürdigkeit der Marke. Damit ist Vertrauen grundsätzlich sehr störanfällig. Schon eine einzige Lüge oder ein einziger Fehler kann das gesamte Vertrauen zerstören. Dabei liegt die Betonung auf »kann«, denn nicht jede Irritation führt zum Vertrauensbruch. Vielmehr besteht ein gewisser *Kredit*, der es dem Einzelnen erlaubt in bestimmtem

Rahmen auch missliche Erlebnisse mit einer Marke auszuhalten, zu rechtfertigen bzw. ihr vergeben zu können (vgl. Luhmann 2000: 35 ff.).

Dem Vertrauen gegenüber steht das *Misstrauen*. Es meint nicht, dass Vertrauen fehlt, sondern ist ein dem Vertrauen vergleichbares Konstrukt mit entgegengesetzter Perspektive: Negative Erfahrungen mit einer Marke bzw. negative Informationen über diese werden überzogen, d. h. in die Zukunft extrapoliert. Eigenes (Vermeidungs-)Verhalten wird dann auf dieser negativen Erwartungshaltung gegründet und damit Komplexität für Alltagsentscheidungen reduziert (vgl. ebd. 92 f.). Auch um Misstrauen ausbilden zu können, muss also zuvor Vertrautheit bestehen. Zudem lässt sich auch hier allgemein beobachten, dass Menschen eher geneigt sind, jemandem zu Misstrauen, den sie unsympathisch finden und dessen Verhalten den ihnen wichtigen Werten und Normen entgegensteht.

Es kann durchaus vorkommen, dass jemand gegenüber ein und derselben Marke, in einem Kontext vertraut, in einem anderen Kontext nicht vertraut und in einem dritten Kontext sogar misstraut. Zudem kann sich einst gegebenes Vertrauen durch eine entsprechende Anzahl oder Intensität der Vertrauensenttäuschung in Misstrauen wandeln.

Aus der Perspektive der Krisenkommunikation gilt es also, im Vorfeld eines krisenhaften Ereignisses möglichst viel Vertrauen als Kredit aufzubauen (▶ Kap. 4), in der Krise Vertrauen zu erhalten bzw. seinen Verlust zu begrenzen (▶ Kap. 7) und nach der Krise, das ggf. verloren gegangene Vertrauen wieder herzustellen (▶ Kap. 8).

2.1.6   Zusammenfassung

Ist das Kennzeichen eines Unternehmens oder Produkts, die so genannte *Marke*, einem Menschen bekannt, bedingt dies Vertrautheit mit der Marke. Wer eine Marke kennt, kann mit ihr ein *Image* verbinden: Es umfasst alle individuellen Erfahrungen die der Einzelne mit der Marke gemacht hat sowie sein individuell erworbenes Wissen über die Marke. Das Image lässt sich in die drei Cluster funktional, sozial und expressiv gliedern. Für das Beispiel einer Unternehmensmarke heißt dies, Teile des Images betreffen eher den Zweck des Unternehmens (funktional), sein Handeln im Kontext seiner sozialen Beziehungen und der Umwelt (sozial) oder die Wirkung der charakteristischen Erscheinung des Unternehmens auf den Betrachter (expressiv).

Das im Image angesammelte Wissen kann ganz oder teilweise über *Reputation* erworben sein. Reputation bezeichnet die öffentliche wertende Thematisierung von Imageaspekten von z. B. einem Unternehmen: Dritte sprechen über Teile ihres Images von dem Unternehmen, d. h. über ihre eigenen Erfahrungen und ihr eigenes Wissen. In der Mediengesellschaft geschieht Reputation nicht nur im privaten und beruflichen Umfeld durch Meinungsführer, sondern vordringlich durch Massenmedien, die letztlich auch auf die Meinungsführer einwirken.

Reputation umfasst neben wertneutralen Sachinformationen vor allem *Einstellungen* d. h. Werturteile. Sie entstehen subjektiv aus dem individuellen Image sowie aus der Persönlichkeit und den Werten des Einzelnen. Die Einstellungen, die jemand bezogen auf eine Marke hat, prägen vor, welches Verhalten derjenige unter bestimmten Umständen (aller Wahrscheinlichkeit nach) künftig gegenüber der Marke zeigen wird. Eine besondere Einstellung bildet das *Vertrauen*. Es entsteht auf Basis der generellen *Vertrauensbereitschaft*, die bei jedem Menschen unterschiedlich stark ausgeprägt ist, und der aus dem Image geschlossenen *Vertrauenswürdigkeit* der Marke. Vertrauen ist also eine Unterstellung, eine bewusste Verlängerung vergangenheitsbezogener Informationen in die Zukunft. Es ermöglicht, sich selbst so zu verhalten, als wüsste man sicher, wie sich im Gegenzug sein Gegenüber, z. B. ein Unternehmen, verhalten wird. Überall dort, wo Angebot und Nachfrage passend aufeinandertreffen, ermöglicht erst Vertrauen das tatsächliche Handeln.

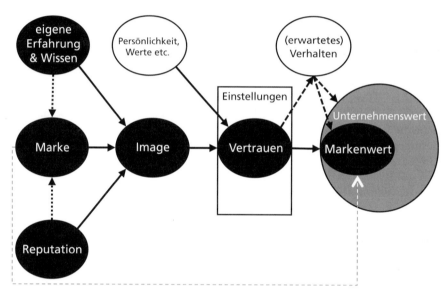

Abb. 2.4: Vereinfachte Illustration zum Zusammenhang zwischen Marke, Reputation, Image, Vertrauen und Marken- bzw. Unternehmenswert (modifiziert nach Ullrich 2011: 26).

Das Ausmaß des einem Unternehmen entgegengebrachten Vertrauens findet als Vorwegnahme künftigen Kundenverhaltens seinen betriebswirtschaftlich greifbaren Ausdruck im *Markenwert* (W). Dieser macht oft ein Drittel bis zur Hälfte oder mehr des gesamten Unternehmenswertes aus und ist direkt proportional zur Summe der Werte *Markenbekanntheit* (B) und *Markenvertrauen* (V):

$$W \sim B + V \hspace{4cm} \text{[Formel 2.1]}$$

Die Markenbekanntheit ist also einerseits Voraussetzung für das Entstehen von (verfestigtem) Markenvertrauen und stellt gleichzeitig einen eigenen Wert dar: Ist in einem Moment der Wahl zwischen zwei vergleichbaren Angeboten unterschiedlicher Marken, die erste Marke völlig unbekannt und die zweite bekannt, mit ihr aber kein Image verbunden, so ist dennoch die Wahl der zweiten, bekannten Marke sehr viel wahrscheinlicher. Der Grad der durch die Bekanntheit begründeten Vertrautheit genügt hier, um im Entscheidungsmoment (spontan) ein hinreichendes Maß an Vertrauen auszubilden, um sich für die bekannte Marke zu entscheiden. Die Bevorzugung von Bekanntem gegenüber Unbekanntem, auch dann, wenn mit dem Bekannten kein konkretes Image verbunden ist, ist vielfach belegt (vgl. u. a. Miller/Berry 1998; Koeppler 2000: 129 ff.; Cialdini 2001: 225 ff./256; Werth/Mayer 2008: 223 ff.). Hier wird im Sinne des Vertrauenskonstrukts die Tatsache, mit dem Bekannten zumindest keine schlechten Erfahrungen gemacht zu haben, in die Zukunft »verlängert«.

Insofern ist die Verknüpfung zwischen Markenbekanntheit und Markenvertrauen additiv zu setzen. Das Markenvertrauen (V) setzt sich aus dem funktionalen Vertrauen (V_f), dem sozialen Vertrauen (V_s) und dem expressiven Vertrauen (V_e) zusammen (vgl. Formel 2.2).

$$V = V_f + V_s + V_e \qquad \text{[Formel 2.2]}$$

2.2 Ableitung und Definition des Begriffs der Imagekrise

Aus den bisherigen Betrachtungen zum Image wird deutlich: Jede neu hinzukommende Information zu einer Marke verändert das mit ihr verknüpfte Image. Bestehende Informationen werden verstärkt, neue ergänzt und ggf. andere Informationen ersetzt. Sind die neu hinzukommenden Informationen für den Betrachter besonders wichtig oder stehen sie in deutlichem Widerspruch zu bereits als sicher angenommenen Informationen, können sie die anderen Imagebestandteile (zeitweise) überstrahlen, d. h. (vorübergehend) in den Hintergrund drängen. Mit dem Image einer Marke können sich auch die Einstellungen zur Marke ändern – allen voran das ihr entgegengebrachte Vertrauen.

Im Fall einer Krise geschieht im negativen Sinne genau dies: Jemand erhält eine neue Information über eine Marke, was sein Image von der Marke so deutlich ändert, dass in der Folge vor allem Vertrauen verloren gehen oder schlimmer, sich in Misstrauen wandeln kann. Diese Information kann z. B. einen Unfall, eine fahrlässig oder vorsätzlich begangene Straftat oder einen Verstoß gegen die guten Sitten betreffen.

In der Mediengesellschaft ändert sich durch die neue Information die durch die Massenmedien betriebene Reputation: Nun wird im Kontext der Marke vermehrt oder sogar vordringlich das Krisenereignis thematisiert. Das wiederum beeinflusst die Images, die die Mediennutzer von der Marke haben. Das Wissen um den Vorfall in der Breite und der mögliche Verlust von Vertrauen werden also durch die Massenmedien beschleunigt, wenn nicht sogar erst verursacht.

Nun liegt eine *Imagekrise* vor: Für das Image entscheidet sich, ob ein Vorfall dieses zum für die betroffene Marke wirtschaftlich Besseren oder Schlechteren ändert oder keinen merklichen Einfluss hat. Aus den vorstehenden Überlegungen lässt sich die Imagekrise also wie folgt definieren:

Definition

Imagekrisen bezeichnen Zeitphasen, in denen ein Vorfall/Ereignis das Image einer Marke (Unternehmen, Produkt o. ä.) bei den wirtschaftlich relevanten Teilöffentlichkeiten dergestalt verändert bzw. verändern kann, dass diese (merklich) Vertrauen zu der Marke verlieren.

Anders als oft formuliert verursacht eine Krise also keinen Imageverlust, sondern eine Imageänderung. Die Begriffe Reputationskrise oder Vertrauenskrise erweisen sich hier als nicht adäquat, da Reputation und Vertrauen aus dem Image folgen. Will man Reputation beeinflussen und Vertrauen erhalten oder wiederherstellen, wird man auf Ebene des Images ansetzen müssen. Auch der Begriff der Markenkrise ist im engeren Sinne irreführend, da weder die Marke als Kennzeichen, noch die Markenbekanntheit durch einen Krisenfall negativ beeinflusst werden – letztere profitiert sogar infolge der dem Vorfall beigemessenen Aufmerksamkeit.

In der hier angebotenen Definition wird bewusst auf die wirtschaftlich relevanten Teilöffentlichkeiten abgehoben, d. h. auf jene, die direkt oder indirekt Teil der Wertschöpfungskette des Unternehmens sind. Je nach Art des Vorfalls können die zu betrachtenden Teilöffentlichkeiten demnach variieren. Den mit einer Imagekrise verbundenen Vertrauensverlust kann ein Unternehmen also wirtschaftlich schnell und sehr real spüren, denn dort, wo Vertrauen fehlt, ist riskantes Verhalten nicht mehr wie gewohnt möglich:

- *Endkunden* kaufen vermehrt bei anderen Unternehmen bzw. andere Produkte,
- *Geschäftskunden* stellen die Geschäftsbeziehung ein, um ihre Wertschöpfungskette zu schützen bzw. nicht selbst mit dem Vorfall oder dem betroffenen Unternehmen in Verbindung gebracht zu werden,
- *Lieferanten* fordern zunehmend Vorkasse oder stellen die Lieferbeziehung vorübergehend ein, um nicht selbst mit dem Vorfall bzw. dem betroffenen Unternehmen in Verbindung gebracht zu werden,
- *Banken* stufen die Kreditwürdigkeit herab und verlangen zusätzliche Sicherheiten, da durch die Imagekrise die wirtschaftliche Lage des Unternehmens unsicherer geworden ist,
- *Aktionäre* fürchten um den Aktienkurs, trennen sich vermehrt von der Aktie und lösen ggf. einen Kursabfall aus,
- *Mitarbeiter* fürchten um die Konsequenzen des Vorfalls für sich, werden weniger produktiv oder verlassen sogar das Unternehmen,
- *potentielle Mitarbeiter* werden abgeschreckt und entscheiden sich, für andere Unternehmen zu arbeiten,

- vermeintlich unbeteiligte Dritte – etwa *Wettbewerber*, *Experten* oder *Politiker* – mischen sich ein, um von dem Vorfall selbst zu profitieren.
- Im Extremfall drohen Beschränkungen und Auflagen durch *Behörden* oder den *Gesetzgeber*.

Mit dem *veränderten Verhalten* der Menschen *sinken* unmittelbar der *Markenwert* und damit der *Unternehmenswert* und mittelbar der *Umsatz*. In der Konsequenz kann also aus einer *Imagekrise* eine betriebswirtschaftliche *Existenzkrise* werden.

2.3 Einflussgrößen auf das Schadensausmaß der Imagekrise

Der wirtschaftliche *Schaden* ($S_\in$), der einem Unternehmen durch eine Imagekrise entsteht, ergibt sich also aus dem *Verlust von Markenvertrauen* (ΔV). Dieser Vertrauensverlust kann schnell viele Millionen Euro und mehr kosten (vgl. u. a. BfR 2005, Horizont 2010) und im Extremfall dazu führen, dass Produkte dauerhaft vom Markt genommen werden müssen oder Unternehmen ihre gesellschaftliche Akzeptanz in dem Ausmaß verlieren, dass sie insolvent werden.

Gleichzeitig aber gilt: Jede Imagekrise bedingt einen *Bekanntheitszuwachs* (ΔB) der Marke infolge der ihr beigemessenen (medialen) Aufmerksamkeit. Da die Markenbekanntheit einen eigenen wirtschaftlichen Wert darstellt, muss der wirtschaftliche Schaden um diesen Wert verringert werden (vgl. Formel 2.3, eine für den Fall der Imagekrise formulierte Variante der Formel 2.1).

$$S_\in \sim \Delta V - \Delta B \qquad\qquad \text{[Formel 2.3]}$$

Da der Vertrauensverlust und die Bekanntheitsänderung spezifisch für die verschiedenen Teilöffentlichkeiten ($T\ddot{O} = 1, ..., n$) ist, müsste man den Schaden genauer als die Summe der nach Teilöffentlichkeit ökonomisch gewichteten spezifischen Vertrauensverluste ($\Delta V_{T\ddot{O}}$) abzüglich der nach Teilöffentlichkeit ökonomisch gewichteten spezifischen Bekanntheitsgewinne ($\Delta B_{T\ddot{O}}$) formulieren:

$$S_\in \sim \sum_{T\ddot{O}=1}^{n} (\Delta V_{T\ddot{O}} - \Delta B_{T\ddot{O}}) \qquad\qquad \text{[Formel 2.3a]}$$

Aus dieser Betrachtung sind zumindest Imagekrisen denkbar, deren wirtschaftlicher Schaden positiv ist, d. h. die eine *wertsteigernde Wirkung* hinsichtlich des Marken- bzw. Unternehmenswerts ausweisen. Dies ergäbe sich immer dann, wenn entweder

1. der wirtschaftliche Wert der Bekanntheitsänderung (ΔB), größer wäre, als derjenige des verlorenen Markenvertrauens (ΔV) oder

2. der Verlust des Markenvertrauens Null oder gar positiv wäre ($\Delta V \geq 0$), d. h. kein Verlust oder sogar ein Gewinn an Markenvertrauen entstünde.

Diese Überlegungen werden vor allem dann plausibel, wenn man sich klarmacht, dass letztlich nicht allein ein isoliertes Ereignis selbst, sondern auch die Art und Weise, mit der das Unternehmen darauf reagiert, das Vertrauen beeinflussen.

Die wirtschaftlichen Folgen einer Imagekrise sind vor allem auch davon abhängig, welche Imagedimension durch das Krisenereignis betroffen ist. Imagekrisen, die das funktionale Vertrauen, d. h. den Kern des Geschäftsmodells, betreffen, haben in der Regel weit schwerere wirtschaftliche Folgen, als Imagekrisen in der sozialen oder expressiven Dimension (vgl. auch Gaultier-Gaillard/Louisot 2006: 426). Dieser Zusammenhang ist vor allem für Marken ausgeprägt, zu denen ein klares, verfestigtes Image besteht (Weyler 2013: 219 f.).

In Tabelle 2.3 sind zur Illustration Beispiele von Imagekrisen, die jeweils betroffene Imagedimension und eine Aussage zu den wirtschaftlichen Folgen zusammengestellt.

Tab. 2.3: Illustrative Beispiele für Imagekrisen und Zuordnung der jeweils vordringlich betroffenen Imagedimension sowie der wirtschaftlichen Konsequenzen.

Nr.	Krisenfall	betroffene Image-dimension	Wirtschaftliche Konsequenzen
1	2008: Es wird öffentlich, dass der Lebensmittel-discounter Lidl seine Mitarbeiter in Deutschland systematisch bespitzelt.	sozial	Praktisch kein wirtschaftlicher Schaden: Das Unternehmen sprach zwar von einem »kurzfristigen Gewinneinbruch« (ntv.de 10.04.2008), doch der GfK ConsumerIndex berichtete bereits für den Ereignismonat des Vorfalls ein Umsatzplus von 20 Prozent ggü. dem Vorjahr (focus.de 30.06.2008; gfkps.com 06/2008). Im Geschäftsjahr 2008 stieg der Umsatz in Deutschland um 3,1 Prozent, weltweit um ca. 10 Prozent (Lebensmittel Praxis 22.08.2008: 12; bundesanzeiger.de Lidl Konzernabschluss 08.03./08.07.2010). Das funktionale Image »gute und günstige Produkte« war durch den Vorfall nicht beeinträchtigt.
2	2004: Die Dekabank deckt eine erhebliche Bewertungslücke bei einem ihrer Fonds auf.	funktional	Schwerer wirtschaftlicher Schaden: Kunden ziehen ihr Geld – mehr als 1,5 Mrd. Euro – aus den Fonds ab und Neukunden sind nur schwer zu gewinnen (vdi nachrichten 29.10.2004). Der Vorfall betrifft den Kern der funktionalen Kompetenz des Unternehmens, mit entsprechend deutlichem Vertrauensverlust.

Tab. 2.3: Illustrative Beispiele für Imagekrisen und Zuordnung der jeweils vordringlich betroffenen Imagedimension sowie der wirtschaftlichen Konsequenzen. – Fortsetzung

Nr.	Krisenfall	betroffene Image-dimension	Wirtschaftliche Konsequenzen
3	2011: Das Unternehmen Starbucks teilte mit, ein neues Logo einzuführen: der Schriftzug »Starbucks Coffee« wurde entfernt, so dass lediglich die »Sirene« als Logo verbleibt	expressiv	Kein wirtschaftlicher Schaden: Die Fans der Marke sind von dem Schritt schockiert: mehr als 2/3 der rund 270 Kommentare auf der Starbucks-Webseite, die den Schritt ankündigt sind teils sehr emotional gegen das neue Logo gerichtet und drohen teils mit Boykott. Ein Ruck der Entrüstung geht durch das Social Web und auch andere Online Umfragen machen deutlich, dass der Schritt mehrheitlich auf Ablehnung stößt (vgl. u. a. Designtagebuch 2011). Doch wirtschaftlich spürt das Unternehmen davon nichts: Gegenüber dem Vorjahr stieg für das Geschäftsjahr 2011 der Umsatz je Aktie um rund + 9 Prozent, der Gewinn je Aktie um rund + 31 Prozent und das Kurs/Gewinn-Verhältnis um + 10 Prozent (finanzen.net) und auch der Markenwert nahm gegenüber dem Vorjahr in 2011 um 10 Prozent und in 2012 um 11 Prozent zu (Interbrand 2011, 2012).

Um den Umstand der verschiedenen Dimensionen von Vertrauen zu berücksichtigen, muss also in Formel 2.3 das Vertrauen in die drei Dimensionen funktional, sozial und expressiv aufgespalten (vgl. Formel 2.2) und jeweils ein *Gewichtungsfaktor* (g_f, g_s, g_e) eingefügt werden, der ausdrückt, welche wirtschaftliche Bedeutung der betreffenden Imagedimension (funktional, sozial, expressiv) zukommt. Dabei ist ein Gewichtungsfaktor eine Zahl zwischen 0 und 1, wobei die Summe der drei Gewichtungsfaktoren immer 1 ergibt (z. B. $g_f = 0,65$; $g_s = 0,30$; $g_e = 0,05$; $g_f + g_s + g_e = 1$). Damit folgt:

$$\Delta V = g_f \cdot \Delta V_f + g_s \cdot \Delta V_s + g_e \cdot \Delta V_e \qquad \text{[Formel 2.4]}$$

Es gibt jedoch Fälle, bei denen der größte wirtschaftliche Schaden nicht in der funktionalen Dimension zu erwarten ist. Produkte etwa, die nicht wegen ihres Produktnutzens gekauft werden, sondern weil durch den Kauf ein sozial wünschenswertes Verhalten oder Ziel unterstützt wird, haben ihre Achillesferse in der Enttäuschung des sozialen Vertrauens.

Ein konkretes Beispiel hierfür bildet Fairtrade Kaffee, dessen Qualität (sensorische Beurteilung, Schadstoffe etc.) nicht besser oder gar schlechter ausfällt als bei »normalem Kaffee« (vgl. test.de 23.04.2009). Dennoch zahlen die Käufer von Fairtrade Kaffee bereitwillig die höheren Preise, da sie glauben, damit die Ausbeutung der Menschen in Dritte-Welt-Ländern nicht zu unterstützen. Eine Imagekrise in diesem Feld, das der sozialen Dimension zugehört, sollte hier also schwerer wiegen, als ein Vorfall auf Produkt-Ebene – hier wäre also $g_s > g_f$.

Zwei Extremfälle gilt es darüber hinaus zu berücksichtigten. Erstens lässt sich zeigen, dass eine Marke, mit der kein ausgeprägtes Image verbunden ist (»schwache Marke«) auch durch z. B. eine soziale Imagekrise einen stärkeren wirtschaftlichen Schaden zu erwarten hat (Weyler 2013: 291 f.). Das Image der schwachen Marke wird vor allem durch das Krisenereignis geprägt und für die Beurteilung der generellen Vertrauenswürdigkeit herangezogen: Aus dem sozialen Fehlverhalten wird dann auf die Produkt- und Leistungskompetenz des Unternehmens geschlossen.

Zweitens kann z. B. ein stark ausgeprägter oder persistenter Verstoß gegen gesellschaftliche Normen zu einer derart ausgeprägten sozialen Ächtung führen, dass sich direkt und/oder indirekt drastische negative Auswirkungen auf die Wirtschaftsbeziehungen ergeben. Man spricht in solchem Kontext auch von dem Verlust der »sozialen Geschäftslizenz« (social licence to operate).

Um für die Krisenkommunikation konkrete Ansatzpunkte zu identifizieren, ist es notwendig, näher zu bestimmen, durch welche Faktoren das Ausmaß des Vertrauensverlustes bestimmt wird.

Über die Definition der Imagekrise ist das Image als ein Faktor bereits offenkundig. Das Vertrauen, dass jemand gegenüber einer Marke hat, kann sich also ändern, wenn sich entweder das Image ändert, dass der Vertrauensgeber mit der Marke verbindet, oder wenn sich die Persönlichkeit des Vertrauensgebers ändert. Da ein Krisenereignis, das eine Marke betrifft, in aller Regel keinen Einfluss auf die Persönlichkeit des Vertrauensgebers nimmt, verbleibt das Markenimage als dominierende Größe. Der Vertrauensverlust (ΔV) ist also direkt proportional zu der durch den Krisenvorfall bedingten negativen *Imageänderung* (ΔI):

$$\Delta V \sim \Delta I \qquad \text{[Formel 2.5]}$$

Der Vertrauensverlust wird also umso größer ausfallen, je größer die durch das Ereignis bedingte negative Imageänderung ist. Ein zweiter Aspekt tritt hinzu: Ein Ereignis, von dem keine Notiz genommen wird, kann zu keiner Imageänderung führen. Es bedarf also einer auf das Ereignis gerichteten *Aufmerksamkeit* (A), damit ein Vertrauensverlust in die Marke entstehen kann, d. h. der Vertrauensverlust ist direkt proportional zu der auf den Vorfall gerichteten Aufmerksamkeit:

$$\Delta V \sim A \qquad \text{[Formel 2.6]}$$

Beide Größen sind multiplikativ zu verknüpfen, da bei gegebener Imageänderung der Vertrauensverlust umso größer ausfallen wird, je höher die Aufmerksamkeit bezogen auf den Vorfall ist. Umgekehrt wird bei gegebener Aufmerksamkeit der Vertrauensverlust mit dem Grad der negativen Veränderung des Markenimages zunehmen. Damit folgt:

$$\Delta V \approx \Delta I \cdot A \qquad \text{[Formel 2.7]}$$

Im Extremfall wäre also kein Verlust an Markenvertrauen zu erwarten, wenn entweder keine Imageänderung auftritt, weil der Vorfall im Rahmen der Erwartung liegt ($\Delta I = 0$), oder wenn zwar in der Sache eine Imageänderung gegeben wäre, der Vorfall jedoch (praktisch) nicht zur Kenntnis genommen wird ($A = 0$).

Natürlich müsste man in Formel 2.7 streng genommen wieder nach verschiedenen Teilöffentlichkeiten unterscheiden und den Vertrauensverlust als Summe der nach Teilöffentlichkeit spezifischen Vertrauensverluste ($\Delta V_{T\ddot{O}}$) bzw. als Summe der Produkte der nach Teilöffentlichkeit ökonomisch gewichteten spezifischen jeweils auf das Ereignis gerichteten Aufmerksamkeit ($A_{T\ddot{O}}$) und der jeweils wahrgenommenen Imagediskrepanz ($\Delta I_{T\ddot{O}}$) darstellen:

$$\Delta V = \sum_{T\ddot{O}=1}^{n}(\Delta V_{T\ddot{O}}) \sim \sum_{T\ddot{O}=1}^{n}(A_{T\ddot{O}} \cdot \Delta I_{T\ddot{O}})$$ [Formel 2.7a]

Da in diesem Kapitel jedoch lediglich die Darstellung der generellen Wirkzusammenhänge im Vordergrund steht, wird diese komplizierte, nach Teilöffentlichkeiten differenzierte Betrachtung im Folgenden nicht weiter ausformuliert, sondern die entsprechend notwendige Unterscheidung implizit als bekannt unterstellt. Im Folgenden wird näher dargelegt, anhand welcher Faktoren sich das Ausmaß der Imageänderung und der Grad der Aufmerksamkeit beschreiben lassen, um einerseits den möglichen Vertrauensverlust in einer Imagekrise im Voraus zumindest in der Tendenz einschätzen zu können und um andererseits geeignete Ansatzpunkte für die kommunikative Intervention abzuleiten.

2.3.1 Imageänderung durch Imagediskrepanz und Verantwortungszuschreibung

Wie stark eine Imagekrise ein Markenimage zum wirtschaftlichen Nachteil für das betroffene Unternehmen ändert, d. h. wie stark die »Imageenttäuschung« ausfällt, hängt vor allem von zwei Faktoren ab: Erstens von dem Grad, in dem das Krisenereignis aus dem Erwartungsrahmen fällt und zweitens von der Frage, inwieweit dem Unternehmen die Verantwortung für das Auftreten dieses Ereignisses zugeschrieben wird.

Imagediskrepanz

Der Grad, mit dem die Charakteristika eines Krisenereignisses, dass eine Marke betrifft, von dem bestehenden Image der Marke abweichen, wird im Folgenden als *Imagediskrepanz* des Ereignisses bezeichnet (lat. dis-crepare – nicht übereinstimmen). Je mehr ein Ereignis aus dem Erwartungsrahmen fällt, desto drastischer wird die Imageänderung ausfallen. Die Imagediskrepanz (Δi) ist also direkt proportional zu der durch das Ereignis bedingten Imageänderung (ΔI):

$$\Delta I \sim \Delta i$$ [Formel 2.8]

Zwei Beispiele mögen diesen Zusammenhang illustrieren:

- Wenn Ernst August Prinz von Hannover handgreiflich wird (vgl. rp-online.de 22.11.2004), führt dies zu mehr Aufregung, Empörung und sozialen Konsequenzen, als wenn der »Gangsta-Rapper« Bushido in eine Prügelei verwickelt ist (vgl. shortnews.de 25.05.2008), da solches Verhalten von Letzterem geradezu erwartet wird.
- Wenn der für Sicherheit bekannte Autobauer Mercedes-Benz, sein neues Fabrikat A-Klasse W168 mit großem Werbeaufwand als besten und sichersten Kompaktwagen in den Markt einführt und dieser Wagen dann beim sogenannten »Elchtest« umkippt (vgl. wdr.de Stichtag 27.10.2007), weicht das mehr von dem mit Mercedes-Benz verbundenen Image ab und kostet mehr Vertrauen, als wenn ein als alltagstaugliches »Billig-Auto« positionierter Dacia Logan bei selbigem Test durchfällt (vgl. pkw.de, o. J.).

In dieser Arbeit wurde das Image als dreidimensionale Größe eingeführt – als funktional, sozial und expressiv (▶ Kap. 2.1.2). Entsprechend kann ein Krisenereignis mehrere oder, und das ist der Regelfall, vordringlich nur eine der Imagedimensionen betreffen (▶ Abb. 2.5).

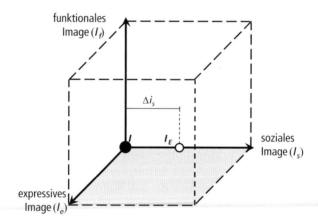

Abb. 2.5: Vereinfachte, schematische Illustration zum Konzept der Imagediskrepanz. Je weiter das Image eines Krisenereignisses (I_E) von dem Image der betroffenen Marke (I) abweicht, desto größer ist die Imagediskrepanz (Δi). Diese kann in den drei Imagedimensionen, d. h. funktional (Δi_f), sozial (Δi_s) und/oder expressiv (Δi_e) unterschiedlich stark ausgeprägt sein. Hier illustriert ist ein Beispiel in dem das Markenimage und die Imageeigenschaften des Ereignisses in der sozialen Dimension eine Diskrepanz aufweisen. Die anderen Imagedimensionen sind hier »nicht aktiv«.

Demnach setzt sich die Imagediskrepanz (Δi) formal aus den Einzeldiskrepanzen der drei Imagedimensionen zusammen:

$$\Delta i = \Delta i_f + \Delta i_s + \Delta i_e \qquad\qquad \text{[Formel 2.9]}$$

Für die *Messung der Imagediskrepanz* kann auf die Methoden der Markenfit-Messung zurückgegriffen werden. Empfehlenswert erscheint die Anwendung der sehr einfachen Global-Fit-Analyse, die sich in einem Methodenvergleich als das Verfahren mit der höchsten Reliabilität und Validität erwies (Sturm 2011). Allein die Perspektive der Anwendung ist dann umgekehrt: Es wird nicht der Markenfit gesucht, sondern der Markenmisfit. Normalisiert man die Messung auf 1, d. h. in einer Skala, in der 0 für maximalen Fit und 1 für maximalen Misfit stehen, erhält man die Imagediskrepanz als dimensionslose Größe, also ebenfalls als rationale Zahl zwischen 0 und 1.

Verantwortungszuschreibung

Es liegt in der Natur des Menschen, nach den Ursachen von Wirkungen zu fragen. Ist ein Unternehmen in ein Ereignis verwickelt, prüft der Betrachter unwillkürlich, in wie weit das Unternehmen die Verantwortung für den Vorfall und für den dadurch verursachten Schaden hat. Er klärt also für sich subjektiv die Schuldfrage. Will man den möglichen wirtschaftlichen Schaden einer Imagekrise einschätzen und eine geeignete kommunikative Intervention ableiten, sollte man eine gut begründbare Vorstellung davon haben, in wie weit die relevanten Teilöffentlichkeiten der betroffenen Marke bzw. dem Unternehmen die Schuld für den Vorfall geben. Hierfür ist entscheidend, ob der Vorfall aus der Perspektive des Unternehmens durch eine Gefahr oder durch ein Risiko ausgelöst erscheint. Dabei bezeichnet eine *Gefahr* die Möglichkeit eines Übels oder dieses Übel selbst (Pierer 1859:7/41). Das Wort Gefahr stammt von lat. *vara*, für Querholz, »Übel«, und entwickelte sich im Deutschen zu »Fahr«, im Englischen zu »Fear«, der Furcht bzw. dem, was Furcht erweckt, nämlich die Gefahr. Im 18. Jahrhundert war das Wort im Rechtswesen in der Form als »Gefährde« das Synonym für Arglist, Bosheit bzw. vorsätzlichen Betrug (Adelung 1796: 2/469): Derjenige, der »gefahrt« (bzw. gefährdet) wurde, *d. h. der in Gefahr gebrachte, ist sich des Übels, dass ihn ereilen könnte, nicht bewusst.*

Demgegenüber steht der Begriff des *Risikos*, der zunächst in der Kaufmannssprache Vorhaben bezeichnete, bei denen der Verlust des investierten Kapitals infolge *bekannter widriger Umstände* voraussehbar ist – etwa weil die Unternehmung mit unsicheren Faktoren wie der Witterung, Konjunkturen etc. behaftet ist (Meyer 1909: 17/11; zur Begriffsentstehung von Risiko vgl. Banse 1993: 28 ff.; zur Bedeutung des Risikos für unsere Gesellschaft vgl. Beck 1986, Heilmann 2002 und Beck 2007).

Luhmann baut auf dieser Unterscheidung auf, wenn er formuliert: »*Entweder wird der etwaige Schaden als Folge der Entscheidung gesehen, also auf die Entscheidung zugerechnet. Dann sprechen wir von Risiko, und zwar vom Risiko der Entscheidung. Oder der etwaige Schaden wird als extern veranlasst gesehen, also auf die Umwelt zugerechnet. Dann sprechen wir von Gefahr.*« (Luhmann 1991: 30 f.; mit »Umwelt« bezeichnet Luhmann hier alles, was außerhalb des (potentiell) zu Schaden gekommenen Systems liegt). Die folgenden beiden Beispiele sollen die Begriffe konkreter greifbar machen:

1. Lässt man sein Auto vor der Garage seines Hauses stehen und das Auto wird durch starken Hagel beschädigt, geschieht dies nicht durch eine Gefahr – das nicht kontrollierbare Wetter – sondern durch ein Risiko: Der Mann hätte sich über Wettervorhersagen informieren und das Auto in die Garage fahren können. Der Schaden ist seiner Entscheidung zuzurechnen.

2. Überquert ein Autofahrer mit seinem PKW eine Kreuzung bei grüner Ampel und wird von rechts von einem LKW erfasst, der bei Rot die Ampel überfahren hat, ist der PKW-Fahrer durch eine Gefahr zu Schaden gekommen: der Schaden wurde von extern, hier von dem LKW-Fahrer, verursacht und nicht durch eine Entscheidung des PKW-Fahrers. Der PKW-Fahrer durfte darauf vertrauen, dass sich die anderen Verkehrsteilnehmer an die Verkehrsregeln halten. Der LKW-Fahrer hat diese Regeln verletzt und daher ist ihm der Schaden zuzurechnen.

Ereilt ein Unternehmen also eine *Gefahr*, ist es *Opfer*, tritt ein Schaden durch ein *Risiko* ein, ist es *Täter* oder *Unterlasser* und damit (teil)*schuldig*. Die Sozialpsychologie belegt, dass diese Unterscheidung ganz praktische soziale Konsequenzen hat: Menschen helfen einem Dritten eher, je mehr sie meinen, er sei unverschuldet in eine Notlage geraten, als wenn sie meinen, dass er seine missliche Lage selbst (mit) verschuldet hat (Werth/Mayer 2008: 530). Darüber hinaus unterscheidet das Rechtswesen zwei Arten von Tätern:

a. solche die *vorsätzlich* gehandelt haben, d. h. den Schaden zielgerichtet oder billigend in Kauf nehmen und
b. solche die *fahrlässig* gehandelt haben, also die »*im Rechtsverkehr (bzw. im Umgang miteinander) erforderliche Sorgfalt*« außer Acht gelassen haben (Müssig 2009: 24; § 276 II BGB).

Insofern lassen sich die möglichen Krisenfälle für Unternehmen hinsichtlich der Schuldfrage in erster Näherung in die folgenden *drei Kategorien* unterscheiden (vgl. auch Coombs 2007: 222):

1. das Unternehmen ist *Opfer*, hat den Vorfall nicht verschuldet
2. das Unternehmen ist *Mitbetroffener*, hat eine Teilschuld am Vorfall
3. das Unternehmen ist *vorsätzlicher Täter*, hat den Vorfall willentlich verschuldet.

Die Vorfälle, die einer Kategorie angehören, lassen sich sinnfällig vielfach weiter Gliedern, etwa danach, ob das Unternehmen als Opfer durch eine Naturgewalt, kriminelle Machenschaften Dritter oder durch allgemeine wirtschaftliche Rahmenbedingungen einen Schaden erlitt etc. (▶ Abb. 2.6).

Je mehr in einem Unternehmen die Ursache für ein Ereignis gesehen wird, d. h. je größer die Verantwortungszuschreibung (*VZ*) für den Schaden ist, desto stärker fallen die Imageänderung (Δ*I*) und damit der Vertrauensverlust gegenüber diesem Unternehmen aus (vgl. Schwarz 2010: 236). Die Imageänderung durch ein Ereignis ist also direkt proportional zur Verantwortungszuschreibung:

$$\Delta I \sim VZ \hspace{4cm} \text{[Formel 2.10]}$$

A. Unternehmen als Opfer	B. Unternehmen als Mitbetroffener	C. Unternehmen als Täter
A.1 Naturkatastrophen	**B.1 Unfälle**	**C.1 Schädigendes Verhalten**
• Erdbeben • Vulkanausbrüche • Stürme, Tornados, Hurrikans • Überschwemmungen • Flutwelle • Erdrutsch	• technisches Versagen/ Materialversagen • menschliches Versagen • unbemerkte Produktionsfehler	• Umweltverschmutzung • Kinderarbeit • Einsatz günstiger aber schädlicher Chemikalien • Unterlassen nötiger Tests • Unfälle infolge Verwendung minderwertiger Materialien
A.2 wirtschaftliche Rahmenbedingungen	**B.2 öffentliche Diskurse**	**C.2 Täuschung**
• Marktzusammenbruch • Rezensionen • Feindliche Übernahme • Steuererhöhungen • Ausfall von Zulieferern • Zahlungsausfall von Kunden	• Boykotte/Streiks • Sitzblockaden • Ultimaten • Besetzung von Gebäuden • Demonstrationen • offene Briefe v. Kritikern	• Vorspiegelung falscher Tatsachen/Lügen • Verschweigen von Tatsachen
A.3 Kriminalität	**B.3 Ungeschick/ Inkompetenz**	**C.3 moralisches Fehlverhalten**
• Produktmanipulation • Geiselnahme • Terrorismus • Gewalt am Arbeitsplatz • Rufschädigung • Missbrauch von Name/ Logo des Unternehmens • Diebstahl • Spionage	• Verlust vertraulicher Informationen durch Schussligkeit • Verlust von Computerdaten durch Computerabstürze • Nichterreichbarkeit von Servicetelefon/Website • Falsche Entscheidung (durch Falschinformation)	• Unmoralisches oder illegales Verhalten von Top-Managern, z. B. Bestechung

Abb. 2.6: Zuschreibungsorientierte Systematik von Krisenfällen.

Doch nicht bei jedem Ereignis ist von Beginn an offenkundig, ob ein Unternehmen dieses verschuldet hat oder ob es selbst Opfer geworden ist. Hier stellt sich die Frage, durch welche Mechanismen sich Menschen ein (vorläufiges) Urteil darüber bilden. Eine Antwort hierauf liefern sogenannte *Attributionstheorien*. Sie versuchen zu erklären, nach welchen Mustern Menschen sich Ursachen für beobachtbare Wirkungen erschließen. Bis heute findet in der Sozialpsychologie (vgl. u. a. Werth/Mayer 2008: 134 ff.; Fischer/Wiswede 2009: 262 ff.) und auch in der Krisenforschung (vgl. u. a. Schwarz 2010) das *Kovariationsprinzip* nach Kelley (1973) Anwendung. Es operationalisiert die Ursachenzuschreibung mit den drei Variablen Konsens, Distinktheit zu und Konsistenz (▶ Abb. 2.7):

- *Konsens* (lat. *consensus* – Übereinstimmung) bezeichnet den Aspekt, ob ein solcher Vorfall nur bei einem Unternehmen auftritt oder auch bei anderen Unternehmen. Tritt der Vorfall nur bei einem Unternehmen auf, so ist der Konsens nicht vorhanden und die Ursache wird eher diesem Unternehmen zugeschrieben.
- *Distinktheit* (lat. *distinctus* – deutlich unterscheidbar) bezeichnet den Aspekt, ob der Vorfall nur im Zusammenhang mit einer bestimmten Person oder Gruppe bzw. unter bestimmten äußeren Umständen eintritt. Ist die Distinktheit hoch, wird der Vorfall tendenziell eher dieser Person/Gruppe bzw. den Umständen zugeschrieben, ist die Distinktheit gering, wird er eher dem Unternehmen zugeschrieben.
- *Konsistenz* (lat. *consisto* – bestehen) betrachtet, ob ein solcher Vorfall bereits in der Vergangenheit bei dem Unternehmen aufgetreten ist. Wenn ja (Konsistenz = hoch), wird er eher dem Unternehmen zugeschrieben.

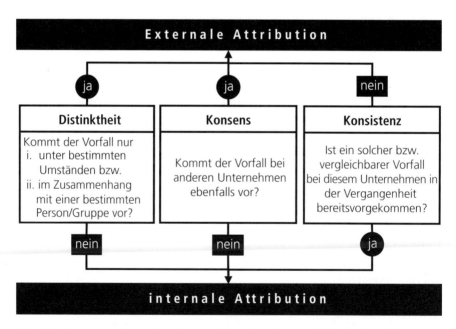

Abb. 2.7: Schema zur Attribution eines Vorfalls mittels Konsens, Distinktheit und Konsistenz (Quelle: eigene Darstellung in Anlehnung an Werth/Mayer 2008: 137).

Es konnte empirisch gezeigt werden, dass sich bei Imagekrisen die subjektive Verantwortungszuschreibung durch das Kovariationsprinzip prognostizieren lässt. Allerdings zieht der Einzelne dabei in der Regel höchstens zwei der drei Kriterien Konsens, Konsistenz und Distinktheit für seine Urteilsbildung heran (vgl. Schwarz

2010: 231 f.). Ferner wurde empirisch gezeigt, dass die Zuschreibung der Verantwortung für eine Imagekrise mit einer subjektiv negativen Bewertung einhergeht (Schwarz 2012; Utz/Schultz/Glocka 2013): Wer die Schuld hat, hat den Schaden.

Aus den Überlegungen zur Attribution lässt sich schließen, dass ein Unternehmen zu einem frühen Zeitpunkt der Imagekrise die Verantwortungszuschreibung – etwa durch die Art der unternehmensseitig herausgegebenen Informationen – beeinflussen und folglich das Ausmaß der negativen Imageänderung und damit den wirtschaftlichen Schaden einer Imagekrise verringern kann (▸ Kap. 7.3.2).

Für die *Messung der Verantwortungszuschreibung* lässt sich diese in einer Skala zwischen 0 für »Unternehmen hat Krisenereignis nicht verschuldet« und 1 für »Unternehmen hat Krisenereignis vorsätzlich verschuldet« operationalisieren (vgl. auch Schwarz 2010). In der Praxis wird die Verantwortungszuschreibung, bei denen ein Unternehmen selbst Opfer des Vorfalls ist, zwar extrem niedrig ausfallen, jedoch nur selten den Wert 0 annehmen: Menschen schreiben, insbesondere bei sehr folgenschweren Krisenfällen, den Opfern unbewusst immer eine gewisse Teilschuld zu. Diese Tendenz zur Abwertung von Opfern erklärt die Sozialpsychologie als Mechanismus zum Selbstschutz und zum Erhalt des »Glaubens an eine gerechte Welt« (Wert/Mayer 2008: 424 ff.; Fischer/Wiswede 2009: 642). Die Ratgeber-Literatur bestätigt und verstärkt diese Tendenz teilweise. So lautet z. B. in dem populären Buch »Power. Die 48 Gesetzte der Macht« das 10. Gesetz: »Ansteckungsgefahr: Meide Unglückliche und Glücklose« (Greene 2002: 8, 112 ff.).

2.3.2 Aufmerksamkeit gegenüber einer Imagekrise

In der Mediengesellschaft bedeutet Aufmerksamkeit bezogen auf ein Ereignis vor allem Aufmerksamkeit der Massenmedien: Was durch sie berichtet wird, kann Thema bei den relevanten Teilöffentlichkeiten einer Marke werden. Ob etwas zur massenmedialen Nachricht wird, bestimmt vordinglich der Nachrichtenwert eines Ereignisses. In welchem Ausmaß eine von den Massenmedien angebotene Nachricht von den Mediennutzern auch tatsächlich angenommen bzw. wahrgenommen wird, hängt auch vom Involvement der Mediennutzer bezogen auf das Ereignis, auf die betroffene Marke oder auf beteiligte Dritte ab. Die auf ein Krisenereignis gerichtete Aufmerksamkeit (*A*) ist also proportional zum Nachrichtenwert (NW_E) und zum Involvement (IN_E):

$$A \sim NW_E, IN_E \qquad\qquad \text{[Formel 2.11]}$$

Nachrichtenwert – Indikator für die Aufmerksamkeit der Medien

Die Grundidee zur *Nachrichtenwert-Theorie* wird auf Walter Lippmann (1922: 338 ff.) zurückgeführt. Seine simple Erkenntnis: Nicht jedes Ereignis ist von gleicher Bedeutung für die Medien. Nachrichten haben einen unterschiedlichen Nachrichtenwert (»news value«, ebd. 348). Daher werden nur Ereignisse, die bestimmten Kriterien genügen, von Journalisten in ihrer Medienberichterstattung berücksichtigt. Solche Kriterien nennen wir heute *Nachrichtenfaktoren*. Die erste empirisch fundierte Zusammenstellung von Nachrichtenfaktoren geht auf Galtung und Ruge (1965) zurück. Seither wurden verschiedene Untersuchungen zu Nachrichtenfaktoren in Deutschland unternommen (vgl. Ruhrmann/Göbbel 2007: 13).

Tab. 2.4: Zusammenstellung von Nachrichtenfaktoren (eigene Darstellung in enger Anlehnung an Ruhrmann/Göbbel 2007: 80 ff.).

Nr.	Nachrichtenfaktor	Erklärung	Beispiel
1	Status der Ereignisnation	wirtschaftliche, politische und militärische Bedeutung von Nationen	Afghanistan = geringe militärische Macht, BSP und Außenhandel eher gering
2	Ortsstatus (bei Ereignissen in Deutschland)	Bedeutung des Ereignisorts nach Einwohnerzahl, politischer Bedeutung, Wirtschaftskraft	Berlin versus Krefeld
3	Deutsche Beteiligung	Berichterstattung, weil ein Ereignis mit oder gerade weil es ohne deutsche Beteiligung stattfindet	Bundeswehreinsatz in Afghanistan
4	Räumliche Nähe zu Deutschland	geographische Entfernung des Ereignislandes zu Deutschland	Schweiz versus Thailand
5	Politische Nähe zu Deutschland	Ähnlichkeit der politischen Systeme, der außenpolitischen Ziele zwischen dem Ereignisland und Deutschland	Spanien versus Japan
6	Wirtschaftliche Nähe zu Deutschland	Ähnlichkeit der Wirtschaftssysteme und Intensität der Wirtschaftsbeziehungen zwischen Ereignisland und Deutschland	Frankreich versus Litauen
7	Kulturelle Nähe zu Deutschland	Ähnlichkeit von Sprache, Religion und Kultur zwischen Ereignisland und Deutschland	Österreich versus China
8	Etablierung von Themen	Zeitraum, der bestehenden Medienberichterstattung über ein Thema	
9	Einfluss	Politische/wirtschaftliche Macht einer beteiligten Gruppe, Institution, Person	Greenpeace/NABU vs. lokaler Naturschutzverein
10	Prominenz	Bekanntheitsgrad einer beteiligten Person, unabhängig von ihrer politischen/wirtschaftlichen Macht	

Tab. 2.4: Zusammenstellung von Nachrichtenfaktoren (eigene Darstellung in enger Anlehnung an Ruhrmann/Göbbel 2007: 80 ff.). – Fortsetzung

Nr.	Nachrichtenfaktor	Erklärung	Beispiel
11	Personalisierung	Bedeutung, die Einzelpersonen in einem Ereignis zugesprochen wird	
12	Reichweite	Anzahl der Personen, die vom Ereignis betroffen waren, sind, sein können oder werden	Grippeschutzimpfung, Schweinegrippe 2009
13	Überraschung	Ereignis war nicht vorhersehbar; widerspricht Erwartungen	ICE Unfall, Erdrutsch
14	Positive Folgen/ Nutzen/Erfolg	Ereignisse, mit berichtenswerten positiven Folgen	Steuersenkung
15	Negative Folgen/ Schaden/Misserfolg	Ereignisse, mit berichtenswerten negativen Folgen	Chemieunfall
16	Meinungsunterschiede/Kontroverse	verbal oder schriftlich ausgetragene Meinungsunterschiede	Kanzlerduell
17	Gewalt/Aggression	Androhung oder Anwendung von Gewalt	
18	Demonstration	kollektive Darstellung von Zielen	Stuttgart 21, Castor
19	Bildliche Darstellung von Emotionen	bildliche Darstellung von menschlichen Gefühlen (Freude, Trauer, Angst etc.)	
20	Sexualität/Erotik	verbale/bildliche Darstellung/Anspielung auf Sexualität/Erotik	
21	Visualität	Grad der Visualisierung – Dynamik/Lebendigkeit von Bildern	Mercedes Benz Elchtest vs. Steuerhinterziehung
22	Verfügbarkeit von Bildern	Ereignis wird zur Nachricht, *weil* Bilder dazu verfügbar sind	Ackermanns Victory-Zeichen

Nachrichtenfaktoren steuern also als Auswahlkriterien die Wahrnehmung der Journalisten. Eine mediale Berichterstattung, d. h. mediale Aufmerksamkeit, ist demnach umso wahrscheinlicher und umso ausführlicher, je mehr Nachrichtenfaktoren bei einem Ereignis gegeben sind (vgl. Staab 2002: 608 ff.; Eilders 2006: 5 ff.; Schulz 2009: 389 ff.). Dabei ist der Katalog der Nachrichtenfaktoren (▶ Tab. 2.4) nicht statisch. Verändert sich eine Gesellschaft und/oder verändert sich das Mediennutzungsverhalten können entsprechend einzelne Faktoren hinzutreten oder entfallen, vor allem aber kann sich ihre Relevanz ändern.

Eine jüngere Untersuchung (Ruhrmann/Göbbel 2007: 40 ff.) zeigte, dass deutsche Journalisten insbesondere die Nachrichtenfaktoren Reichweite (12), Deutsche

Beteiligung (3), negative und positive Folgen (15, 14), Überraschung und Kontroverse (13, 16) als besonders wichtig einschätzen. Zudem haben die Nachrichtenfaktoren Visualität (21) und die bildliche Darstellung von Emotionen (19) sowie die Verfügbarkeit von Bildern (22) an Bedeutung gewonnen. Nachrichtenfaktoren sind jedoch nicht allgemeingültig. Für wie relevant die einzelnen Nachrichtenfaktoren letztlich tatsächlich erachtet werden, ist auch

a. organisationsspezifisch, d. h. von Redaktion zur Redaktion verschieden (Engelmann 2012),
b. beeinflusst durch die Bezugsgruppen des jeweiligen Mediums (ebd.) sowie
c. abhängig von den Werten (Weber/Wirth 2013) und der Einstellung (Engelmann 2010) des einzelnen Redakteurs.

Empirische Untersuchungen zeigen zudem, dass die einem Ereignis zugeordneten Nachrichtenfaktoren ($NF_{E,i}$) erst bei Erreichen einer hinreichenden *Intensität* bzw. Ausprägung (a_i) wirksam werden, d. h. unterhalb eines bestimmten *Schwellenwertes* (a_S) keinen Einfluss auf den Nachrichtenwert haben (Engelmann 2010, Uhlemann 2012). Der Nachrichtenwert eines Ereignisses (NW_E) ergibt sich dann als Summe der hinreichend ausgeprägten Nachrichtenfaktoren die diesem Ereignis zugeordnet sind – hingegen explizit nicht als Summe der jeweiligen Wichtigkeit und auch nicht als Summe der jeweiligen Produkte von Intensität und Wichtigkeit der Nachrichtenfaktoren (ebd. sowie Weber/Wirth 2013):

$$NW_E = \sum_{a(NF_{E,i}) > a_S}^{n} NF_{E,i} \qquad \text{[Formel 2.12]}$$

Aus der Perspektive der Mengenlehre ließe sich der Nachrichtenwert auch als Mächtigkeit der Teilmenge ($|M_b|$) der Nachrichtenfaktoren definieren, die das Ereignis beschreiben und deren Intensität stärker ausgeprägt ist als der Schwellenwert:

$$NW_E \equiv |M_b| := \{NF_E \in NF| \, a_{NF} > a_S\}. \qquad \text{[Formel 2.13]}$$

Damit ein Ereignis tatsächlich mit einer höheren Wahrscheinlichkeit für die Medienberichterstattung ausgewählt wird, muss auch der Nachrichtenwert oberhalb eines *Nachrichten-Schwellenwertes* (NW_S) liegen ($NW_E > NW_S$). Dieser Schwellenwert ist abhängig von den Nachrichtenwerten der alternativ zu dem Ereignis zur Auswahl stehenden Themen und der Anzahl der Themen, über die maximal berichtet werden kann. Der Schwellenwert ist also variabel und z. B. in einem Sommerloch niedriger, als in ereignisreichen Zeiten. Allerdings sind nicht alle Nachrichtenfaktoren zwangsläufig ereignisimmanent: In gewissem Umfang werden sie von Journalisten einem Ereignis *zugeschrieben* (Engelmann 2010: 528; Weber/Wirth 2013: 529).

Demnach muss es Aufgabe der Krisenkommunikation sein, diese Zuschreibung – soweit möglich – zu Gunsten des Unternehmens zu beeinflussen. Dies wird in aller Regel heißen, zu versuchen, den Nachrichtenwert eines Ereignisses von Beginn an zu verringern (▶ Kap. 7.3.1, S. 147). Denn sind bereits erste Medienberichte zu einem Ereignis veröffentlicht, kann es zu Koorientierung kommen: Journalisten greifen diejenigen Ereignisse in ihrer eigenen Berichterstattung auf, die in anderen Medien bereits berichtet wurden – insbesondere, wenn diese in Leitmedien (z. B. Frankfurter Allgemeine Zeitung, Süddeutsche Zeitung, Spiegel, Focus, Bild etc.) erfolgten. Dieser theoretisch, durch Journalistenbefragungen oder Inhaltsanalysen von Medienberichten abgeleitete Zusammenhang konnte auch im Experiment mit Journalisten nachgewiesen werden (Hermann 2012).

Der Nachrichtenwert wirkt vor allem kurzfristig auf die Intensität und Breite der Medienberichte zu einem Ereignis. Hingegen beeinflussen andere Faktoren die Nachhaltigkeit und Konstanz der Berichterstattung (Eisenegger 2005: 178 f.):

- *Verfahrensbezüge*, d. h. Prozesse mit repetitiver und routinierter Ereignisproduktion, zum Beispiel eine Serie von Verhandlungsterminen in einem länger währenden Gerichtsverfahren,
- *Anschlussfähigkeit* (Frame Bridging), d. h. die mögliche Verknüpfung eines Ereignisses mit anderen (brisanten) Themen,
- *Akteurseinwirkung*, d. h. Anspruchsgruppen oder Einzelpersonen, die ggf. medial berichtenswerte Impulse im Kontext des Ereignisses liefern, etwa neue Fakten, Aufrufe zu Petitionen, Demonstrationen oder andere spektakuläre PR-Aktionen.

Insgesamt wird also die initiale mediale Aufmerksamkeit (*A*), d. h. die mediale Berichterstattung, bezogen auf eine Imagekrise und damit der initiale Vertrauensverlust gegenüber dem Unternehmen umso größer ausfallen, je größer der Nachrichtenwert (NW_E) des betreffenden Ereignisses ist (vgl. Formel 2.14).

$$A \sim NW_E \hspace{4cm} \text{[Formel 2.14]}$$

Je ausgeprägter zudem die Anschlussfähigkeit des Ereignisses, die Akteurseinwirkung Dritter und etwaige Verfahrensbezüge ausfallen, desto länger erfolgen Medienberichte und desto konstanter und nachhaltiger wird das Vertrauen beeinträchtigt.

Nachrichtenwert und Involvement – Indikatoren für die Aufmerksamkeit der relevanten Teilöffentlichkeiten

Die Wahrnehmung eines Themas, wird bei den Medienrezipienten, zunächst ebenfalls von den *Nachrichtenfaktoren* bestimmt. Diese können also als Relevanzindikatoren aufgefasst werden, die generell die Informationsverarbeitung des Menschen lenken (Eilders 2006: 19). Ob Menschen ein Thema wahrnehmen, wird zudem von deren *Involvement* bestimmt. Das Konzept des Involvements wird seit den 1940er Jahren in der Werbepraxis diskutiert und u. a. von Krugman (1965) als Begriff in den wissenschaftlichen Diskurs eingeführt. Es bezeichnet die *Ich-Beteiligung* einer Person gegenüber einem Objekt (z. B. Audi A3), einer Objektgruppe (z. B. Autos) oder einer Objekteigenschaft (z. B. Form, Farbe, PS) und kann situativ bedingt (z. B. Feuerwerkskörper zu Silvester) oder anhaltend (z. B. Hobby »Reiten«) sein (Hohl/Naskrent 2009: 82 ff.). Das Involvement ist also ein Maß dafür, wie wichtig einer Person subjektiv ein bestimmtes Objekt, etwa eine Marke, ist. Es kann *kognitiv* und *emotional* sowie *hoch* oder *gering* ausgeprägt sein. Im Einzelfall kann es auch *konativ* geprägt sein: Der Involvierte ist dann bereit, sich zu engagieren und Aufwand zu erbringen (ebd. 83). Das Involvement hat also Intensität, Richtung und Dauer. Je höher es bezogen auf ein Objekt ausfällt, desto ausgeprägter ist die objektbezogene aktive und gezielte Suche nach Informationen in mehreren Informationsquellen (Seebohn 2011: 90 f.) und desto höher sind Aktivierung und Aufmerksamkeit einerseits sowie Informationsverarbeitung und Erinnerungsleistung andererseits (Poth/Poth/Pradel 2008:152; Trommsdorff 2009: 49).

Auch eine Imagekrise kann involvieren. In welchem Ausmaß dies geschieht hängt einerseits von der subjektiv empfundenen Relevanz und andererseits von dem subjektiv empfundenen Risiko ab, dass die Imagekrise bei dem Betrachter auslöst (vgl. Hohl/Naskrent 2009: 85; Neumann 2009: 41 f.). Beides wird bestimmt durch personeninterne Faktoren (Werte, Einstellungen, Interessen, Bedürfnisse, Emotionen, Motivationen) und durch personenexterne Faktoren, also die Beschaffenheit des Krisenereignisses und die Situation, in der es auftrat (Antil 1984; Zaichkowsky: 1986; Neumann 2009:145). Die *subjektiv empfundene Relevanz* kann gesteigert sein, wenn das Krisenereignis besonders außergewöhnlich erscheint oder mit aktivierenden Reizen (z. B. Bilder) bzw. Objekten verknüpft ist, zu denen bereits im Vorfeld ein erhöhtes Involvement bestand – etwa Symbole, Prominente, Themen (z. B. Gesundheit), Alltagssituationen etc. Demnach ist also für die Einschätzung der zu erwartenden Aufmerksamkeit zum Beispiel auch das Involvement der relevanten Teilöffentlichkeiten gegenüber den am Vorfall beteiligten Dritten zu berücksichtigen. Eine Illustration dieses Zusammenhangs liefert der Fallvergleich in Tabelle 2.5.

Tab. 2.5: Illustrativer Fallvergleich zum Einfluss von Involvement.

	Fall A [)a]	Fall B [)b]
Vorfall	Gepäckstück eines Reisenden wird beschädigt	
	Koffer	Gitarre
beteiligtes Unternehmen	United Airlines	United Airlines
beteiligte Person	unbekannter Reisender	David Carrol, mäßig bekannter Folk-Sänger (USA)
Publizierung	Betroffener veröffentlicht Video-Beschwerde und Kommentar auf YouTube (youtu.be/DbEueYHR1EI) am 22.01.2010	Betroffener veröffentlicht Video-Beschwerde-Song und Kommentar auf YouTube (youtu.be/5YGc4zO-qozo) am 06.07.2010
Involvement	praktisch kein Involvement ggü. betroffener Person	hohes Involvement seiner Fans gegenüber Carrol

Tab. 2.5: Illustrativer Fallvergleich zum Einfluss von Involvement. – Fortsetzung

	Fall A [)a]	Fall B [)b]
initiale Aufmerksamkeit und Verbreitung	verschwindend; praktisch keine »virale« Verbreitung im Netz	hoch; Fans des Folk-Sängers verbreiten die Meldung aktiv auf Social Media Kanälen, u. a. mittels Twitter und Digg
Aufmerksamkeitswirkung insgesamt	verschwindend; ein Jahr nach Veröffentlichung weniger als 4000 Aufrufe des Videos; keine Medienberichterstattung	hoch; Video wurde am Tag der Veröffentlichung ca. 25 000 Mal angesehen, in der Spitze (10.07.2010) rund 9 10 000 Mal; infolge der hohen Online-Aufmerksamkeit wurde das Thema international von klassischen Medien aufgegriffen
wirtschaftlicher Schaden für das beteiligte Unternehmen	praktisch kein wirtschaftlicher Schaden	in signifikanter Korrelation zum Vorfall brach der Börsenkurs von United Airlines um 10 % ein (Marktwertverlust von ca. 180 Mio. $) und die im Vorjahr stabile Kundenzufriedenheit sank um 21 %
Indikation zur kumulativen Langzeit-Aufmerksamkeit (online) [)c]	bis zum 22.06.2014 insgesamt • rund 23 000 Video-Aufrufe • 29 Kommentare	bis zum 22.06.2014 insgesamt • rund 14 Mio. Video-Aufrufe • rund 26 000 Kommentare

[)a] Ullrich 2011: 42; [)b] Deighton/Kornfeld 2010; [)c] eigene Recherche

Das *subjektiv empfundene Risiko* beschreibt wie stark sich jemand persönlich durch den Vorfall bedroht fühlt. Es lässt sich gliedern in:

- *existenzielle Risiken*, etwa der Beeinträchtigung von Gesundheit oder den Verlust des eigenen Lebens;
- *finanzielle Risiken*, etwa des Verlusts von teuren Gütern oder von Geld;
- *soziale Risiken*, etwa des Verlusts von Ansehen und Akzeptanz im sozialen Umfeld;
- *psychologische Risiken*, etwa des Verlusts subjektiv wichtiger langlebiger oder ideeller Güter sowie des Verlusts von Selbstachtung, etwa durch das Entstehen von Schuldgefühlen.

Betrachtet man den zeitlichen Verlauf des Involvements, ist bei einer Imagekrise zu erwarten, dass in der Regel durch mehr oder minder ausgeprägte Bestürzung bzw. durch Schock zunächst emotionales Involvement entsteht, welches dann langsam in zunehmend kognitives Involvement übergeht (▶ Abb. 2.8; vgl. hierzu auch Klimke/Schott 1993: 232; Töpfer 2008: 373).

67

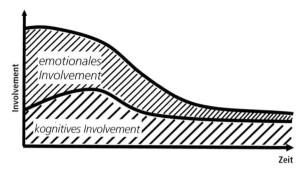

Abb. 2.8: Emotionales und kognitives Involvement in der Imagekrise im Zeitverlauf (nach Ullrich 2012: 36).

Je höher das Involvement bezogen auf ein Krisenereignis (IN_E) insgesamt ausfällt, desto ausgeprägter ist auch das Bedürfnis eine Ursache bzw. einen Verantwortlichen für den Vorfall zu finden und damit die aktive Suche nach weiteren Informationen (vgl. Schwarz 2010: 227 f.). Insgesamt steigt also die individuelle Aufmerksamkeit mit dem krisenbezogenen Involvement (vgl. Formel 2.15).

$$A_E \sim IN_E \hspace{4cm} \text{[Formel 2.15]}$$

In der Konsequenz ergibt sich für die Krisenkommunikation die Aufgabe, die involvierende Wirkung des Krisenereignisses – soweit möglich – zu verringern, um so die Aufmerksamkeit zu reduzieren (▶ Kap. 7.3.1, S. 152). Gleiches kann vorübergehend für das bestehende Involvement gegenüber dem Unternehmen oder dem betroffenen Produkt gelten. Generell wird zwar davon ausgegangen, dass bei einem im Vorfeld hohen, auf eine Marke gerichteten Involvement die Einstellungen zu dieser Marke stärker verankert sind (Zaichowski 1986; Sjurts 2011), jedoch wurde experimentell gezeigt, dass dadurch keinerlei pauschale Schutzwirkung für die Einstellung gegenüber der Marke im Falle einer Imagekrise erreicht wird (Weyler 2013: 144 ff.).

Dem Involvement gegenüber steht die *Themenverdrossenheit*, die nicht das Fehlen von Involvement bezeichnet, sondern ein diesem vergleichbares Konstrukt mit entgegengesetzter Perspektive darstellt: gegenüber bestimmten Themen bzw. Objekten (z. B. Marke, Unternehmen, Person etc.) treten differenzierte Vermeidungsreaktionen auf. Diese können von peripherer Mediennutzung (von lustlos bis aushalten) bei verringerter Aufmerksamkeit bis hin zur aktiven Vermeidung reichen (vgl. Kuhlmann et al. 2014). Themenverdrossenheit tritt insbesondere auf bei einem längerfristig anhaltenden Übermaß von Information einerseits und bei einer von der Qualitätserwartung abweichenden Medienberichterstattung andererseits, etwa weil diese als einseitig oder manipulativ empfunden wird. In einer Imagekrise also, bei der in den wirtschaftlich relevanten Teilöffentlichkeiten hinsichtlich der Marke, der Art des Ereignisses und/oder der beteiligten Dritten Themenverdrossenheit besteht, ist eine entsprechend verringerte Aufmerksamkeit zu erwarten.

Für die *Messung des Involvements* existieren unterschiedliche Ansätze. Zum einen die direkte Messung mittel Skalenabfragen (vgl. u. a. Zaichkowski 1985;

Mittal 1989; Weyler 2013) und zum anderen die indirekte Messung, bei der für verschiedene Objekte (Marken, Unternehmen, Personen, Themen etc.) eine Serie von Abfragen zur Präferenz bzw. Ablehnung durchgeführt wird (vgl. Trommsdorff 2009: 57).

Für den hier betrachteten Kontext ist es sinnvoll und möglich, ausgehend von diesen Ansätzen, das Involvement als eindimensionale Größe anzulegen, deren Ausprägung von 0 für »nicht involviert« bis 1 für »maximal involviert« reicht.

2.4 Zusammenfassung

Der *wirtschaftliche Schaden* (S_ϵ), der durch eine Imagekrise entsteht, begründet sich vor allem aus dem *Verlust von Markenvertrauen* (ΔV), der sich unmittelbar auf den Markenwert und damit auf die Marktkapitalisierung eines Unternehmens und mittelbar auf die Ertragskraft des Unternehmens auswirkt:

$$S_\epsilon \sim \Delta V \qquad\qquad \text{[Formel 2.16]}$$

Dabei ist der Vertrauensverlust in den drei Vertrauensdimensionen funktional (ΔV_f), sozial (ΔV_s) und expressiv (ΔV_e) separat zu betrachten und entsprechend der wirtschaftlichen Relevanz zu gewichten, was hier jeweils mittels eines *Gewichtungsfaktors* (g_f, g_s, g_e) geschieht:

$$S_\epsilon \sim \Delta V = g_f \cdot \Delta V_f + g_s \cdot \Delta V_s + g_e \cdot \Delta V_e \qquad\qquad \text{[Formel 2.17]}$$

Der Vertrauensverlust kann also z. B. bei einer funktionalen Imagekrise und einer sozialen Imagekrise nominal gleich groß ausfallen und dennoch unterschiedlichen wirtschaftlichen Schaden verursachen. In der Regel ist mit einer funktionalen Imagekrise der größte wirtschaftliche Schaden verbunden.

Das Vertrauen dass jemand gegenüber einer Marke hat, kann sich ändern, wenn sich entweder das Image, dass der Vertrauensgeber mit der Marke verbindet, ändert oder wenn sich die Persönlichkeit des Vertrauensgebers ändert. Da eine Imagekrise in aller Regel keinen Einfluss auf die Persönlichkeit des Vertrauensgebers nimmt, verbleibt als dominierende Größe das Markenimage. Demnach wird der Vertrauensverlust umso größer sein, je stärker das Krisenereignis eine *Imageänderung* der Marke (ΔI) bewirkt und je größer die auf die Imagekrise gerichtete *Aufmerksamkeit* (A_E) ausfällt.

Liegt das Krisenereignis im Rahmen der mit der Marke verbundenen Erwartungen ergibt sich keine Imageänderung ($\Delta I = 0$). Auch bei maximaler Aufmerksamkeit folgt also kein Vertrauensverlust. Umgekehrt führt ein Krisenereignis, welches das Image der betroffenen Marke deutlich ändern könnte, auch dann zu keinem Vertrauensverlust, wenn niemand Notiz von dem Ereignis nimmt ($A_E = 0$).

69

Die Imageänderung (ΔI) und die Aufmerksamkeit (A_E) sind also multiplikativ zu verknüpfen:

$$\Delta V \approx \Delta I \cdot A_E \qquad \text{[Formel 2.18]}$$

Betrachten wir zunächst die Imageänderung. Da das Image funktional, sozial und expressiv ausgeprägt sein kann, setzt sich auch die Imageänderung (ΔI) insgesamt aus diesen drei Dimensionen zusammen:

$$\Delta I = \Delta I_f + \Delta I_s + \Delta I_e \qquad \text{[Formel 2.19]}$$

Wie stark ein Krisenereignis das Markenimage verändern kann, hängt von der Imagediskrepanz und der Verantwortungszuschreibung ab.

Die *Imagediskrepanz* (Δi) erfasst, in wie weit das Markenimage und die Charakteristika des Krisenereignisses voneinander abweichen und setzt sich formal entsprechend ebenfalls aus den drei Dimensionen funktional, sozial und expressiv zusammen:

$$\Delta i = \Delta i_f + \Delta i_s + \Delta i_e \qquad \text{[Formel 2.20]}$$

Die Imagediskrepanz kann in Form des normalisierten Markenmisfits Werte zwischen 0 und 1 annehmen.

Die *Verantwortungszuschreibung* (VZ_E) für das Auftreten des Ereignisses auf die Marke, d. h. der Grad, mit dem der Marke die Schuld für die Krise gegeben wird, kann ebenfalls Werte zwischen 0 und 1 annehmen. Bei $VZ_E = 1$ wäre das betroffene Unternehmen in der Wahrnehmung durch Dritte voll für die Imagekrise verantwortlich, bei $VZ_E = 0$ hingegen wäre das Unternehmen in der Wahrnehmung durch Dritte selbst Opfer, d. h. ihm würde keine Schuld an dem Krisenereignis zugeschrieben werden. Entsprechend dürfte im letzteren Fall durch das Krisenereignis keine Imageänderung erfolgen, da es nicht (ursächlich) mit dem Markenimage verbunden wird. Die Imageänderung ergibt sich demnach als Produkt aus Imagediskrepanz und Verantwortungszuschreibung:

$$\Delta I = \Delta i \cdot VZ_E = (\Delta i_f + \Delta i_s + \Delta i_e) \cdot VZ_E \qquad \text{[Formel 2.21]}$$

In der Praxis wird die Verantwortungszuschreibung jedoch bestenfalls Werte nahe Null erreichen, da Menschen dazu neigen, zum Erhalt ihres Glaubens an eine gerechte Welt, Opfern eine zumindest marginale Teilschuld an dem, was sie erleiden mussten, zuzuschreiben. Daraus folgt der Schluss, das Unternehmen, die ein Krisenereignis erleben, in der Regel auch dann einen zumindest leichten Vertrauensverlust erleiden, wenn sie selbst Opfer des Ereignisses sind.

Die auf das Krisenereignis gerichtete initiale *Aufmerksamkeit* (A_E) lässt sich näherungsweise durch den Nachrichtenwert und das Involvement einschätzen. Der relative *Nachrichtenwert* des Ereignisses (NW_E) ist ein Indikator für die zu erwartende mediale Berichterstattung. Die diesem Themenangebot der Medien entgegengebrachten Aufmerksamkeit der Mediennutzer wird ebenfalls zum einen vom Nachrichtenwert bestimmt, ist darüber hinaus jedoch stark abhängig von dem *Involvement* (IN_E) des Einzelnen gegenüber dem Krisenereignis selbst sowie gegenüber der beteiligten Marke und gegebenenfalls gegenüber beteiligten Dritten. Da sich Nachrichtenwert und Involvement gegenseitig beeinflussen und die Wirkbeziehung beider Größen bislang nicht hinreichend untersucht ist, kann die Aufmerksamkeit hier lediglich allgemein als Funktion beider Größen formuliert werden, für die jedoch gilt, dass sie sich gegenseitig verstärken.

$$A_E \approx A_E \, (NW_E; \, IN_E) \hspace{3cm} \text{[Formel 2.22]}$$

Auch wenn die Forschungen zur selektiven Mediennutzung für den Nachrichtenwert und das Involvement hier teilweise auf eine komplizierte multiplikative Verknüpfung hinzudeuten scheinen, ist wahrscheinlich eher davon auszugehen, dass beide Konstrukte aus unterschiedlicher Perspektive auf ein gemeinsames, tieferliegendes Phänomen individual- und sozialpsychologischer Prägung verweisen.

Sowohl der Nachrichtenwert als auch das Involvement lassen sich ermitteln und normalisieren. So ergäben sich im Ergebnis auch für die Aufmerksamkeit Werte zwischen 0 für »keine Aufmerksamkeit« und 1 für »maximale Aufmerksamkeit«.

Aus diesen Zusammenhängen wird deutlich: Will man beim Eintritt einer Imagekrise ihre Schwere, d. h. ihren potentiellen wirtschaftlichen Schaden, vorab einschätzen, sind drei Faktoren zu betrachten: die betroffene Imagedimension, die wahrgenommene Rolle des Unternehmens und die dem Vorfall wahrscheinlich beigemessene Relevanz (▶ Abb. 2.9).

Fügt man darüber hinaus die einzelnen Zusammenhänge in ein Gesamtbild (vgl. Formel 2.23), wird deutlich, dass der Schaden einer Imagekrise einerseits durch inhärente Faktoren und andererseits durch variable Faktoren bestimmt wird.

$$S_{\euro} \sim \underbrace{(g_f \cdot \Delta i_f + g_s \cdot \Delta i_s + g_e \cdot \Delta i_e)}_{\text{»inhärente Faktoren«}} \cdot \underbrace{VZ_E \cdot A_E(NW_E; IN_E)}_{\text{»variable Faktoren«}} \hspace{1.5cm} \text{[Formel 2.23]}$$

Während sich Imagediskrepanz und die wirtschaftliche Bedeutung der betroffenen Imagedimension nicht beeinflussen lassen (inhärente Faktoren), bieten sich der Nachrichtenwert und die involvierende Wirkung des Krisenereignisses sowie die mögliche Zuschreibung der Verantwortung für dessen Auftreten auf die Marke (variable Faktoren) als Ansatzpunkte für die Krisenkommunikation an: Sie muss unter anderem versuchen diese Faktoren von Beginn an zu verringern (▶ Kap. 7). Ausgehend von dieser analytischen Betrachtung einer akuten Imagekrise ist es zudem möglich, abzuleiten, wie sich das Unternehmen zu dem Krisenvorfall stellen sollte, um den Schaden zu minimieren. Letztlich bestimmt vor allem die Reaktion des Unternehmens, ob das (absehbare) potentielle Schadensausmaß tatsächlich realisiert, übertroffen, abgemildert, abgewendet oder gar zu einem Vertrauensgewinn gewandelt wird.

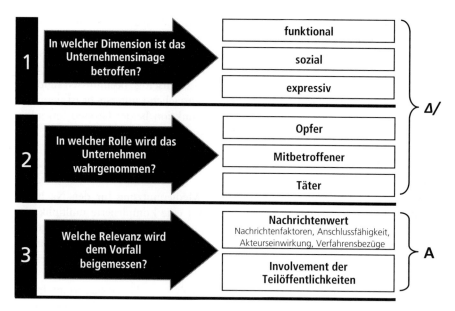

Abb. 2.9: Kernfragen zur Einschätzung der Schwere einer Imagekrise (eigene Darstellung nach Ullrich 2011: 46).

Doch auch für die *Zeit vor einer Imagekrise* lassen die Betrachtungen eindeutige Empfehlungen zu. So sollten Unternehmen ihre Kommunikationsmaßnahmen bewusst auf die klare und verfestigte Profilierung ihres Markenimages bei den wirtschaftlich relevanten Teilöffentlichkeiten konzentrieren, um daraus folgend einen möglichst hohen Vertrauenskredit zu erreichen. Hat jemand zu einer Marke nur ein schwaches Image, d. h. wenige, gegebenenfalls nicht gefestigte Informationen, kann dieses durch neue Informationen, etwa ein Krisenereignis, leicht verändert werden. Hat jemand hingegen zu einer Marke ein um einen Markenkern herum deutlich ausgeprägtes Image, das den Markenanspruch verschiedentlich belegt, wird es insgesamt durch eine neu hinzutretende Information, etwa ein Krisenereignis, weniger stark verändert. Diese Schutzwirkung von Marken mit starkem Image ist sowohl aus der Analyse von Krisenfällen (vgl. u. a. Tietz 2009) als auch aus experimentellen Untersuchungen (Weißgerber 2007; Weyler 2013) belegt.

Die Anstrengungen zur Imageprofilierung sollten vor allem auf die wirtschaftlich dominante Imagedimension fokussiert sein. In der Regel wird dies das funktionale Image betreffen. Hier sollte unter anderem bewusst die Vertrauenswürdigkeit der Marke signalisiert werden, etwa indem Belege für die Kompetenz im Bereich des durch die Marke gegebenen Leistungsversprechens sowie für die Aufrichtigkeit der Marke geliefert werden (▶ Kap. 4). Hingegen scheint es für Unternehmen, deren Geschäftszweck nicht der sozialen Imagedimension zuzuordnen ist, weniger aussichtsreich, die Profilierung ihres sozialen Images bei ihren Ziel- und Anspruchsgruppen zu verfolgen (vgl. Eisenegger/Imhof 2007).

Auch für die *Zeit nach einer Krise*, bietet das Image den zentralen Ansatzpunkt zur Wiederherstellung eingebüßten Vertrauens (▶ Kap. 8).

Allerdings führt eine Imagekrise nicht nur zu einem wirtschaftlichem Schaden: Durch die ihr beigemessene (mediale) Aufmerksamkeit steigen in der Regel Awareness und Markenbekanntheit (ΔB). Da die Markenbekanntheit einen eigenen wirtschaftlichen Wert darstellt, muss der wirtschaftliche Schaden um diesen Wert verringert werden:

$$S_\epsilon \sim \Delta V - \Delta B \qquad\qquad \text{[Formel 2.24]}$$

Gelänge es, eine aufmerksamkeitsstarke Imagekrise so zu gestalten, dass sie ausschließlich in einer wirtschaftlich nicht bedeutenden Imagedimension auftritt, könnte sie als »wertsteigernde Kommunikationsmaßnahme« betrachtet werden. Dies ist etwa zu beobachten, wenn Prominente durch Skandale medial von sich reden machen, deren Inhalt zwar Ekel (expressiv) oder Empörung durch Normenverstoß (sozial) auslöst, jedoch in keinem schädigenden Zusammenhang zu ihrem funktionalen Image, etwa der Schauspiel- oder Sangeskunst, steht. Auch dieser Sonderfall kann also aus den hier dargelegten Zusammenhängen erklärt werden.

2.5 Einschränkungen und Ausblick

Die hier vorgestellte Theorie der Imagekrise bietet eine klare Definition für jene Erscheinungen der Mediengesellschaft, die mal als Krise, Reputationskrise, Markenkrise und vereinzelt bereits als Imagekrise bezeichnet wurden. Sie grenzt die in diesem Kontext relevanten Begriffe (Marke, Image, Reputation, Einstellung, darunter Vertrauen) scharf voneinander ab und stellt ihre gegenseitigen Beziehungen deduktiv und nach dem Stand der empirischen Forschung dar.

Zunächst liefert das vorgestellte Konzept eine Grundlage für die Einschätzung der Schwere einer Imagekrise und damit auch für den potentiellen wirtschaftlichen Schaden. Die vorgestellten Größen sind als dimensionslose, teils normalisierte Zahlen zwischen 0 und 1 darstellbar, so dass sich grundsätzlich ein neutraler Faktor für die Schwere der Imagekrise ergibt.

Für die Praxis jedoch wichtiger ist, dass die Theorie die relevanten Ansatzpunkte für die Ausgestaltung der Kommunikation bei Eintreten einer Imagekrise zusammenführt und konkrete Handlungsempfehlungen erlaubt. Darüber hinaus liefert sie Empfehlungen für die Stärkung einer Marke gegen eine potentielle Imagekrise im Vorfeld sowie für den Wiederaufbau von Vertrauen nach einem Krisenfall. Der Ansatz sollte damit für Theoretiker, Forscher, Studierende sowie für Praktiker gleichermaßen von Nutzen sein.

Wie jede Theorie ist auch die Theorie der Imagekrise eine Vereinfachung der Realität, »bis diese in unseren begrenzten Verstand passt«. Die Vereinfachungen ergeben sich einerseits aus dem Wagnis, die Beziehungen der einzelnen Größen mittels mathematischer Formulierung verdichtet darzustellen. Obwohl die wesentlichen Zusammenhänge, auf diese Weise schnell erschlossen und weiter diskutiert werden können, macht die Darstellung den weiteren Bedarf an Forschung und konzeptioneller Präzisierung offenkundig. Auch wenn viele der dargelegten Zusammenhänge mittlerweile einzeln empirisch belegt sind, muss sich der Gesamtansatz quantitativ noch bewähren. Insbesondere die Frage ob und wie die hier gelieferte Einschätzung zur Schwere einer Imagekrise sich in Euro-Beträge übersetzen lassen wird, bietet ein offenes und weites Forschungsfeld.

Weitere Einschränkungen und Grenzen für die Aussagekraft könnten sich einerseits aus den grundlegenden Annahmen der Theorie sowie aus der Operationalisierung der einzelnen Variablen ergeben. Für die grundlegenden Annahmen ist etwa die Bedeutung des Markenvertrauens zu nennen, da sich spieltheoretisch Systeme konstruieren lassen, in denen Vertrauen nicht nötig oder gar kontraproduktiv ist (vgl. Eichhorn 2010). Für solche Systeme wären die hier dargestellten Überlegungen und Zusammenhänge ggf. in weiten Teilen unzutreffend. Im Bereich der Operationalisierung der einzelnen Variablen ist zum Beispiel das für die Verantwortungszuschreibung zu Grunde gelegte Konzept nach Kelley (1973) zu nennen. Dieses ist zwar gebräuchlich, spiegelt jedoch nicht den aktuellen Stand der Attributionsforschung wider. Gegebenenfalls würden andere Ansätze, etwa das probabilistische Kontrast-Modell, die Theorie der kausalen Power, die Evidenzevaluation oder die jüngeren Forschungen zu Bayes-Netzen ein präziseres Verständnis der Verantwortungszuschreibung erlauben (vgl. hierzu einführend die Übersichtsarbeit von Hagmayer/Waldmann 2004). Darüber hinaus erscheint die weitere Präzisierung des Faktors Aufmerksamkeit aussichtsreich. Hier lassen sich zwar für die beiden Indikatoren Nachrichtenwert und Involvement jeweils Zahlenwerte erhalten, für die Aufmerksamkeit selbst jedoch nicht, da die Beziehung der beiden zugrunde gelegten Größen zueinander derzeit noch nicht beschrieben werden kann.

Eine weitere Einschränkung ergibt sich dadurch, dass die Betrachtungen zeitlich auf den Beginn der Imagekrise gerichtet sind und den Krisenfall eher isoliert untersuchen. Der tatsächliche wirtschaftliche Schaden einer Imagekrise bestimmt sich jedoch nicht allein durch die Ausgangssituation, sondern vor allem durch die Reaktion des betroffenen Unternehmens sowie durch das Verhalten Dritter. So sind einerseits Imagekrisen in der Wirtschaft und der Politik häufig von Dritten gewollt (vgl. Dezenhall/Weber 2007: 23 ff.; Kepplinger 2012: 36 ff.), die selbst Einfluss auf den Verlauf der Imagekrise nehmen und versuchen das betroffene Unternehmen als Schuldigen darzustellen und dessen Glaubwürdigkeit zu untergraben. Zudem rufen Imagekrisen auch Nutznießer auf den Plan, die versuchen aus der geschwächten Position des betroffenen Unternehmens selbst Kapital zu schlagen. So reagierte etwa die Firma Shell auf die Krise der Firma BP um die Ölplattform Deepwater Horizon im Jahr 2010 mit einer offensiven Werbekampagne.

Insgesamt also liefert die hier beschriebene Theorie der Imagekrise einen Erkenntnisrahmen, der den Stand der aktuellen Forschung widerspiegelt und integriert und vermag gleichzeitig lediglich einen ersten, gewagten Schritt in die richtige Richtung für die weitere konzeptionelle Ausgestaltung und Forschung darzustellen.

3   Issues Management

Mathias Brandstädter

3.1   Hintergründe und Motive des Issues Managements

Kaum ein geschäftliches Anliegen findet im Verborgenen statt. Unternehmen sind heutzutage in den meisten Fällen quasi-öffentliche Unternehmungen, die zum Zwecke der Imagebildung und Marktpositionierung fortwährend Leistungsversprechen und Geltungsansprüche kommunizieren und sich insofern stets internen und externen Rechtfertigungszwängen ausgesetzt sehen. Wer in der Öffentlichkeit steht, bewegt sich in der Sphäre der Gründe, er muss sagen, warum und weshalb er etwas tut oder unterlässt, wenn er nicht in Erklärungsnot geraten möchte. Der Zwang hierzu ist oftmals kein rechtlicher, sondern ein moralischer – das wiegt indes nicht leichter. Hinzu kommt: Die Gründe, die wir im Geschäftsleben und branchenintern für das Handeln von Unternehmen unter den Bedingungen des verschärften Wettbewerbs für angemessen halten, finden in alltäglichen Zusammenhängen oder beim Laien nicht immer die gleiche Beachtung oder Gewichtung. Die wachsende Bedeutung der Krisenkommunikation als Disziplin der Unternehmenskommunikation ist insofern das Resultat verschiedener paralleler Prozesse:

Erstens rückt in den letzten beiden Jahrzehnten im deutschen Sprachraum verstärkt ein umfassendes, *integriertes Verständnis von Kommunikation und Marketing* in den Fokus. Unternehmenskommunikation, auch die kleinerer mittelständischer Unternehmen, ist demnach nicht mehr anlassbezogen, sporadisch produkt- und kundenzentriert, sondern richtet sich sowohl im Blick auf die Gesamtkonzeption als auch hinsichtlich der genutzten Tools und Techniken konsequent an der Firmenstrategie aus und zahlt mit jeder Maßnahme in diese ein. Kommunikation und Marketing sind diesem Verständnis nach inhaltlich, zeitlich und formal umfassend vernetzt und aufeinander abgestimmt mit dem Ziel, zusammen mit dem Markenbild ein einheitliches und kohärentes Erscheinungsbild abzugeben und eine nachhaltige Beziehung zum Kunden aufzubauen, die von beiderseitigem Nutzen ist (Vgl. Brandstädter/Ullrich 2012: 136 f.). Proportional zum Erfolg dieses Vorhabens wächst im Rahmen diverser kommunikativer Offerten natürlich auch die Möglichkeit, die artikulierten Firmenwerte und Positionierungen durch konkurrierende Ereignisse zu verletzen oder zu entwerten – was wiederum nicht ohne medialen Effekt bleibt. Das Unternehmen steht dann in besagter Erklärungsnot und droht, den erworbenen Vertrauenskredit zu verspielen.

Mit der Abkehr von der anlassbezogenen Kommunikation geht *zweitens* eine *wachsende Stakeholderorientierung* (Vgl. Fahrenbach 2011: 35) der Unternehmen einher, die im Wettbewerb um Awareness, Imagegenese und Markenbekanntheit konkurrieren. Ziel- und Anspruchsgruppen werden kleinteiliger, letztlich effizienter klassifiziert und definiert und somit auf Basis konkreter Planungen mit Hilfe eines Agenda-Settings über verschiedene Kanäle nachhaltig mit speziellen Botschaften bespielt, die sich wiederum stringent aus der Positionierung (Mission, Vision, Werte) und Identität des Unternehmens ableiten. Auf diese Weise entsteht ein Assoziationsraum, entwickeln sich nachhaltige Kundenbeziehungen und bekommt die Institution zunehmend ein vertrauensvolles Gesicht für die Zielgruppen, das im Falle von Krisen oder krisenhaften Episoden, wenn Image und zuvor artikulierte Positionierung eklatant differieren, ernsthaft Schaden zu nehmen droht.

Drittens befinden sich auch die *Medien in einem tiefen Strukturwandel* zwischen analogen und digitalen Geschäftsmodellen, die sich weitaus schwieriger gewinnbringend verzahnen lassen als zunächst von Seiten klassischer Medien prognostiziert. Dieser Paradigmenwechsel geht deutlich zu Lasten der konventionellen Medien, er ändert Nutzungsgewohnheiten und Zahlungsbereitschaft der Kunden, Frequenz und Modus der Kommunikation insgesamt. Dieser tiefgreifende Strukturwandel zeitigt dabei zudem einen Ressourcenverlust (weniger Anzeigeneinnahmen und Verkäufe) sowie eine schrittweise Deprofessionalisierung der Medien (einen Blog oder ein Nachrichtenportal kann jedermann betreiben, eine Druckerei oder einen Zeitungsverlag nicht). Diese tiefgreifende Verschiebung innerhalb der etablierten Medienarchitektur führt oftmals dazu, kontroverser und zugespitzter zu berichten. Unternehmen tendieren hingegen aufgrund der stetig schwindenden klassisch-medial vermittelten Öffentlichkeit dazu, Themen selbst zu produzieren und entsprechende Kanäle und Strukturen vorzuhalten, sofern sie ihre Botschaften und Themen in der gewohnten Dichte und Taktung überhaupt weiter übermitteln wollen. Unternehmen drängen also zunehmend von sich aus mit einem eigenen Spektrum an Medien und Kanälen an die Öffentlichkeit – mit entsprechender Fallhöhe in Krisenfällen.

An diesem Punkt ließe sich der Begriff des *Issues Managements* leicht und gewissermaßen unter der Hand und in aller Selbstverständlichkeit einführen. Doch es gibt kaum einen terminus technicus, dessen Verwendung vor diesem Hintergrund derart geräuschlos und nachhaltig in den allgemeinen Sprachgebrauch der internationalen und deutschsprachigen PR und Kommunikationswissenschaften geglückt ist, dessen Konturen aber nicht zuletzt im Blick auf die praktischen Implikationen nach einer eingehenden Explikation und Deutung verlangen wie der Begriff des Issues Managements bzw. Themenmanagements. Der Begriff »Issue« hat, so wie er im Folgenden gefasst wird, im Englischen einen anderen Begriffsumfang als das deutsche »Thema«, daher wird im Folgenden vornehmlich der Begriff »Issue« und »Issues Management« verwendet. Er ist auch fachsprachlich der präzisere Begriff, da er in diversen Studien expliziert wurde und im Folgenden einer weiteren Definition zugeführt wird (Vgl. Fahrenbach 2011: 38 f.). Zur eher akademisch anmutenden Debatte, ob und inwieweit der Begriff »Issue« von den Begriffen »Thema« und »Trend« zu unterscheiden ist, sei hier zu Beginn nur angefügt, dass für das Issue der Imagebezug entscheidend ist. Daher gilt: Thema und Trend sind, von der Begriffsextension betrachtet, umfassendere Begriffe. Heißt konkret: Jedes Issue setzt auf einem Thema auf, kann für spezielle Ziel- und Anspruchsgruppen Trendaspekte beinhalten, aber nicht jedes Thema und Trend können ein Issue sein (Vgl. Liebl 2000: 67, vgl. ferner Fahrenbach 2011: 42 ff.).

Der Begriff »Issues Management« bzw. »Themenmanagement« ist durch eine eigentümliche Unschärferelation geprägt. Kurz gesagt: Niemand würde die Notwendigkeit eines strategischen Issues Managements für den kommunikativen Erfolg im Rahmen der Regelkommunikation als auch im Krisenfall sowie für die Imagepflege eines Unternehmens insgesamt bezweifeln, in praxi werden darauf indes nur Bruchteile der zeitlichen und personellen Ressourcen verwendet – und das im Blick auf das hier annoncierte Thema offenbar vollkommen zu Unrecht (Vgl. Röttger 2003: 12 ff., 24 f.). Dies wirft natürlich die Frage auf, warum offenbar viele Unternehmen nicht wirklich tun, was sie andererseits vehement als nützlich deklarieren. Die in der Folge vertretene These lautet: Denn sie wissen nicht, was sie tun sollen – zumindest in letzter Konsequenz. Ohne handhabbare Klärung der verwendeten Begriffe und Explikation der Methoden und Techniken bleibt jede weitere systematische und praktische Darstellung dieser Disziplin unausgegoren und findet nicht den Weg vom Fachbuch an den Arbeitsplatz – und da gehört sie letztlich hin.

3.2 Public Affairs: Die Anfänge des Issues Managements

Das erste Konzept des Issues Managements ist in seiner ersten Aufbaustufe und samt der inneren Bezüge zur Politikwissenschaft bzw. Public Affairs mittlerweile rund 40 Jahre alt und weist dabei – trotz aller Nuancierungen innerhalb der Mediengesellschaft, der er letztlich entstammt, denn die apostrophierten »Issues« waren ausnahmslos Phänomene redaktionellen und öffentlichen Interesses – eine hohe Kontinuität auf.

Nachdem W. Howard Chase den Begriff schon seit Mitte der 1970er Jahre geprägt und in einer Folge von Beiträgen schließlich näherungsweise als »a methodology by which the private sector can get out of the unenviable position of being at the end of the crack-the-whip political line« (Chase 1980: 5) definiert hatte, avancierte das »Modell« Mitte der 1980er Jahre schließlich zum Standardinventar der Public Relations (Jaques 2012). An anderer Stelle beschreibt Chase (1977: 25) Issues Management auch als »the capacity to understand, mobilize, coordinate, and direct all strategic and policy that effects personal and institutional destiny.« Er (Chase 1976, 1977, 1980) fasst Issues Management also relativ präzise als ein präventives Instrument, um mediale Konfliktherde rechtzeitig zu erkennen, zu analysieren, zu bewerten und Handlungsoptionen zu skizzieren. Erprobt hatte Chase das Verfahren nach eigenen Angaben als PR-Berater der Regierung Dwight D. Eisenhowers. Seither kursiert in der Fachwelt die Deutung des Issues Managements im Sinne eines *»Frühwarnsystems«* (Röttger 2003: 15), wobei dies bei näherem Blick nur einen Aspekt des Issues Managements beschreibt. Dabei sollte nämlich nicht übersehen werden, dass für jede Form des Issues Managements neben der rein passiven Funktion einer »Sonde« für potentielle Risiken im medialen Raum mindestens drei Perspektiven zu differenzieren sind:

- Erstens gilt es, die Meinungsbildung der Öffentlichkeit und/oder relevanter Teilgruppen proaktiv zu scannen, zu analysieren und strategische Issues und demnach auch mögliche Krisenthemen zu antizipieren, in ihrer Tragweite und Eintrittswahrscheinlichkeit einzuschätzen und Deutungsmuster im Sinne des Unternehmens zu entwickeln.
- Durch Darbietung sinnfälliger Deutungsmuster im Sinne des Unternehmens gilt es zweitens, die mediale Verhandlung der Issues aktiv zu prägen, zu beeinflussen oder gar zu vermeiden. Perspektive ist dabei der Erhalt bzw. die Wiederherstellung von Vertrauen und die Einflussnahme auf das Image, das sich die Ziel- und Anspruchsgruppen vom Unternehmen bilden.
- Drittens kann es dazu bisweilen sogar nötig sein, Ziel- und Anspruchsgruppen des Unternehmens durch gezielten Informationsfluss und Austausch in die internen Entscheidungsprozesse und Positionsbestimmungen zu integrieren.

Wie ließe sich der Begriff also abschließend treffend bestimmen? Issues Management, so könnte ein erster tastender Befund lauten, lenkt die Aufmerksamkeit der Unternehmen oder Institutionen auf die systematische Frühaufklärung potenzieller Streitfragen, beobachtet dazu die mediale Agenda intensiv und kann selbst Themen und nutzbringende Deutungsrahmen setzen. Wenn von Issues Management die Rede ist, dann im Sinne einer *kommunikativen Fürsorge* von unternehmensrelevanten Aspekten, die für verschiedene Ziel- und Anspruchsgruppen öffentliche Bedeutung haben können. Dementsprechend lautet auch die ebenso populäre wie eingängige Definition von Merten (2001: 42): »Issues Management ist eine organisationsbezogene Technik kommunikativer Vorsorge, mit der eine Organisation versucht, politische, wirtschaftliche oder gesellschaftliche Issues (Themen, Probleme oder Ereignisse) und die dazu einsetzende Meinungsbildung in der Öffentlichkeit zu identifizieren oder zu implementieren mit dem Ziel, Nutzen für eine Organisation zu vermehren und/oder Schwächen von ihr abzuwenden.« In die gleiche Stoßrichtung weist auch die klare, wenngleich kaum erschöpfende Beschreibung von Coombs (Coombs 2012: 54 f.): »Issues management is composed of efforts to identify and to affect the resolution of issues. An issue is a problem ready for resolution and typically involves policy decisions. The goal in issues management is to lessen the negative impact or to create a positive effect from an issue.«

Klingt eingängig, wirft aber sowohl für den Theoretiker als auch den Praktiker ein Bündel weiterer Fragen und Erkenntnisinteressen auf: Was sind nun Issues, wie sind sie zu erkennen? Gibt es einen Unterschied zwischen Issue und Thema? Offenbar gibt es »Themenkarrieren«, wie lassen sich diese Zyklen der medialen Aufmerksamkeit beschreiben? Wie lässt sich die Technik des Issues Managements formal, inhaltlich und prozessual fassen? Und schließlich: Wie reagiert ein effektives Issues Management auf eine mediale Öffentlichkeit, die zunehmend von einer massiven Achsenverschiebung zugunsten digitaler Direktkommunikation und sozialer Netzwerke sowie einer Kommunikation im Modus der persönlichen Gesprächsführung geprägt ist? Die Beantwortung dieser Fragen wird im weiteren Verlauf folgerichtig auch zu einer Konkretisierung der Definition führen müssen.

3.3 Der Gegenstand: Strategisches Issue vs. Kommunikationsthema

Ein Thema selbst ist zunächst nicht mehr als der abstrakte Gegenstand von Rede oder Denken. Die Menge der Themen ist also per se unendlich. Das gilt auch für die Unternehmenskommunikation: Ein Betrieb kann sich nicht jedem Thema, das im Rahmen des Geschäftsfeldes oder der Wertschöpfungskette eine Rolle spielt, mit demselben Elan und entsprechendem Einsatz personeller und finanzieller Ressourcen widmen. Was sind also die Issues, die Merten mit weiter Klammer »als politische, wirtschaftliche oder gesellschaftliche Issues« (Merten 2001: 42 ff.) zu bestimmten sucht?

Unabhängig vom Markt oder der jeweiligen Institution wird man sagen können, dass für jedes strategische Issue im Sinne einer *notwendigen Bedingung* die Kriterien des *Organisationsbezugs*, der *Konfliktträchtigkeit* für mindestens eine Teilöffentlichkeit der Organisation sowie ein wie auch immer geartetes *öffentliches Interesse* erfüllt sein müssen. Diese Bemerkungen sind nicht trivial, da es eine Vielzahl von scheinbar relevanten Themen im Unternehmen geben kann, auf die eben nicht alle drei Bedingungen zutreffen und die insofern auch nicht Gegenstand des Issues Managements sind. Ein Thema kann konfliktträchtig sein, sich aber nicht für die mediale oder öffentliche Auseinandersetzung eignen. Nicht jedes konfliktträchtige Thema hat ausreichend Bezug zum Unternehmen. Ingenhoff (2004: 41 f.) hat vor einigen Jahren bereits die kursierenden Explikationsversuche des Begriffs »Issue« geclustert und in zwei Gruppen geteilt: Kommunikationswissenschaftliche Ansätze fassen strategische Issues demnach vornehmlich als ein Phänomen, einen Anlass öffentlicher Kontroversen auf, betriebswirtschaftliche Definitionsversuche hingegen explizieren den strategierelevanten Impact des Phänomens und dessen Potential, die Unternehmensleistung finanziell beeinflussen zu können.

Auf der Suche nach einer pointierten Fassung des Begriffs bemüht die Fachliteratur seit Jahren ein zunehmendes Reservoir an Faktoren (Regester/Larkin 2008: 44 f.; Fahrenbach 2011: 39 ff.): So bietet Röttger (2003: 16 ff.) nach einem ausgiebigen Vergleich konkurrierender Issue-Definitionen fünf entscheidende Elemente von Issues: öffentliches Interesse, Konfliktpotential, Sachverhalte, die tatsächlich oder potenziell Organisationen und deren Handlungspotential tangieren und eine Beziehung zwischen Anspruchsgruppen, Teilöffentlichkeiten und Organisationen herstellen sowie im Zusammenhang mit einem oder mehreren Ereignissen stehen. Ingenhoff (2004: 42 f.) wiederum rekurriert auf diese Faktoren, schreibt diese aber nochmals fort: Wahrnehmung eines potentiellen Anliegens, Erlangen/Mobilisieren von öffentlichem Interesse, Aufweisen eines Konfliktcharakters mit Chancen- und/oder Risikopotential, Herbeiführung des Issues durch

Einwirken von Anspruchsgruppen/Teilöffentlichkeiten, potenzielles oder tatsächliches Tangieren der orgasitionalen Handlungsspielräume. Fahrenbach (2011: 42) definiert Issues schließlich in Bündelung dieser Entwürfe als »die von den Anspruchsgruppen und Organisationsakteuren interpretierten und gestalteten Themen(-komplexe) über ein aktuelles oder angekündigtes Ereignis, die öffentlich und kontrovers diskutiert werden und eine Strategierelevanz infolge eines Organisationsbezugs aufweisen. Sie können sowohl aus unternehmensinternen als auch unternehmensumweltspezifischen Ereignissen entstehen, die potenziell oder aktuell den Handlungsspielraum des Unternehmens durch Risiken oder Chancen tangieren«.

Was ist nun von diesem Ringen um eine adäquate Definition zu halten? Wäre der Bezug nicht klar, hätten viele Praktiker vielleicht Schwierigkeiten sich so ein Ereignis wie das von Fahrenbach in seiner Definition gemeinte spontan vorzustellen – es könnte nahezu alles oder nichts sein. Gleichwohl ist die Stärke einer Definition nicht die Inflation genannter Faktoren, die Reichhaltigkeit an Eventualitäten oder die umfassende Kasuistik, sondern die analytische Schärfe und Sparsamkeit bei der Hypothesenbildung. Man kennt diesen Grundsatz der Definierung auch als »Prinzip der Parsimonie«. Kurz: Für eine Definition sollten nur die Kriterien angeführt werden, die wirklich notwendig sind, um den Gegenstand zu beschreiben, nicht mehr. Diese Bredouille in Sachen Definition des Begriffs »Issue« ist keine bloße akademische Frage, sondern bleibt durchaus nicht ohne praktische Implikationen, wie Röttger (2003: 16 ff.) im Rahmen ihrer Begriffsanalyse selbst bemerkt: »Obwohl Issues eine Schlüsselrolle innerhalb des Issues Managements einnehmen und sein Analysepotential stark von der Issue-Definition abhängt, ist die konzeptionelle Auseinandersetzung mit Issues bis heute relativ schwach ausgeprägt. Dies hat auch für die Praxis Konsequenzen: In dem Maße, wie die konzeptionelle Bestimmung von Issues erhebliche Lücken aufweist, ist letztlich nicht geklärt, was genau Issues Management beobachten, identifizieren, analysieren und bearbeiten soll. Insbesondere das Problem, wann ein Issue anfängt und ab wann es für andere erkennbar ist, ist bislang ungelöst.« Soll heißen: Die Disziplin Issues Management und deren überschaubare praktische Implementierung stehen und fallen mit der trennscharfen begrifflichen Analyse dessen, was eigentlich gemacht werden soll. Geht es darum, Reputation und Unternehmenswerte zu schützen, Trends zu extrapolieren, Imagepflege zu betreiben, Krisen zu antizipieren? Ohne den ursächlichen Zusammenhang dieser Konstrukte dürfte es schwer sein, den Begriff »Issue« zu operationalisieren und für die Praxis handhabbar zu machen. Bis dahin bleibt es beim wohlgemeinten Schulterklopfen und dem mehr oder weniger hilflos anmutenden Rat, man möge doch bitte Issues Management betreiben, könne ein Issue indes noch nicht so Recht identifizieren oder trennscharf von Themen und Trends unterscheiden. Insofern ist es durchaus nachvollziehbar, dass Unternehmen und deren Kommunikatoren angesichts dieser Definitionslücke nicht ausgesprochen investitionsfreudig im Blick auf das Thema Issues Management agieren. Schließlich bemisst sich jedwede Aktion am Return on Investment. Eine Maßnahme, die aufgrund inhaltlicher und formaler Unausgegorenheiten nicht den Nachweis ihres praktischen Nutzens darzulegen vermag, wird nicht zur Anwendung kommen.

Aber braucht es wirklich diesen definitorischen Umfang, diese Exegese, um den Ausdruck des strategischen Issues zu explizieren? Umgekehrt gefragt: Was ist der Effekt, den ein strategisches Issue zu verursachen vermag? Es ist, wie bei der Herleitung der Krisenkommunikation beschrieben, primär die *Imagekrise*, nicht der (finanzielle) Handlungsspielraum des Unternehmens. Nachdem im ersten Teil des Buches der Unterschied zwischen betriebswirtschaftlicher und kommunikativer Krise herausgearbeitet wurde, lässt sich vor diesem Hintergrund auch der Begriff des strategischen Issues genauer als in der bisherigen Fachliteratur fassen:

> **Definition**
>
> Ein strategisches Issue ist demnach ein Sachverhalt oder ein Ereignis, welches das bestehende Unternehmens- oder Produktimage bei den wirtschaftlich relevanten Teilöffentlichkeiten dergestalt verändert *könnte*, dass diese (merklich) Vertrauen zu dem Unternehmen bzw. dem Produkt verlieren oder gewinnen.

Strategische Issues können Imagekrisen verursachen und katalysieren (oder wiederum heilen), sie können Vertrauensprozesse unterminieren oder initiieren – nicht mehr oder weniger meint der ergänzende Konjunktiv. Die Zuschreibung von Verantwortung für den Sachverhalt ist dafür ebenso notwendig wie ein Interesse und die mediale Vermittlungsfähigkeit. Die übrigen Definitionen sind jedoch keineswegs falsch, sie fokussieren nur den Gegenstand nicht scharf genug, beziehen sich auf notwendige, aber nicht hinreichende Bedingungen. Vor der Folie des so gefassten Issue-Begriffs lässt sich auch das Issues Management als Disziplin und Prozess auf den Punkt bringen.

> **Definition**
>
> Issues Management ist ein methodisch angeleitetes Verfahren kommunikativer Vorsorge, das auf Basis der systematischen Identifikation, Analyse und Beobachtung der Umwelt des Unternehmens, Bewertungen über Issues und die damit verbundene Meinungsbildung von (Teil-)Öffentlichkeiten liefert. Ziel ist es, potenzielle interne und externe Krisensituationen rechtzeitig zu antizipieren, damit verbundene Gefahren zu bannen und Chancenpotentiale effektiv zu nutzen. *Kurz: Krisenkommunikation ist Issues Management in zeitlicher Raffung.*

3.4 Zyklus-Modelle: Lebensphasen eines Issues?

Bevor das Verfahren des Issues Managements beleuchtet wird, gilt es der Frage nach den Lebenszyklen von Issues nachzugehen. Der Nutzen dieses Unterfangens

81

müsste spontan eher kritisch gewertet werden, gelten Issues doch als zu unterschiedlich, die Teilöffentlichkeiten als zu divergierend, die Einflussfaktoren als zu vielschichtig, um allgemeingültige Abstraktionen zu ermöglichen (Fahrenbach 2011: 45 ff.).

Umgekehrt gilt aber: Wer in der Lage wäre, formal den Verlauf von Issues und deren öffentlicher Diskussion empirisch nachzuvollziehen, könnte diesen auch mit gewissen Abweichungen prognostizieren. In der Literatur kursieren daher mit steter Regelmäßigkeit verschiedene Phasenlehren, die die Lebenszyklen von Issues formal zu fassen suchen. Neben Avenarius (2001: 4) ist der von Ingenhoff/Röttger (2008: 232 ff) skizzierte idealtypische Issue-Lebenszyklus (▶ Abb. 3.1) sicherlich die bekannteste Darstellung im deutschen Sprachraum. Über die Phasen der Latenz, Emergenz, Krise und Regulation hinweg zeigt sich eine ansteigende Aufmerksamkeitsspanne bei parallel abnehmendem Handlungsspielraum. Im weiteren Verlauf schalten sich, so skizziert es das Arena-Modell von Renn (2005), immer mehr Ziel- und Anspruchsgruppen hinzu, was jede Form der Kommunikation erschwert, da sie prinzipiell in der Form der Mehrfachadressierung bei divergierenden Interessenlagen arbeiten muss (▶ Abb. 3.2). Renn sieht in dem Arena-Modell einen »begrifflichen Rahmen sowie ein Prozessverständnis, die für soziologische Erklärungen von Konflikten gut geeignet sind«(ebd.). Dazu empfiehlt er (1) die Bestimmung der jeweiligen Arena, (2) die Identifizierung der Regeln, (3) die Suche nach Hinweisen auf die jeweiligen Ressourcen der Kontrahenten, (4) eine Analyse ihrer Rolle und Position sowie (5) eine Analyse des Kommunikationsverhaltens. Wer auf diese Weise verfährt, so Renn, ist auf dem besten Wege, eine umfassende Analyse eines Issues zu liefern.

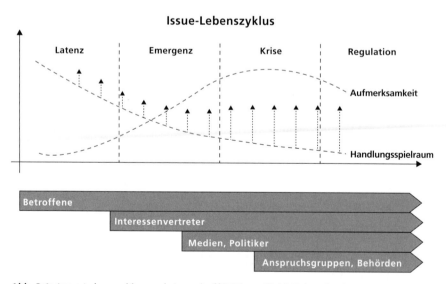

Abb. 3.1: Issue-Lebenszyklus nach Ingenhoff/Röttger; Liebl; Fahrenbach.

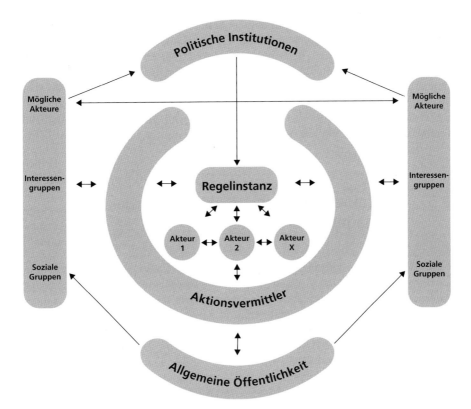

Abb. 3.2: Das Arena-Modell nach Renn.

So intuitiv und eingängig solche Zyklen oder das Arena-Modell auch sein mögen, bleiben sie den empirischen Beweis ihrer Anwendbarkeit und Funktionsweise oftmals schuldig. Denn bei weitem nicht jedes Issue entwickelt sich zu einer Krise, nicht jede Krise hat einen derlei seicht ansteigenden Verlauf. Zumindest müssten diese Schemata also durch alternative Verläufe ergänzt werden, was wiederum die Frage der Typologisierung der jeweiligen Issues und Krisentypen mit sich brächte.

Außerdem bräuchte der Fachmann in der Praxis Kriterien, die es ihm erlauben, Ereignisse diesen Typen zuzuordnen. Zudem bleibt der Erkenntniswert eines Modells fraglich, bei dem einzelne Stufen offenbar auch entfallen können. Dementsprechend sieht Fahrenbach (2011: 42) einen maßgeblichen Nutzen dieser Modelle zumindest im Umstand, dass sie für »die Möglichkeit der Einflussnahme durch Kommunikation« sensibilisieren – ein Nutzen, der für viele Kommunikatoren eher bescheiden wirken dürfte. Krisen sensibilisieren eigentlich immer, meistens geschieht dies sogar ziemlich drastisch. Demgegenüber steht aber auch ein gravierender Nachteil des Phasenmodells. Eingeschrieben in diese Modelle im Sinne eines Moments stiller Bezugnahme ist nämlich eine bestimmte Spielart von Krisenkommunikation, die sich an den Standardempfehlungen von Offenheit, Aktivität, Transparenz und Authentizität orientiert. Das Zyklus-Modell suggeriert nämlich, dem abnehmenden Handlungsspielraum könnte nur durch Beachtung der »Grundgesetze der Krisenkommunikation [...], [n]ämlich konsistent und offen zu informieren« Abhilfe verschafft werden (Mast 2013: 350 f.). Solche Strategien können bei der kommunikativen Krisenintervention helfen, es gibt aber auch durchaus Fälle, in denen diese Empfehlungen kaum Nutzen stiften, bisweilen aber sogar den Schaden erheblich vergrößern. Die Phasenmodelle erlauben also nicht, die vielschichtigen Situationen und Handlungsoptionen einer kommunikativen Intervention im Krisenfall zu prüfen, sie pauschalieren.

3.5 Verfahren und Schrittfolge des Issues Managements

Issues Management wurde als ein methodisch angeleitetes Verfahren kommunikativer Vorsorge definiert, das mittels konkreter Teilschritte potenzielle interne und externe Krisensituationen rechtzeitig zu antizipieren, damit verbundene Gefahren zu bannen und Chancenpotentiale effektiv zu nutzen vermag (Buchholz 1988; Regester/Larkin 2008: 40 ff.).

Insofern umfasst jedes Issues Management eine *Abfolge konstitutiver Schritte*, die sich wiederum weiter in Teilschritte zerlegen lassen. Liebl (2000: 70 ff.) sieht für jedes Issues Management drei Grundbestandteile als essentiell an: (1) Informationsbeschaffung über das Umfeld der Organisation, (2) die Diagnose relevanter Issues und (3) die Formulierung von Maßnahmen. Seine schematische Darstellung gehört sicherlich zu den bekanntesten Visualisierungen des Issues-Management-Prozesses im deutschen Sprachraum.

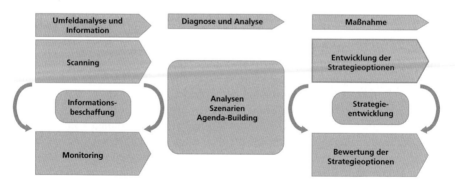

Abb. 3.3: Issues-Management-Prozess nach Liebl (2000: 74) und Fahrenbach (2011: 54).

Was dieses Schema, obwohl es die Etappen korrekt benennt, jedoch nicht ausreichend unterstreicht: Der Prozess ist dabei rollierender Natur und beschreibt die Form eines Zyklus, der *nach der Identifikation* des Issues folgende Phasen umfasst:

Beobachten, Analysieren und Bewerten, Ableitung von Handlungsoptionen und konkreten Maßnahmen, Bearbeitung, Kontrolle, um schließlich wieder beim *Beobachten* einzusetzen. Das dabei gewonnene Verständnis und Problembewusstsein führt dabei wiederum zu Anpassungen und zur Weitung oder Verengung des Fokus. Der Zyklus beschreibt als lernendes System schließlich die Form einer Schraube, die sich immer enger um die fokussierten Ereignisse und Themen windet. Dabei stoßen neue Issues hinzu, andere fallen weg. Da sich jeder Prozess jeweils einem Issue widmet, gilt es in der Praxis, die parallel ablaufenden Issues Management-Prozesse möglichst ressourcenschonend zu synchronisieren und die inneren Bezüge des Issues im Blick zu behalten.

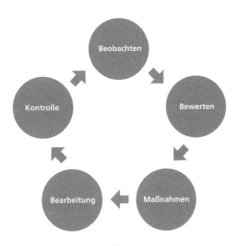

Abb. 3.4: Klassischer Issue-Management-Zyklus.

Die einzelnen Schrittfolgen des Prozesses werden im Folgenden näher beleuchtet. Die Frage, ob es sinnvoll ist, die mit dem Issues Management beauftragten Funktionen und Gruppen im Unternehmen näher zu beschreiben (Ansoff 1980: 135 f.; Ingenhoff 2004: 106 ff.; Fahrenbach 2011: 53 f. unterscheiden dabei jeweils drei beteiligte Gruppen: Kommunikatoren, Fachansprechpartner und Mittleres und Top-Management), sei dahingestellt. Zentral ist die Anbindung an die eigentliche Entscheidungsträgerebene, denn ihnen obliegt letztlich die Selektion der vorgeschlagenen Issues und die Anweisung der Strategie und Maßnahmen (inklusive der finanziellen und personellen Ressourcen), wobei sie natürlich durch die Unternehmenskommunikation supportiv beraten werden. Letztere führt den Prozess dann tagtäglich aus.

3.5.1 Identifikation von Issues: Den richtigen Fokus setzen

Die Menge der Issues ist unendlich. Wie lassen sich nun zu Beginn des Prozesses die relevanten Issues aus dem Strom der großen und kleinen Themen und Ereignisse filtern? Man könnte spontan einwenden, dass ein Fachmann, der erfolgskritische

Faktoren nicht von Trivialitäten unterscheiden kann, deplatziert wäre. Gleichwohl zeigt sich im Betriebsalltag, dass Unternehmen oftmals nicht wenige Ressourcen für die Bearbeitung von scheinbar marginalen Themen aufwenden. Die Frage, wie der Fokus beim Issues Management zu setzen ist, wird von vielen Untersuchungen vorschnell ausgeklammert, dabei ist sie nicht nur alles andere als simpel, sondern sicherlich auch eine der Ursachen, warum die praktische Implementierung des Issues Managements in den Alltag der Unternehmenskommunikation nur zögerlich und lückenhaft geschieht.

Die Crux liegt auf der Hand: Wer zu großzügig bei der Selektion der Issues agiert, produziert Datenhalden, die den Alltag lähmen und Vorstände notorisch langweilen. Wer zu restriktiv ist, verpasst Wesentliches (Brandstädter/Ullrich 2013: 89 ff.). Der Prozess muss also mit der Wahl adäquater Untersuchungsgegenstände eingeleitet werden, andernfalls schreibt sich der falsche Fokus wie ein Webfehler durch die weiteren Etappen des Zyklus fort. Für die Wahl der richtigen Issues gibt es eine Reihe von Kriterien und Indizien, die im Folgenden beleuchtet werden.

Die Auswahl der Issues sollte zunächst auf deren Definition rekurrieren: Wenn Issues nämlich potentielle Treiber – sowohl positiv als auch negativ – für Image und Vertrauen(-sverlust) sind, liefert eine *Imageanalyse* umgekehrt notwendigerweise wichtige Anhaltspunkte für neuralgische Punkte im Rahmen der Marktpositionierung, auf die besonderes Augenmerk gelegt werden sollte. Mit »Imageanalyse« ist aber nicht das Image gemeint, das ein Unternehmen gern hätte, an dem zu erzeugen es beharrlich arbeitet, sondern jenes, das es in den Augen der Kunden tatsächlich zugeschrieben bekommt. An ein Unternehmen beispielsweise, das von sich selbst sagt, christliche Maßstäbe zu den Kernwerten zu zählen (man nehme etwa eine Einrichtung wie die Caritas), legt der Kunde beispielsweise in puncto Commitment der Mitarbeiter und Mitarbeiter- und Kundenorientierung seitens des Unternehmens andere Maßstäbe an als an einen Discounter, der vor allem für günstige und stets verfügbare Produkte steht. Häufig zeigt sich in diesen Analysen, dass schon seit längerem ein frappierendes Missverhältnis zwischen Kundenerleben und eigener Marktpositionierung und der Brandcard sowie zwischen der Mitarbeiterperspektive und den artikulierten Unternehmenswerten besteht. Eine qualitative und quantitative Imageanalyse kann das nicht ändern, diese Sollbruchstellen aber zutage fördern und ein zielgerichtetes Issues Management überhaupt erst ermöglichen. Meist geschieht dies über freie Anbieter und in Form einer Befragung sowie mittels eines Abgleichs mit einer Anzahl standardisierter Imagedimensionen. Hierzu kommen üblicherweise auch Assoziationsverfahren zum Einsatz. Deren Verwendbarkeit im Rahmen einer Imageanalyse und Abgrenzung von anderen qualitativen Textverfahren beschreibt Bahn (2013). Der Markt hält hier zudem eine große Bandbreite unterschiedlichster Dienstleister vor, die sowohl mit Mitteln der quantitativen als auch der qualitativen Sozialforschung arbeiten.

Weitere Quellen für die Identifikation möglicher Issues sind das *Studium der eigenen Wertschöpfungskette* und das Nachvollziehen der Abfolge von Produktivprozessen im eigenen Unternehmen, die nicht selten mehrdimensional sind und eher in Form von Netzstrukturen auftreten. Engstellen und Probleme sind meist innerhalb des Unternehmens oder bei Kooperationspartnern lange bekannt, werden oftmals von sogenannten Supply-Chain-Managern bearbeitet oder lassen sich durch interne Recherche leicht aufdecken. Die indirekten und qualitätssichernden Aktivitäten machen in vielen Unternehmen mittlerweile einen stetig wachsenden Kostenteil aus. Auch die Abteilungen für *Qualitätsmanagement und Risk Management* sind also aufgrund ihres prozessorientierten Fokus über Schwachstellen, Engpässe und Insuffizienzen aus erster Hand informiert und können wertvolle Hinweise für die Identifikation von Issues und erfolgskritischen Faktoren liefern.

Wichtige Indizien und Hinweise liefert auch die *retrospektive Recherche und Krisenhistorie*. Welche dramatischen Ereignisse prägten das Unternehmen in den letzten Jahren? Erfolgskritische Faktoren sind häufig schon in der Vergangenheit thematisiert worden. Damit ein Issue imagedestabilisierend wirken kann, ist es auf ein gewisses Maß an Öffentlichkeit angewiesen, insofern sind Issues bisweilen simpel zu recherchieren und gewissermaßen wohlsortiert im Netz archiviert. Neben den klassischen Wegen der Recherche sind auch Datenbanken von großem Wert: Die GBI-Genios Deutsche Wirtschaftsdatenbank GmbH ist beispielsweise ein kommerzieller Anbieter von elektronischen Presse-, Unternehmens- und Wirtschaftsinformationen. Über das Internet-Portal können Unternehmens- und Privatkunden vornehmlich deutsche Quellen recherchieren. Das Spektrum der angebotenen Daten reicht von 300 Tageszeitungen im Volltext über 60 Millionen Unternehmensinformationen bis hin zu E-Books, Themendossiers und Arbeitshilfen für die tägliche Praxis.

Auch *qualitative Medienresonanzanalysen* und ein *Social Media Monitoring* geben ideale Hinweise auf strategische Schwachstellen in Imagearbeit und Kommunikation, die sich bereits in entsprechenden Berichten oder Posts mit negativer Tonalität niedergeschlagen haben. Es müssen dabei auch nicht zwingend unternehmenseigene Krisen in den Blick geraten: Jedes Unternehmen hat einschlägige *Wettbewerber* und agiert in *Branchen*, daher kann es sinnvoll sein, die medialen Recherchen auf die jeweiligen Wettbewerber auszudehnen, da mit an Sicherheit grenzender Wahrscheinlichkeit zu erwarten ist, dass sich ein großer Teil der Issues unter den Kontrahenten ähnelt. Konfliktträchtige Interessenlagen innerhalb des Unternehmens haben sich meist auch organisiert, der Blick auf die Agenda entsprechender *Verbände und Gewerkschaften* offeriert ein weiteres Segment an Issues. Nicht zuletzt sollte aber auch das *Top- und Mittlere Management* befragt werden, da sie den Produktivprozess im Unternehmen steuern und dadurch eine privilegierte Perspektive auf die Wertschöpfung und häufig einen Informationsvorsprung haben, der prospektiv für die Identifikation möglicher Krisenherde von Nutzen sein kann.

Wenn es aber um kritische Ereignisse geht, sind und bleiben auch die *Kundenreklamation, das Kundenbeziehungsmanagement und der Vertrieb* relevante Quellen einer Recherche. Hier kann der Kommunikator aus erster Hand studieren, was im eigenen Hause funktioniert oder eben nicht und wie der Kunde die Leistung vor dem Hintergrund des bislang gebildeten Images und Leistungsversprechens bewertet und welche Sollbruchstellen im Leistungserleben auf Kundenseite bestehen.

Trotz einzelner Überlappungen von Unternehmen und Märkten gilt: Issues können so vielfältig sein wie Unternehmen selbst, sie sind immer *kontextbezogen*.

Eine erste grobe Analyse der typischen Issues in einer beliebigen Branche nach den oben eingeführten Kriterien bietet einen ersten Eindruck der thematischen Vielfalt. Die Clusterung der Issues ist aber nur der erste Schritt: Bei der Erstellung einer solchen Issue-Liste sollte zudem die *Eintrittswahrscheinlichkeit* mit der zu erwartenden *Drastik* korreliert werden. Nicht jedes Thema hat den gleichen Gewichtungsfaktor oder eine identische Frequenz: Ereignisse können selten, aber mit hohem Impact auftreten, oder hochfrequent, dafür aber nur mit moderaten Effekten einhergehen.

Tatsächlich zeigt sich, dass wirtschaftliche Themen – etwa knappe personelle und finanzielle Ressourcen, Kosteneffizienz und Qualitätsvorgaben – in den meisten Fällen die Hitlist der Issues (aus Sicht des Hauses wohlgemerkt, der Kunde mag eine andere Hitlist haben, die für ihn Bezugsrahmen zur Imagegenese ist) dominieren dürften. Da sie von den Ziel- und Anspruchsgruppen sowie der allgemeinen Öffentlichkeit jedoch ohne nähere Marktkenntnis schwer nur nachvollziehbar und einzuschätzen sind und oftmals viele Unternehmen der Branche betreffen, geht die hohe Eintrittswahrscheinlichkeit in der Regel mit einer eher geringen Drastik einher. Faktisch hat sich dann die Mehrzahl der Kunden durch *Abstumpfungseffekte* unter Umständen auch schon daran gewöhnt. Zu den Kriterien der Drastik und Eintrittswahrscheinlichkeit müssen bei der Klassifizierung des Issues also die Bezüge zu den jeweiligen Ziel- und Anspruchsgruppen im Rahmen einer *Stakeholderanalyse* eingebracht werden. Rein formal sind mindestens *vier zentrale Gruppen* zu unterscheiden, die je nach Fall noch weiter ausdifferenziert werden müssen: Mitarbeiter und Führungskräfte, Kunden, Kooperationspartner sowie Investoren. Je nachdem, wie man zählt, wird man Administration und Politik als Kooperationspartner oder eigene Gruppe klassifizieren.

Problematisch wird es allerdings dann, wenn sich im Rahmen eines kritischen Ereignisses mehrere Issues überblenden, wenn beispielsweise ein personeller Engpass zu nachhaltigen Schwierigkeiten bei der Produktqualität und in der Folge zu Umsatzeinbußen oder zum Verlust von Kooperationspartnern führt. Zudem sollte immer mit ins Kalkül gezogen werden, dass die bisherige Krisenhistorie im Blick auf die Wahrnehmung zu einer anderen Erwartungshaltung der Ziel- und Anspruchsgruppen führt. Verzeichnet ein Unternehmen eine Reihung von Ereignissen minderer Drastik kommt es zu einem *Ballungs- bzw. Potenzierungseffekt*, bei dem auch ein Ereignis minderer Drastik in der Wahrnehmung und medialen Aufarbeitung deutlich verstärkt werden kann. Zudem katalysiert diese Reihung durch die gesteigerte öffentliche Wahrnehmung des Hauses die Eintrittswahrscheinlichkeit anderer Ereignisse.

3.5.2 »Issue Monitoring« – Erfolgskritische Faktoren off- und online im Blick behalten

Sind die Themen ausgewählt, gilt es sie zu beobachten und systematisch im Blick zu behalten und zu verfolgen. Das geschieht in der Regel über mindestens drei Wege:

- das *Medienmonitoring*,
- das *Social Media Monitoring*
- und die direkte *Befragung von Kunden oder Fachansprechpartnern.*

Je nach Themenquelle spielen dabei *digitale und analoge Kommunikationskanäle*, aber auch organisierte Interessen (Verbandsveranstaltungen, -zeitungen und -periodika sowie -aushänge) eine wichtige Rolle. Kritischer Erfolgsfaktor bei dieser Aufgabe ist die Datenmasse und der damit einhergehende Rechercheaufwand in Form von Zeit und Geld. Im Alltag dürfte es daher schwer sein, mehr als acht bis zehn Themen regelmäßig umfassend zu beobachten, daher wird meistens – je nach Gewichtungsfaktor des Themas – zwischen *Issues der ersten und zweiten Kategorie* unterschieden. Nicht zuletzt sollte in Betracht gezogen werden, dass Issues untereinander verwandt oder durch innere Bezüge verknüpft sein können. Da die meiste Presseberichterstattung sowohl on- als auch offline geschieht, lassen sich Themen auf den ersten Blick verhältnismäßig leicht über ein *Media Monitoring* durch entsprechende Dienste erledigen. Unternehmen wie die »Kantar Media GmbH« beispielsweise beobachten und analysieren für nationale und internationale Kunden alle gängigen Medienformate wie Print, Web, TV, Radio und Social Media global und rund um die Uhr nach individuellen Suchprofilen. Das Spektrum der »Landau Media AG« umfasst nach eigenen Angaben sogar 43 000 Printmedienausgaben, hinzukommen Internet-, TV- und Hörfunkmedien. Mittlerweile funktionieren die meisten Dienste durch entsprechende Software so effizient, dass sie nahezu lückenlos arbeiten und durch persönliche bzw. manuelle Recherche allenfalls ergänzt werden. Darin stecken jedoch gleich zwei Herausforderungen:

- Einerseits gilt es auch, das Mitmach-Web und die Sozialen Medien (Netzwerke, Blogs, Foren) im Blick zu halten (Brandstädter/Ullrich 2012: 90 ff.),
- andererseits muss die Menge der Daten halbwegs beherrschbar bleiben, um noch damit noch zielführend arbeiten zu können.

Social Media Monitoring-Dienste sind mittlerweile auch für kleinere Unternehmen erschwinglich, sie halten neben zahlreichen Verheißungen und schillernden Auswertungsdiagrammen der »Cockpits« und »Dashboards«, auf denen die Suchergebnisse der Online-Überwachung eingängig präsentiert werden, auch die ein oder andere Hürde im Umgang bereit (Zum Folgenden wird vor allem auf Ullrich 2012a und das entsprechende Kapitel des gemeinsamen Fachbuchs Brandstädter/Ullrich 2012 rekurriert). Bei all diesen Tools sei zunächst nachdrücklich auf rechtliche Erfordernisse hingewiesen: Nicht alles, was technisch machbar ist, ist auch erlaubt, geschweige denn vom Standpunkt des Unternehmens her betrachtet auch moralisch vertretbar oder gar geboten. Kommentare auf Profilen von Social Networks wie zum Beispiel Facebook sollten nur ausgewertet werden, wenn es öffentliche Profile sind. Etwas entspannter ist die Situation bei öffentlichen Profilen in Social Networks, öffentlichen Tweets, Beiträgen und Kommentaren auf Blogs und öffentlichen Foren: Hier darf grundsätzlich ausgewertet werden. Doch Achtung: Bei der Ausgestaltung des Monitorings ist zu beachten, dass die vollständigen Fundstellen nicht ohne Erlaubnis der Verfasser für die spätere

89

Auswertung gespeichert werden dürfen, da sonst ein, wenngleich schwer nachweisbarer, Urheberrechtsverstoß vorliegen kann (Vgl. Ullrich 2012a, Brandstädter/Ullrich 2012: 143). Zudem muss ausgeschlossen werden, dass durch das Social Media Monitoring die (privaten) Aktivitäten von Mitarbeitern »überwacht« werden, selbst wenn das nur beiläufig geschieht. So oder so sollten derlei Maßnahmen im eigenen Haus eng mit den jeweiligen Datenschutzbeauftragten abgesprochen werden. Aber bei näherem Bick existieren noch weitere Hürden: Das zeigt schon der Begriff des *Monitorings* als Überbegriff für alle Formen unmittelbarer systematischer Erfassung, Beobachtung und Überwachung. Innerhalb des Marketings meint »Monitoring« oft das Nachverfolgen von Erfolgskennzahlen der eigenen Marketingaktivitäten – etwa auf dem eigenen Blog, Twitter-Account oder der Facebook-Fanpage. »Im Fokus stehen dann Daten wie Page Impressions, Visits, Visitors, Leads, Fans und Follower. [...] In der Presse- und Öffentlichkeitsarbeit hingegen ist Monitoring die kontinuierliche Verfolgung von Reputation, d. h. öffentlicher, wertender Thematisierung von [...] Unternehmen, seiner Produkte und Stellvertreter.« (Ullrich 2012a). Das Monitoring war und ist im Blick auf analoge Medien primär die Basisarbeit für jede weitere Form der quantitativen und qualitativen Auswertung der Presse- und Öffentlichkeitsarbeit. Erstes Resultat ist meistens die wöchentliche Presseschau oder der *Pressespiegel*, der dann im jährlichen oder halbjährlichen Rhythmus in *Medienresonanzanalysen* ausgewertet und in quantitativer und in qualitativer Perspektive analysiert wird.

Doch in Zeiten des Mitmach-Webs müssen auch Social Media wie klassische Medien behandelt werden und auch Äußerungen von Privatleuten, Hobbypublizisten und sozialen Netzwerkern gehören ins Clipping: De facto ändert das die bisherige Gestalt der Medienresonanzanalyse von Grund auf. Indes zu Recht, denn: In Deutschland nutzen rund 22 Mio. Menschen aktiv Social Media und schaffen damit selbst öffentlich zugängliche Inhalte; die Trennlinie zwischen Konsument und Produzent von Nachrichtenwerten verschwimmt zusehends (Brandstädter/Ullrich 2012). Entsprechende Aufmerksamkeit erhalten Social Media inzwischen in der Unternehmenskommunikation. Social Media Monitoring ist mittlerweile nicht nur integraler Bestandteil der Öffentlichkeitsarbeit und des Issues Managements, es bietet neben der proaktiven Identifikation und Beobachtung von Themen auch die Möglichkeit, Scouting von Trends und Kundenfeedback für die Produktentwicklung und Schärfung des Angebotsportfolios zu betreiben – Aufgabenbereiche, die früher über kostspielige und zeitaufwändige Kundenbefragungen abgewickelt wurden. Insofern verwundert es nicht, dass der Social Media Manager in den letzten Jahren zu einem eigenen Berufsfeld avanciert ist.

Das Social Web kommuniziert hochfrequenter und unmittelbarer, bricht dabei aber auch mit Konventionen der analogen Medien: Seine Akteure halten sich nicht an Markennamen oder Schreibweisen derselben, verfremden diese im Sinne authentischer und dialogischer Kommunikation zum Teil erheblich. Was bei analogen Massenmedien als Wermutstropfen der Öffentlichkeitsarbeit noch zu verschmerzen ist (hier weiß trotzdem jeder Leser, wer gemeint ist, sonst würde es nicht so genannt werden), ist im Social Web die Regel: Falschschreibungen, Abkürzungen und Neologismen.

Möchte ein Unternehmen also beobachten, was im Social Web über es geschrieben wird, muss es die Monitoring-Suchmaschine mit all den Wörtern und Ausdrücken anreichern, die die Zielgruppe verwendet. Was voraussetzt, dass diese bekannt oder wiederum recherchiert werden. Suchroboter können nur finden, wonach sie explizit suchen sollen (Ullrich 2012). Ein Mehr an Suchbegriffen führt dann aber auch zu einem Mehr an unscharfen Suchergebnissen, um die das Suchergebnis erst umständlich bereinigt werden will. Vor allem bei Abkürzungen bzw. Akronymen sind die Ergebnisse unscharf: Eine Suche nach dem Kürzel »UKA« fördert nicht nur Einträge zur Uniklinik Aachen zutage, sondern auch zur »Union der kartoffelanbauenden Agrarwirte«, zu »United Kingdom Athletics«, der »Umweltgerechte Kraftanlagen GmbH« oder einem nordeuropäischen Kulturfestival. In der Praxis lassen sich die Suchergebnisse eingrenzen und schärfen, indem man – analog zur Suche in klassischen Suchmaschinen – nicht nur nach einzelnen Begriffen, sondern nach relevanten *Begriffskombinationen* sucht und gleichzeitig bestimmte Begriffe aus der Suche *ausschließt*. Im Suchauftrag, der bis heute meist mit den *Booleschen Operatoren* AND, OR, AND NOT formuliert wird, sieht das Verfahren der Kombination und des Ausschlusses dann in etwa so aus (ebd.):

- (»Uniklinik« OR »Universitätsklinik« OR …)
- AND (»Aachen« OR »Aix-la-Chapelle« OR …)
- AND NOT (»Köln« OR »Bonn« OR …)

Es sollen also Einträge gefunden werden, die entweder den Begriff *Uniklinik* oder *Universitätsklinik* (oder weitere) und zugleich entweder *Aachen* oder *Aix-la-Chapelle* (oder weitere), jedoch keinen der Begriffe *Köln*, *Bonn* (oder weitere) enthalten (ebd.). Zudem lassen sich Websites in die Suche integrieren oder ausschließen:

- AND (site:«spiegel.de« …)
- AND NOT (site:«uniklinik-familienblog.net« …)

Auf diese Weise kann auch ein fester Katalog von Social Media-Sites (Blogs, Foren, Twitter, offene Facebook-Profile etc.) definiert werden. Die Suchergebnisse werden entsprechend eingegrenzt, jedoch gleichzeitig alle nicht enthaltenen Seiten aus dem Monitoring ausgeschlossen und damit »blinde Flecken« erzeugt. Diese Vorgehensweise erfordert Zeit. Mittels komplexer, seitenlanger Algorithmen lässt sich ein Monitoring-Ergebnis sehr viel genauer, aber eben nicht ganz genau gestalten. Der Suchroboter wird aber nicht erfassen können, was in geschlossenen Gruppen und Foren besprochen wird, wenngleich einige Plattformen wie Twitter hürdenlos zu screenen sind.

Im Blick auf die Auswertung bieten moderne Social Monitoring-Tools den Service, die Liste der Suchtreffer aus dem Monitoring nach diversen Kriterien automatisch auszuwerten – ein verführerisches Angebot für den Praktiker, der in erster Linie unter der mangelnden Ressource Zeit leidet. »In welchem Zeitraum und auf welchen Plattformen wurden wie viele Kommentare veröffentlicht?«, »Welche Autoren schreiben am meisten?« etc. Auch die *Wichtigkeit* (Relevanz, Impact, Influence) eines Beitrags oder Kommentars lässt sich mittels im System hinterlegter

Reichweitenkennzahlen automatisch berechnen. Dasselbe gilt für die Multiplikatorwirkung, die für jede Quelle mit Gewichtsfaktoren festgelegt werden kann.

Auch die *Tonalität*, also die Bewertung des Beitrags in den Kategorien positiv, negativ, neutral, lässt sich mit einigem Aufwand mittels Suchroboter weitgehend treffsicher automatisch auswerten (ebd.): Sei es in der einfachsten Form über die *Sentiment-Analyse* und die entsprechende Korrelation positiv konnotierter Wendungen, mittels sogenannter *Machine-Learning-Algorithmen* (hierbei geht es um die Generierung von Regeln aus Erfahrung: Der Roboter lernt zu verallgemeinern, »erkennt« Gesetzmäßigkeiten in den Lerndaten und erzielt somit eine immer präzisere Tonalitätsauswertung) oder anhand der automatisierten *Grammatik-Analyse* (hier werden Aussagen mit Hilfe von Syntax-Mustern in qualifizierte Polaritäten zerlegt). Ist die automatisierte Tonalitätsbewertung für eine spezifische Anwendung trainiert, erreicht sie Leistungen, deren Qualitätsunterschiede zur Bewertung durch einen Menschen zunehmend überschaubar werden – bei gleichzeitig deutlich höherer Geschwindigkeit. Dabei ist aber zu beachten, dass bei »vielen Monitoring-Lösungen, v. a. den reinen Online-Self-Services jedoch das spezifische Training fehlt« (ebd.). Der Praktiker wird also ein gewisses Zeitkontingent investieren müssen, um sich mittelfristig durch softwaregestützte Suche Zeit zu sparen. Entsprechende Vorsicht ist bei den dort gelieferten Sentiment-Angaben geboten. Insofern ist es ratsam, die Ergebnisse des Suchalgorithmus mit den Fähigkeiten eines Menschen, der bisweilen prüft, zu kombinieren. Auf diese Weise lernt das System kontinuierlich, immer bessere Ergebnisse zu liefern, und der Kunde hat von Beginn an eine zuverlässige Aussage zur Online-Tonalität.

Tools für das Social Media Monitoring lassen sich im Wesentlichen *zwei Klassen* zuordnen: Entweder handelt es sich um *Self-Service-Lösungen* oder um unterschiedlich umfassende *Leistungspakete von Dienstleistern*. Die Self-Service-Lösungen lassen sich weiter in *kostenlose Tools* und *kostenpflichtige Monitoring-Suiten* gliedern. Die wohl einfachste und bequemste Self-Service-Lösung besteht im Abonnement von kostenfreien *Google Alerts* (google.de/alerts): Zu einem hinterlegten Suchwort informiert Google per E-Mail wahlweise sofort, täglich oder wöchentlich über neu in den Index aufgenommene Internetseiten, Blogbeiträge etc., in denen dieses auftaucht. Daneben gibt es zahlreiche, auf bestimmte Erscheinungsformen des Social Webs ausgerichtete Search-Tools. Google hat mit *Google Social Search* erst kürzlich den Versuch unternommen, eine funktionsfähige offene Suchmaschine für Soziale Netzwerke zu kreieren, die in dieser Reichweite bislang nicht vorhanden war.

Ein weiteres Beispiel sind die zahlreichen Blogsuchmaschinen (u. a. search-blogspot.com, technorati.com, bloglines.com, blogsearchengine.org, blog-sucher. de), die eine sehr unterschiedliche Aktualität und einen unterschiedlichen Umfang ihrer Datenbestände aufweisen und teilweise nur solche Blogs enthalten, die von ihren Bloggern dort selbst eingetragen wurden. Entsprechend unterschiedlich fallen je nach Plattform die Ergebnisse zu ein und demselben Suchwort aus. Ein weiteres Beispiel sind diverse Twitter-Tools (z. B. backtweets.com, monitter.com, hashtags. org, twitscoop.com und die Twitter-eigene Suche search.twitter.com). Sie bieten lediglich Listen von Tweets zu einem Suchwort. Twittercrawl.de verspricht dabei wenigstens eine Eingrenzung auf deutsche Tweets.

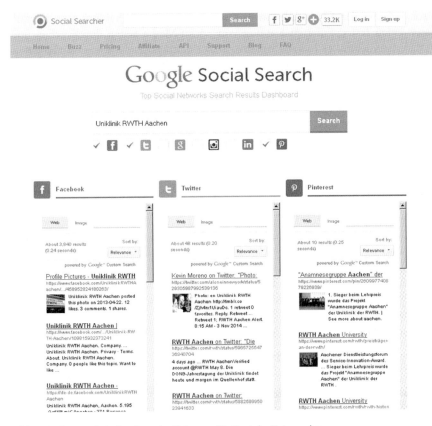

Abb. 3.5: Screenshot des Google-Ablegers für Soziale Netzwerke.

Man muss den Nutzen dieser Tools für das professionelle Issue Monitoring eher gering schätzen: Sie bieten einen ersten Überblick, sind für grobe Recherche durchaus geeignet. Diese Search-Tools liefern aber stets reine Ergebnislisten mit unterschiedlicher Qualität aus unbestimmter Quellenbasis. Weitere relevante Auswertungen oder Hilfen bei der Interpretation der Daten liefern sie nicht. *Daher sind sie für ein systematisches und professionelles Monitoring schlicht ungeeignet.* Mehr Komfort versprechen aufwändigere *Monitoring-Suiten* wie radian6, *Alterian SD/SM2, Sysomos Heartbeat* oder das Social-Media-Monitoring-Tool *Echobot*: Sie bieten eine Reihe von Auswertungen (Reichweite, Relevanz, Sentiment, Themenanalysen etc.). Doch auch hier gilt: Der Nutzer muss sich selbst Gedanken zum Suchprofil machen und kann, wenn überhaupt, nur mit einfacheren Algorithmen arbeiten. Zudem sind die automatischen Analysen, etwa die der Tonalität, nicht speziell auf das Thema und den Kontext trainiert und entsprechend unscharf.

Alltagstauglicher ist daher Monitoring durch einschlägige Dienstleister. Hier finden sich einerseits die aus der Pressearbeit und Medienresonanzanalyse wohlbekannten Clipping-Dienstleister, wie etwa *Kantar Media GmbH* oder *Landau*

Media AG, wieder. Sie erstellen mittels Suchbegriffen ein individuelles Suchprofil, lassen einen fest definierten Katalog von Social-Media-Seiten durchsuchen und werten die Suchtreffer je nach vereinbartem Umfang per Hand aus. Andererseits gibt es eine Fülle von Spezialanbietern wie *Vico Research & Consulting*, *B.I.G.*, *Ethority* etc. Sie bieten einen Full-Service für komplexes Online-Monitoring und zahlreiche automatisierte Analysen, um auch vielfältigen Online-Dialog zeitnah und kostenoptimal bewältigen zu können. Die Kosten der einzelnen Angebote variieren deutlich: Kostenfreie Tools bieten in der Regel einen überschaubaren Nutzen bei recht hohem Zeitaufwand. Umfassendere Monitoring-Suiten erheben je nach Aufwand Gebühren von etwa 500 bis etwa 12 000 Euro pro Monat. Bei klassischen Clipping-Diensten rangiert ein gutes Social Media Monitoring in einem Preisbereich von ca. 700 (»Social Media Clipping«) bis ca. 2500 Euro (»Social Media Analyse«). Leistungsstarke Spezialanbieter variieren typischerweise zwischen etwa 2000 und 10 000 Euro zur einmaligen Konfiguration des Profils. Das darauf folgende kontinuierliche Monitoring liegt je nach Umfang der Suche und je nach Anbieter bei monatlich etwa 500 bis 5000 Euro. (Vgl. Brandstädter/Ullrich 2012: 92 f.) Durch gezieltes Training der Analysealgorithmen auf das Thema und den Kontext eines jeden Kunden werden auch in der maschinellen Analyse, z. B. bei Tonalitätsanalysen, qualitativ gute Ergebnisse realisiert.

3.5.3 Analysieren und Bewerten

Es gibt verschiedene Möglichkeiten, Issues in punkto Relevanz und Impact zu bewerten. Im obigen Exkurs wurde schon auf die Parameter *Drastik/potentielle Schadenshöhe* und *Eintrittswahrscheinlichkeit* hingewiesen, die jedoch immer in Relation zu einer *speziellen Zielgruppe* und vor dem Hintergrund einer *Stakeholderanalyse* zu werten sind. Kooperationspartner bewerten kritische Ereignisse eben anders als Kunden, anders als Kosten- oder Entscheidungsträger. Ein Verfahren der grafischen Visualisierung ist die sogenannte *Risk Map*, die jeweils für eine Zielgruppe und nach dem *Klassifizierungsprinzip der Ampel* eine Bewertung vornimmt.

Stakeholder lassen sich dabei grob vier Sphären zuordnen: Die Dimension der Mitarbeiterschaft (in diachroner Perspektive wären ehemalige und zukünftige zu unterscheiden, in synchroner Perspektive Mitarbeiter und Führungskräfte sowie Top-Management), die Kundenperspektive inklusive aller direkt am Wertschöpfungsprozess beteiligten Externen, die allgemeine Öffentlichkeit sowie Unternehmenseigner und Kooperationspartner. Jede dieser Gruppen ließe sich weiter ausdifferenzieren und wertet ein Issue nach den Parametern Drastik/potentielle Schadenshöhe und Eintrittswahrscheinlichkeit unterschiedlich.

Neben den Zielgruppen, der Eintrittswahrscheinlichkeit und der möglichen Schadenshöhe (oder des Potentials) spielt die *Kontextanalyse* des Issues eine zentrale Rolle. Gibt es benachbarte oder themenverwandte Issues, wie verhält sich das Ereignis im zeitlichen Verlauf, mit welchen Trends oder Szenarien sind im besten oder im schlechtesten Fall zu rechnen?

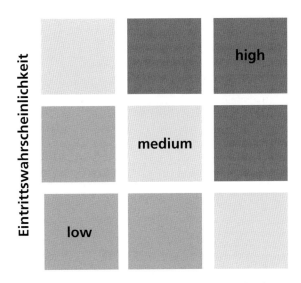

Drastik/potentielle Schadenshöhe

Abb. 3.6: Korrelation der Parameter Drastik/potentielle Schadenshöhe und Eintrittswahrscheinlichkeit im Blick auf eine Zielgruppe in einer Risk Map.

Die so genannte *Trendanalyse* ist beispielsweise eine Methode, die ursprünglich entwickelt wurde, um Produkte optimal auf dem Markt zu positionieren, indem sie die Erfordernisse des Marktes ersichtlich macht. In diesem Rahmen funktioniert sie in erster Linie nach mathematischen Gesichtspunkten, indem sie bestehende Daten und Ergebnisse korreliert und extrapoliert. Auf Grundlage einer sich ergebenden graphischen Funktion werden zukünftige Resultate prognostiziert. Im Rahmen des Issues Managements gibt es eine Serie von Anbietern, die auf Basis von Medienbeobachtung, Häufigkeitsanalysen, Echtzeitüberwachungen und Kontextbewertungen Themenentwicklungen prognostizieren und ankündigen. In diese Kategorie fallen beispielsweise Angebote wie die Trend-Analyse von *General Media* (http://www.general-media.de/), von *Ausschnitt Medienbeobachtung* (http://www.¬ ausschnitt.de/baukastensystem_de,432,194.html) oder der *PMG Presse-Monitor GmbH* (http://www.pressemonitor.de/).

Das kann sowohl im Falle der Schadensabwehr als auch zu Zwecken des proaktiven Bedienens der medialen Agenda von Nutzen sein. In der Praxis gibt es allerdings deutliche Überlappungen mit dem Issues-Monitoring. Man sollte bei Anbieter also im Vorfeld klären, was das spezifische Mehr ist, das diese zu parallel stattfindenden *Social Media Monitoring-Diensten* bieten. Bisweilen ist es sicherlich günstiger, diese Leistungen nach Möglichkeit bei einem Anbieter zu bündeln.

Zwei spezielle Prognoseverfahren seien noch mit der *Szenario-Analyse* und dem *Delphi-Verfahren* beschrieben. Die *Szenariotechnik* ist eine eigenständige Methode der strategischen Frühaufklärung, die auf Basis einer umfassenden Analyse der Ausgangslage und der Betrachtung von externen Einflussfaktoren konkrete Trendprojektionen entwickelt und interne und externe Störereignisse ermittelt. Sie

95

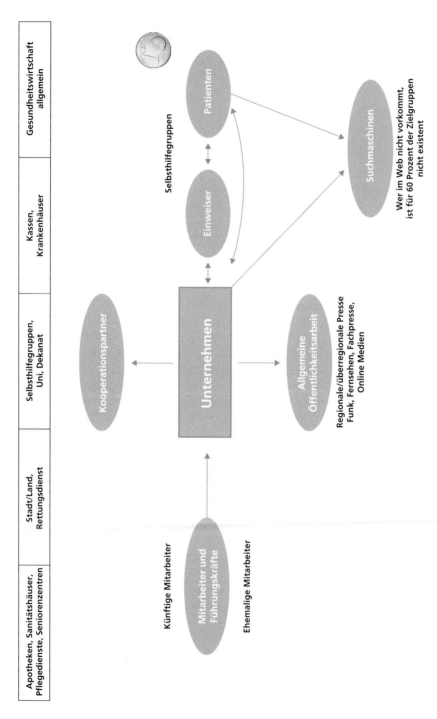

Abb. 3.7: Stakeholderanalyse am Beispiel der Uniklinik RWTH Aachen.

soll dann die Ableitung von Chancen und Risiken und der möglichen Handlungsoptionen bieten. Die Szenario-Analyse wurde in den 1950er Jahren im Rahmen militärstrategischer Studien entwickelt und fand in der Folge vor allem angesichts wachsender Dynamik und Komplexität der Unternehmensumwelt Beachtung. Die Ölkrise 1973 gilt hierbei als ein Schlüsselmoment für viele Unternehmen mit denkbar vielen möglichen Entwicklungsoptionen. Ein Szenario ist in diesem Rahmen die Beschreibung der möglichen Entwicklungen bei Zugrundelegung alternativer Rahmenbedingungen. Die Szenario-Analyse entwirft nicht ein einzelnes Bild der Zukunft, sondern skizziert mögliche Verläufe und deren Folgen. Willms beschreibt ein Szenario als plausibel angesehenes Modell der nahen Zukunft für einen problemorientiert abgegrenzten Wirklichkeitsausschnitt (Willms 2006: 47), grafisch lässt sich dieser Ansatz in Form eines Trichters veranschaulichen. Jedes der Szenarien lässt andere Schlussfolgerungen und Entwicklungsmöglichkeiten zu. Die Konsequenzen werden so detailliert wie möglich analysiert.

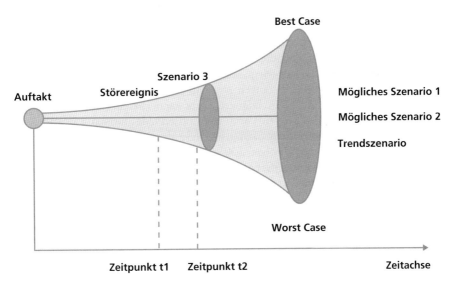

Abb. 3.8: Szenariotrichter nach Graf/Klein (2003).

Die Szenario-Analyse wirkt intuitiv sehr eingängig, viele Praktiker werden im Alltag so oder ähnlich schon bei Entscheidungsprozessen verfahren sein, wenn sie sich anhand verschiedener Faktoren den *Best und Worst Case* ausmalen. Im Kern stellt sie eine Abwandlung von Spiel- und Entscheidungstheorie dar. Der Nachteil liegt jedoch auf der Hand: Sie gilt als methodisch sehr anspruchsvoll und aufwändig, denn entweder katalogisiert sie nur die Szenarien, die unmittelbar einleuchten – und bietet damit einen denkbar kleinen Erkenntnisgewinn. Oder sie bezieht möglichst viele Einflussfaktoren und Variablen in ihr Kalkül ein – und potenziert die Anzahl der zu betrachtenden Rohszenarien bis hin zu den

Grenzen der Praktikabilität. Eine alternative Szenario-Analyse hat jüngst Griffin im Rahmen seines Issues Management-Modells wieder aufgegriffen (Griffin 2014: 128 ff.). Anhand der Kategorien »Trigger and Escalators« einerseits und des »Potential Impacts« andererseits skizziert er ein praktikables Schema, das die Szenarien ganz bewusst nur auf den Best und Worst Case beschränkt. Trotz aller möglichen Unschärfe sieht Griffin (ebd.) einen deutlichen Nutzen: »There are various ways of conducting a scenario planning exercise, but the outcome should be the same for each: an understanding of what it would look and feel like für the company if a risk develops in a certain way, and what the impacts of this would be.«

Verglichen mit einer *Expertenbefragung* ist die detaillierte Szenario-Analyse langwieriger und sie erfordert in methodisch ausgegorener Form einen großen personellen und finanziellen Aufwand.

Beim *Delphi-Verfahren* (▸ Abb. 3.9) handelt es sich im Kern um ein qualitatives Prognoseverfahren in Form einer strukturierten Gruppenbefragung von einschlägigen Experten, die meistens mehrere Runden umfasst. Die Technik wurde in den 1960er Jahren im Umfeld der NASA zur Voraussage technischer, später von anderen Institutionen zur Prognose wirtschaftlicher und sozialer Entwicklungen konzipiert. Experten werden dazu anonym zu einem Thema befragt, anschließend werden die Ergebnisse ausgewertet und erneut den Experten zur Stellungnahme vorgelegt. Dieser Prozess wird wiederholt, bis eine erwünschte Anzahl von Durchgängen erreicht ist, Konsens hergestellt ist oder die Teilnehmer zu weiteren Durchgängen nicht mehr bereit sind. Als Prognoseinstrument hat sich das Delphi-Verfahren mittlerweile durchaus bewährt, es teilt sich mit dem Verfahren der Szenarioanalyse den Vorwurf der mangelnden Praktikabilität (Vorgrimler/Wübben 2003: 775). Denn erstens braucht es eine Zahl von Experten, die zweitens bereit sind, sich mit einem Issue in mehreren Befragungswellen auseinanderzusetzen. Aufgrund knapper personeller und zeitlicher Ressourcen wird man beide Verfahren im Alltag des Issues Managements kaum oder nur in reduzierter Form finden. Für Issues mit hoher Eintrittswahrscheinlichkeit und mittlerer bis schwerer Drastik gehören beide Verfahren aber zum Standardrepertoire.

3.5.4 Maßnahmen, Bearbeitung und Kontrolle

In der Darstellung des Issues Management-Prozesses fehlen bis hierhin nur noch die Schritte »Maßnahmen«, »Bearbeitung« und »Kontrolle«. In diesem Zusammenhang fallen meistens die Begriffe FAQ-Katalog, Sprachregelungen, proaktive Presse-Statement, O-Ton-Sammlungen, Dossiers, Einrichten von Dark Sites (Homepages, die im Bedarfsfall vor den eigentlichen Internetauftritt geschaltet werden), Info-Hotlines und dergleichen mehr. Faktisch sind das alles inhaltliche Maßnahmen, die im Rahmen des Issues Managements in dieser Phase zu Einsatz kommen, sie beantworten aber nicht die Frage des Praktikers im Alltagsgeschäft, der sich überlegt, welches dieser Tools er wann zum Einsatz bringt.

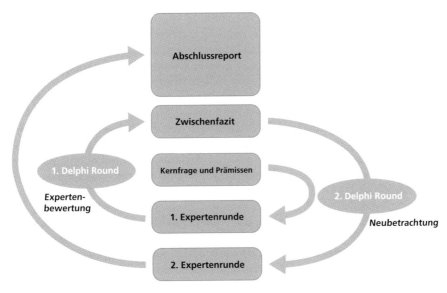

Abb. 3.9: Ablauf des Delphi-Verfahrens in schematischer Darstellung.

Zu Beginn des Kapitels wurde *Krisenkommunikation auch als Issues Management in zeitlicher Raffung* bezeichnet. Insofern wird es auch nicht weiter verwundern, dass die Vorgehensweise der Maßnahmenentwicklung sich wiederum exakt an den Fragen der kommunikativen Intervention im Rahmen der Imagekrise spiegelt. Einziger Unterschied ist die Frage des Akutzustands und des situativen Kommunikationsbedarfs: Bei der akuten Imagekrise gibt es für den oben genannten Prozess eben keine zeitlichen Kapazitäten mehr, vielmehr muss der Fachmann darauf bauen, dass dieser Prozess bereits *proaktiv* durchgeführt wurde und er auf die entsprechenden Erkenntnisse und Materialien zurückgreifen kann. Insofern ist Krisenkommunikation, die auf einem umfassenden Issues Management fußt, tatsächlich zu rund neunzig Prozent prophylaktische Arbeit in der Dunkelkammer. Umgekehrt gilt daher auch: Wer auf Themenmanagement verzichtet, erschwert die kommunikative Intervention im Ernstfall maximal.

Das Konzept der oben genannten Kanäle und das Agenda-Setting rekurrieren auch im Normalfall auf die zu Beginn des Buches genannten Kernfragen der effizienten Kommunikation und Botschaftenübermittlung nach dem Kommunikationsmodell von Lasswell:

1. Fragen des *Timings*: Zeitpunkt, Frequenz, Dramaturgie (Reihung),
2. Fragen des geeigneten *Absenders* (Fachansprechpartner, Unternehmenskommunikator, Vorstand oder Fürsprecher),
3. Fragen der *Botschaften* und des Deutungsrahmens,
4. Fragen der jeweiligen *Ziel- und Anspruchsgruppen* sowie
5. Fragen hinsichtlich der geeigneten *Kommunikationskanäle* und -instrumente (beispielsweise die oben genannten).

Anders als bei der kommunikativen Intervention im Falle der Imagekrise spielt der Faktor Zeit beim Issues Management nicht die tragende Rolle. Am Ende des erstens Durchlaufs ist für jedes Issue im Issues Management-Prozess das idealtypische Resultat eine Art Setcard oder Factsheet auf dem die Bewertung, die fünf Antworten auf die genannten Fragen im Blick auf die jeweilige Zielgruppe sowie die prophylaktischen Kommunikationsmaßnahmen summiert werden. Damit wird auch deutlich, in welcher Form sich für jedes Issue ein Potential für eine gewinnbringende Öffentlichkeitsarbeit ableiten lässt. So sind beispielsweise die Themen Produktqualität, Fertigungsstandards oder Hygiene einerseits in vielen Fällen strategische, erfolgskritische Issues, andererseits auch in positiver Wendung ideale Anknüpfungspunkte für die Pressearbeit, das Marketing und die Kommunikation qualitativer Exzellenz.

Natürlich ist das Element der Kontrolle der bis dato geleisteten Arbeit zentraler Bestandteil des Zyklus. Wurden die richtigen Issues identifiziert, funktioniert die Beobachtung im Blick auf den In- und Output der Ressourcen optimal, wurden die Issues in treffender Weise auf Drastik, Eintrittswahrscheinlichkeit und Zielgruppen hin klassifiziert? Wurden Kontext, Potential und Prognose in adäquater Form erbracht? Kurzum: Soll das Issue in der bestehenden Fassung und Ausprägung weiterbeobachtet werden oder gilt es auch den Fokus zu weiten, zu engen oder ganz zu ändern? (▶ Abb. 3.10)

3.6 Fallstricke bei der praktischen Implementierung des Issues Managements

Issues Management in der beschriebenen Form gehört für größere, beispielsweise börsennotierte Unternehmen in der Regel zum Tagesgeschäft, bei vielen großen mittelständischen Firmen sucht man ein derlei umfassend konzipiertes Scanning, Monitoring und gezieltes mediales Agenda Setting in der Regel jedoch vergebens. Warum ist das so? Zum einen sind es sicherlich *budgetäre Gründe*, die bislang verhindern, dass strategisch in den Aufbau eines datenbank- oder softwaregestützten Issues Managements investiert wird. Die Kommunikationsbudgets vieler Unternehmen – wenn es sie denn überhaupt in methodischer und strategischer Anleitung gibt und die Kommunikation nicht auf Zuruf geschieht, was bisweilen immer noch vorkommen mag – machen oft nur einen Bruchteil der Budgets großindustrieller Unternehmen aus. Andererseits entstammt noch ein nicht unerheblicher Teil der Pressesprecher und Kommunikatoren dem journalistischen Tagesgeschäft und der sogenannten *Anlassberichterstattung* (kommuniziert wird, wenn das Thema auf der Agenda erscheint). Der Gedanke der langfristig angelegten Beobachtung und gezielten Beeinflussung der medialen Agenda ist vielen Kommunikatoren nicht intuitiv vertraut oder bisweilen gar suspekt (Brandstädter 2013: 60 f.). Sie setzen in der Regel auf die Standardrezepte offener und transparenter Ad-Hoc-Kommunikation und verstehen sich als Partner und verlängerter Arm des Redakteurs. Drittens gehört daher die Auffassung, Krisenkommunikation sei in

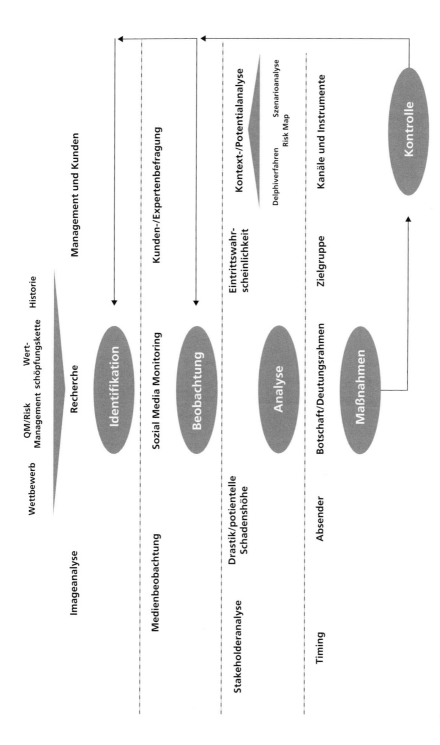

Abb. 3.10: Issues Management-Prozess.

großen Teilen *präventiv und proaktiv*, noch nicht zur grundsätzlichen Überzeugung. In dieser Hinsicht spielt viertens sicherlich auch die *starke Trennung einzelner Berufsgruppen* eine bedeutende Rolle. Was von Mitarbeitern der Produktions- oder leistungserbringenden Bereiche als erfolgskritisch und riskant eingeschätzt wird, findet in vielen Fällen nicht den Weg bis in die Kommunikationsabteilung. Und fünftens treffen auf Issues Management und nachhaltig angelegte Krisenkommunikation besonders zu, was auch für jede Form des Marketings und der Unternehmenskommunikation gilt: Der *ausbleibende Nutzen bei derlei Deinvestitionen* ist kaum zu bemessen, da er letztlich auf eine Form des Unterlassungshandelns beruht und als Ergebnis eine Leerstelle zeitigt, die nicht als Verlust oder Delta wahrgenommen wird. Wer keine kommunikative Vorsorge betreibt, weiß eben nicht, welch günstigeren Verlauf die Krise hätte in anderem Fall nehmen können, er reagiert allenfalls fatalistisch.

Der Kommunikator oder Pressesprecher, der dies ändern möchte, wird diese und ähnliche Hindernisse überwinden und solche Bedenken in der Praxis zerstreuen müssen, um die sukzessive Einführung zu ermöglichen. Dabei könnte ihm helfen, dass das Issues Management eine innere Verwandtschaft mit dem in den meisten Kommunikationsabteilungen bereits erfolgreich genutzten Themenpitching teilt: In dem einen Fall geht es um Issues, in dem anderen Fall nur um mögliche Themen, die man gewinnbringend für die Pressearbeit nutzen kann. So beruht das mediale Vorschlagswesen bei jeder Art von Thema (nicht nur bei strategischen Issues) auf einem eingespielten Verfahren. Ausgehend von den Marktthemen und Trends, den Produkten und Leistungen des Hauses sowie einer Wettbewerbsanalyse werden Themen entwickelt, mit Bezug zur Botschaftenpyramide des Unternehmens abgeglichen und den jeweils passenden Medien angeboten. Issues Management kann und sollte also nicht nur präventiv und zur Krisenvermeidung verwendet werden, sondern vor allem auch dann, wenn es darum geht, die eigenen Issues in der externen Kommunikation proaktiv mit dem gewünschten Deutungshorizont auf der Agenda zu platzieren.

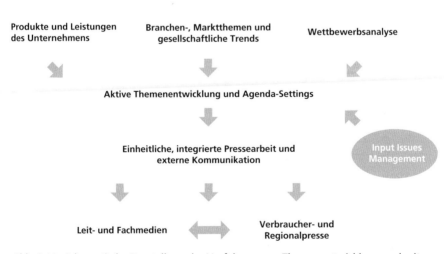

Abb. 3.11: Schematische Darstellung des Verfahrens von Themenentwicklung und -pitchings und den Input des Issues Managements.

Bevor also umfassend in Such-Roboter investiert wird, Medien gescannt, Matrizen mit Issues und deren reziproken Bezügen angefertigt werden, empfiehlt es sich für die praktische Implementierung zunächst aber folgende Fragen zu vergegenwärtigen. Ihre chronologische Beantwortung ist ein Weg, den Issues Management-Prozess in Gang zu setzen und damit auch für den Ernstfall besser gerüstet zu sein. Alternativ kann sich jede Institution oder Unternehmung anhand dieser Fragen den Grad der eigenen Risikobereitschaft ausrechnen.

Zehn Fragen zur praktischen Implementierung eines Issues Managements in der Unternehmenskommunikation

1. Welche Krisen muss/musste das Unternehmen (bisher) überstehen?
2. Welchen Krisen stehen/standen die Wettbewerber gegenüber?
3. Was sind die kritischen Erfolgsfaktoren des Unternehmens im Blick auf die nächsten fünf und zehn Jahre?
4. Wie wollen wir als Unternehmen wahrgenommen werden und was denken die Zielgruppen und relevanten Teilöffentlichkeiten wirklich über uns?
5. Wie beobachten wir bislang die Issues und kritischen Erfolgsfaktoren, die wir für unsere Institution/unsere Unternehmung wichtig halten?
6. Wie viel Zeit, wie viel Geld hat das Haus für ein Monitoring analoger und digitaler Medien und wer wird damit betraut und an wen wird berichtet?
7. Was sind die Top-Ten der Issues, mit denen sich das Unternehmen beschäftigten muss und gibt es unter Ihnen inhaltliche Bezüge?
8. Wie hoch sind deren jeweilige Eintrittswahrscheinlichkeit und das Ausmaß des potenziell entstehenden Schadens im Blick auf Kunden, Kooperationspartner und Kapitalgeber?
9. Welche möglichen Szenarien gibt es bei den identifizierten Issues?
10. Wie sähe eine probate mittel- und langfristige Kommunikationsstrategie im Blick auf Timing, Absender, Botschaft, Zielgruppe und Kanäle und Instrumente aus?

3.7 Issues Management im Überblick

Bevor wir uns der Frage nach dem Zusammenhang von Vertrauen und Markenkommunikation beschäftigen, rufen wir uns das Fazit des Kapitels in Form eines Abrisses in Erinnerung:

- Ein strategisches Issue ist demnach ein Sachverhalt oder ein Ereignis, welches das bestehende Unternehmens- oder Produktimage bei den wirtschaftlich relevanten Teilöffentlichkeiten dergestalt verändern könnte, dass diese (merklich) Vertrauen zu dem Unternehmen bzw. dem Produkt verlieren oder gewinnen.

- Issues Management ist ein methodisch angeleitetes Verfahren kommunikativer Vorsorge. Ziel ist es, potenzielle interne und externe Krisensituationen rechtzeitig zu antizipieren, damit verbundene Gefahren zu bannen und Chancenpotentiale effektiv zu nutzen. Kurz: Krisenkommunikation ist Issues Management in zeitlicher Raffung.
- Der Issues Management-Prozess beschreibt einen Zyklus, der die Phasen Identifikation, Beobachten, Analysieren und Bewerten, Ableitung von Handlungsoptionen und konkreten Maßnahmen, Bearbeitung und Kontrolle umfasst.
- Jedes Issue sollte mit Hilfe von Tools beobachtet und mittels proaktiver Maßnahmen aufbereitet werden: Hierzu gehören unter Umständen FAQ-Kataloge, Sprachregelungen, Dossiers und Themensammlungen, proaktive und reaktive Statements, Meldeketten und Krisentrainings.
- Im Rahmen der Regelkommunikation sollte jedes Issue in punkto Timing, Absender, Botschaft/Deutungsrahmen, Zielgruppe sowie Kanäle/Instrumente Eingang finden und entsprechende Deutungsrahmen und Argumentationsbrücken im Sinne des Unternehmens definiert und gegebenenfalls den Medien und anderen Key-Stakeholdern kontinuierlich gespiegelt werden (▶ Abb. 3.12).

Wie ließe sich nun darauf aufbauend Vertrauensbildung initiieren und welche Treiber wirken bei der Entstehung von Vertrauensbeziehungen?

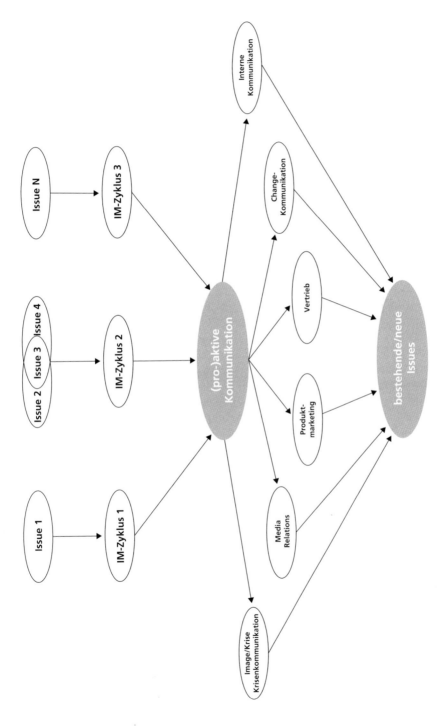

Abb. 3.12: Issues Management im Gefüge der Regelkommunikation.

4   Vertrauensbildung und Dialog

Mathias Brandstädter

4.1   Vertrauen, Image und Marke

Neben dem Issues Management ist innerhalb des präventiven Sektors der Krisenkommunikation auch der Faktor » *Vertrauensbildung/Dialog* « von zentraler Bedeutung. Eine Imagekrise, das wurde im Rahmen der Theorie der Imagekrise deutlich, ist durch eine markante Vertrauenserosion bei den einschlägigen Zielgruppen gekennzeichnet. Das bedeutet umgekehrt: Ist Vertrauen in höherem Maße vorhanden, begrenzt dies automatisch den kritischen Verlauf der Imagekrise. Eine maßgebliche Form der Krisenprophylaxe ist daher auch die im *Vorfeld erzeugte Vertrauensbildung* bei relevanten Gruppen. Dahinter verbirgt sich de facto ein Induktionsschluss: Galt eine Person, eine Organisation oder ein Unternehmen bislang in den meisten Fällen als vertrauenswürdig, so steigt entsprechend die Wahrscheinlichkeit, dass sich dies unter ähnlichen Bedingungen für viele Ziel- und Anspruchsgruppen auch künftig so verhalten wird – selbst wenn es in Einzelfällen zu kritischen oder unterminierenden Ereignissen kommt.

In der Sozialpsychologie ist dieses Phänomen auch als *Halo-Effekt* bekannt. Es bezeichnet eine Art der kognitiven Verzerrung, die darin besteht, von bekannten Eigenschaften einer Person oder einer Institution auf unbekannte Eigenschaften zu schließen, es kommt bisweilen zu einem Vertrauensvorschuss in Folge einer Wahrnehmungsübertragung, der auch einzelnen kritischen Episoden standhalten kann (Vgl. Rosenzweig 2008: 72, 234, vgl. ferner Coombs/Holladay 2006).

Auf unser Thema Markenbildung und Imagekrise übertragen, ist unter diesem Effekt der Einfluss des allgemeinen Eindrucks oder eben einer Erfahrung mit einer Marke auf spezielle Eindrücke oder krisenhafte Erfahrungen mit derselben gemeint. Der positive Eindruck wirkt dann wie ein Nachhall im Rahmen der Wahrnehmung nach und schwächt den kritischen Eindruck ab. Das Konzept des Halo-Effekts meint also, dass die generalisierte Wahrnehmung und die Bewertung von Marken auf andere Erlebnisse mit dieser Marke oder dem produzierenden Unternehmen übertragen werden. Die Beurteilung einzelner Attribute eines Produkts oder einer Marke insgesamt wird integral von einem bereits gebildeten Qualitätsurteil definiert, selbst wenn sich episodenhaft kritische Erfahrungswerte häufen. Unternehmenskommunikation und Marketing sind so betrachtet nicht nur unerlässliche Bedingung für den wirtschaftlichen Erfolg, sie immunisieren das Unternehmen – zumindest ein Stück weit – gegen das mediale Ausufern kritischer Ereignisse und den damit einhergehenden Imagewechsel bei den Zielgruppen.

Vertrauen ist ein facettenreiches Phänomen, das seit einigen Jahren und vor allem mit dem Aufkommen der Systemtheorie intensiv interdisziplinär erforscht wird. Der Prozess einer Vertrauensgenese erstreckt sich beim Individuum zunächst über verschiedene Stufen: Angefangen beim kleinkindlichen Urvertrauen als Bedingung der Möglichkeit von Selbstbewusstsein und Persönlichkeitsgenese überhaupt entwickeln sich Selbstvertrauen und eine stabilisierte Vertrautheit mit der Umwelt, auf deren Basis dann elementares Vertrauen in Gestalt von Handlungen und der relativen Eintrittswahrscheinlichkeit bestimmter Resultate ermöglicht wird. Diese gründen in Erwartungen, dass die – zunächst kleinen – Risiken bestimmter Handlungsvollzüge ausgeklammert werden können: Es entwickelt sich ein grundsätzliches Vertrauen in den Vertauensprozess (also ein Vertrauen zweiter Ordnung) und schließlich entsteht ein volles Vertrauen in die Vertrauenswürdigkeit, ein ausgereiftes höherstufiges Vertrauen also. Bei Enttäuschungen eines derart fundierten Handelns findet durchaus partieller Vertrauensentzug statt, ohne dass jedoch die Gesamttendenz, das Vertrauen in Vertrauen insgesamt, brüchig wird. Die Rückkopplungsmöglichkeit der einzelnen Stufen kann dazu führen, dass immer höhere Risiken im Rahmen von Vertrauenshandlungen ausgeklammert werden. Zugleich kann sich dieser Prozess im Zuge der Erfahrung enttäuschten Vertrauens wiederum abschwächen und regressiv verlaufen (hierzu vor allem Hubig 2004: 15 f.).

Vertrauen ist aber auch, das wurde bislang hinreichend deutlich (▶ Kap. 2.1.5), Zement des gesellschaftlichen und wirtschaftlichen Miteinanders und jeglicher sozialer Bindung, Organisation sowie *Nukleus jeder Tätigkeit des Wirtschaftens und Handels*. Die Funktionen von Vertrauen sind vielschichtig und umfassen alle Zielgruppen eines Unternehmens (vgl. Sprenger 2007: 15 ff.). Vertrauen begrenzt Unsicherheit und Risiken, reduziert Komplexität und stellt damit auch innerhalb des Betriebs eine der »Hauptkomponenten einer innovationsförderlichen Unternehmenskultur« dar (Geißler/Sattelberger 2003; Hurtz/Flick 2002; Götz 2006; Osterloh/Weibel, 2006). Vertrauen und Misstrauen sind aber keine statischen Entitäten, sie sind dynamisch und entwickeln sich. Vertrauen muss aufgebaut und erhalten, es kann ebenso wieder zerstört werden, wenngleich der Aufbau dann wieder unter gänzlich anderen Bedingungen stattfindet (Götz 2006).

Was aber sind *die Bedingungen der Möglichkeit des Entstehens von Vertrauensbeziehungen?* Hier ist der Kontext relevant: Erstmalige Imagebildung ist von Re-Positionierung und Imageverbesserung (▶ Kap. 8) nach Vertrauenserschütterung durch eine Imagekrise zu trennen. Im letzteren Fall sind zudem unterschiedliche Grade der Vertrauenserosion voneinander zu trennen. Gehen aber keine kritischen Ereignisse vorweg, geht es um das erstmalige Etablieren, dann *entsteht Vertrauen auf der Basis von Vertrautheit*. Diese Analyse findet sich auch beim Klassiker der systemtheoretischen Vertrauensanalyse, bei Luhmann: Für ihn ist Vertrauen durch Vertrautheit bedingt, durch die Funktion der Komplexitätsreduktion, durch bestehende Informations- und Sanktionsmöglichkeiten (Vertrauensentzug) sowie durch das Vertrauen ins Vertrauen insgesamt.

Vertrautheit entsteht wiederum durch *konstante Wahrnehmung*, *positive Assoziation*, *Gemeinsamkeiten* und regelmäßige Bezugnahme durch *praktische Nützlichkeit*. Bedeutet: Bekannte, positiv konnotierte Entitäten werden per se als vertrauenswürdiger wahrgenommen als minder bekannte. Das ist keine triviale

107

Erkenntnis, denn sie impliziert, welche Funktion Marketing und Kommunikation im Allgemeinen sowie Imagebildung und Marken im Speziellen erfüllen, wie die US-amerikanische Studie »Brand Trust: The six drivers of trust« mittels empirischer Daten verdeutlicht:

- 78 % der Befragten nehmen die Marken, denen sie vertrauen, präferiert wahr. Vertrauen katalysiert die Effizienz des Marketings.
- 82 % kaufen die Produkte und Leistungen der Marken, denen sie vertrauen, lassen sich als Stammkunden qualifizieren.
- 78 % probieren gerne neue Produkte und Dienstleistungen der Marken aus, die bereits ihr Vertrauen genießen.
- 50 % der Befragten sind bereit, mehr für die Produkte und Leistungen dieser Marken zu bezahlen.
- Der mit Abstand wichtigste Nutzen ist die Bereitschaft der Menschen, die Marken, denen sie vertrauen, weiter zu empfehlen. 83 % sind bereit, dies zu tun – und zwar ohne Bezahlung oder anderweitige Incentivierung (Black 2009, Koch 2012).

Die Kernfunktion von Images liegt also in der Genese von Vertrauen. Markenvertrauen reduziert Komplexität und Unsicherheit, es generiert durch eine psychologische Risikominimierung die Wahrnehmung von Sicherheit, was angesichts hoher Flexibilitätsanforderungen stark arbeitsteilig strukturierter Gesellschaften die Voraussetzung dafür ist, handlungsfähig zu bleiben und sich mit möglichst hohem Effizienzgewinn durch den Alltag zu bewegen. Vertrauen senkt die typischen Opportunitätskosten und Kundenrisiken wie Fehleinkäufe und Reklamationen drastisch und entlastet von der Notwendigkeit, fortwährend Preise und Qualitäten zu vergleichen oder Erfahrungen anderer Kunden im sozialen Bezugsfeld zu recherchieren. Misstrauen strengt an, Vertrauen aber entlastet – und das lässt sich der Kunde erwiesenermaßen gerne etwas kosten. Marken haben daher immer ihren Preis, da sie sich vom Kunden durch diese Form der vermittelten Unsicherheitsreduktion alimentieren lassen. Insofern kann es bisweilen für einen Kunden im Blick auf das Kosten/Nutzen-Kalkül wiederum opportun erscheinen, unbekannten Marken mit einem Vertrauensvorschuss den Vorzug zu geben. Der Kunde wird diese Markentests in aller Regel nur dosiert unternehmen. Durch ihren normativen, handlungsanleitenden Charakter bieten Marken dem Kunden Benefits: Sie vereinfachen die Kaufentscheidung, vermitteln ohne minutiöses Kalkül die Einschätzung, das richtige Produkt gewählt zu haben, was wiederum die Transaktionskosten für den Markeneigner senkt.

4.2   Pufferfunktion von Marken bei Imagekrise

Marken, die auf einem stabilen Image fußen und bei ihren Ziel- und Anspruchsgruppen Vertrauen genießen, führen aber nicht nur zu profitablem

Wachstum, sondern reduzieren zugleich die Risiken und Folgen von Imagekrisen: Das bestehende Image erfüllt für die Marke im Idealfall also eine Art »Pufferfunktion«. Warum das so ist, wird vor dem Hintergrund der bisherigen Begriffsdefinitionen evident (▶ Kap. 2.1): Weil starke Marken Indikatoren für erfolgreich gestiftete Vertrauensbeziehungen und erfolgreiche Imagebildungen sind und im Verlauf einer Imagekrise das Vertrauen durch Imagewechsel abgebaut wird, folgt daraus begrifflich, dass erfolgreich vollzogene Imagebildung und damit erzieltes Vertrauen in eine Marke die jeweiligen Unternehmen Imagekrisen weitaus besser überstehen lassen. Das erklärt auch, warum Boykott-Aufrufe gegen umfassend etablierte Marken in der Regel wenig erfolgversprechend sind. So folgert Weyler (2013: 95) in seiner Analyse im Blick auf Effekte von Markenkrisen beim Konsumenten, dass eine starke »Marke [...] über das aufgebaute Image und die Wissensstrukturen seitens der Konsumenten die Wirkungen einer Krise relativ besser abfangen [kann] als eine schwache Marke. Dies bedeutet wiederum, dass Marken mit großem Markenguthaben in einer Krise zwar Markenguthaben abbauen, aber immer noch stark aus der Krise hervorgehen. Das ursprüngliche starke Prä-Markenkrisen-Image kann als ein Schutzschild für die Marke fungieren, indem ein Halo-Effekt zum Tragen kommt, d. h. das starke Image lenkt die negativen Attributionen aus einer Markenkrise ab.« Vergleichbar argumentiert auch Weißgerber (2007: 173), die seine empirisch angereicherte Studie zu diesem Themenkomplex wie folgt resümiert: »So kommt der facettenreichen Verbindung zwischen Konsumenten und Marken, erfasst durch das Konstrukt Markenbeziehungsqualität, im Krisenkontext eine hohe Verhaltenswirkung zu. Es wurde erstmalig im zugrunde liegenden Kontext detailliert festgestellt, dass die Ausprägungen der Dimensionen Commitment, Intimität, Vertrauen und Self-Connection entscheidend für das Krisenverhalten der Konsumenten sind. Eine hohe Ausprägung reduziert demnach negative Auswirkungen der Krise auf die verhaltenswissenschaftlichen Zielgrößen. Als resultierender Faktor ist die Intention zur Verhaltensänderung zu nennen, dem die Verhaltensaspekte Verleugnung der Krise und Risikowahrnehmung sowie Einstellung bzw. deren Änderung vorgeschaltet sind und auch an dieser Stelle die angenommenen Kausalitäten vorweisen.«

Dieser Zusammenhang lässt sich auch anhand verschiedener Krisentypen nachweisen. Weyler (2013: 154) führt seine zuvor genannte These auch näher aus, indem er diesen Grundsatz hinsichtlich verschiedener Krisentypen spezifiziert: »Eine schwache Marke verliert in einer ethisch bedingten Krise stärker an wahrgenommener Kompetenz als eine starke Marke. [...] Eine schwache Marke verliert in einer produktbedingten Krise stärker an wahrgenommener sozialer Verantwortung als eine starke Marke« (Vgl. ferner Dowling 2002; Fomburn/van Riel 2003).

Selbst wenn dieser Zusammenhang auch empirisch fundiert ist (ebd.), bleibt festzuhalten, dass sich Vertrauenswürdigkeit, der Wert einer Marke und die Imagebildung bei den Zielgruppen insgesamt jedoch schwer fingieren lassen: Denn für wie vertrauenswürdig jemand eine Marke hält, hängt vor allem davon ab, in welchem Maße er sich ein Image geprägt durch die Attribute *Kompetenz* und *Aufrichtigkeit* bildet, für wie *sympathisch* und *homogen* im Blick auf von ihm vertretene Werte und Normen er das Produkt oder das Unternehmen hält. Ein gewisses Maß an *Authentizität*, an real und begründet zugeschriebener Qualität, ist dabei nach wie vor unerlässlich. Derlei Fälschungsversuche ohne reelle Sättigung bewirken vielmehr genau das Gegenteil: Wer wiederholt den Eindruck fingierter Akte der Markengenese hinterlässt, verstärkt die schlechte Imagebildung beim Kunden und wird entsprechend abgestraft.

Eine zusätzliche Maßnahme zur Prävention besteht darin, *Markenwerte* durch verschiedene Verfahren zu *tracken* (Trommsdorf/Franzen 1994) oder das dem Unternehmen und der Marke entgegengebrachte *Vertrauen durch Panels direkt und im diachronen Vergleich zu erfragen.* Als Grundlage für die Skalenkonstruktion der meisten Dienstleister ist die Definition des *Konstrukts interpersonalen Vertrauens* von Rotter (1971). Obschon über vierzig Jahre alt ist sie der sozialwissenschaftlichen Forschung weit verbreitet und anerkannt und bietet auch heute noch die Basis für viele Trackings.

Instrumente wie der *Vertrauensindex* oder das *Edelmann Trust Barometer* veröffentlichen zudem repräsentative Studien über das Vertrauen, die gleichzeitig einen branchenweiten Benchmark mit konkurrierenden Unternehmen ermöglichen. Einen Überblick über Markenvertrauen veröffentlicht auch der *Vertrauensindex des deutschen PR-Verbands GPRA* für unterschiedliche Branchen. Die Kosten für diese Befragungen variieren je nach Form und Umfang. Die GPRA avisiert auf ihrer Homepage etwa 4000 Euro brutto für die Beteiligung an den Indexerhebungen und einen validen und differenzierten Überblick zum Status quo des öffentlichen Vertrauens in Unternehmen und Marke (Vgl. www.gpra.de). Dabei standen der Umgang mit Kunden und Mitarbeitern, die Ehrlichkeit der Unternehmensaussagen, die Kompetenz und Qualität sowie die Übernahme gesellschaftlicher Verantwortung im Fokus der Untersuchung.

4.3 Ähnlichkeit, Konstanz, Verwundbarkeit und Co.: Vertrauensbildung im Alltag

Oftmals ist in privaten Ratgebern, der Führungskräfteliteratur oder Konfliktseminaren von sogenannten vertrauensbildenden Maßnahmen die Rede. Man möge geradlinig und authentisch sein, zu seinen Grundsätzen stehen, stringent nach ihnen handeln, Fehler zugeben sowie empathisch und selbstkritisch agieren – dann entstünde automatisch eine vertrauensvolle Basis zum Mitarbeiter oder zum Kunden.

Einmal davon abgesehen, dass es nicht einer gewissen Ironie entbehrt, erwachsenen Personen in leitender Funktion diese Prinzipien via Lektüre oder Crashkurs vermitteln zu wollen, stellt sich die simple Frage: Stimmt das überhaupt? Um diese Frage zu beantworten, muss man im ersten Schritt kein Sozialpsychologe oder Paartherapeut sein (tatsächlich entstammen die meisten Beiträge zum Thema Vertrauensgenese diesen Disziplinen), es genügt, zunächst einen Blick auf die alltäglichen Lebenszusammenhänge zu werfen, um zu beschreiben, welche Treiber in Vertrauensbeziehungen wirken.

Sicher ist: Eine Vertrauensbeziehung wird nicht geschenkt, sie muss verdient werden. Und damit bei der Lektüre der folgenden Seiten keine Missverständnisse oder falschen Schlüsse entstehen, sei an dieser Stelle nochmals ausdrücklich betont: Wer nicht vertrauenswürdig ist, hat schlicht und einfach kein Vertrauen verdient. Wer nur auf der Suche nach effektiven Manipulationsstrategien ist, sollte seine Geschäftsidee besser noch einmal überdenken. Für vertrauenswürdige Personen und Unternehmen aber gibt es, das zeigt ein Blick in die Praxis oder die Analyse des Vertrauensmechanismus, schnelle und schnellere Wege zur nachhaltigen Kundenbeziehung. Denn: Es existieren förderliche Faktoren und spezielle Rahmenbedingungen, die es zu beachten gilt und die verdeckt jede Vertrauensbeziehung katalysieren – vorausgesetzt die Performance und Kompetenzen des Unternehmens halten mit dem artikulierten Leistungsversprechen Schritt.

4.3.1 Ähnlichkeit und Analogien

Was uns bekannt und vertraut vorkommt, dem schenken wir mehr Beachtung, das halten wir für berechenbarer, sympathischer und risikoärmer. Es sind also zunächst *Ähnlichkeiten und Analogien*, die die Basis für Vertrauen bilden. Ähnlichkeit ist die Übereinstimmung in einer oder mehreren, nicht aber allen Eigenschaften, davon kann die Analogie unterschieden werden: Der Analogieschluss schließt von der Übereinstimmung oder Ähnlichkeit mehrerer Gegenstände in einer Hinsicht auf eine Übereinstimmung oder Ähnlichkeit in anderer Hinsicht. Für die Unternehmenskommunikation ist das entscheidend, denn daraus folgt, dass wir Menschen per se mehr vertrauen als namen- oder gesichtslosen Institutionen, es sei denn, es gelingt ihnen, sich »menschlich« zu geben. Dafür gibt es einen zentralen Hebel: Die Stilmittel der Personalisierung (und in geringerem Umfang auch das Stilmittel der Emotionalisierung) sind für Unternehmen zur Vertrauensbildung insofern von zentraler Bedeutung, da sie abstrakte Inhalte in konkrete Beispiele verwandeln. Umgekehrt gilt: Wer nicht personalisieren kann, hat strukturelle Nachteile, da er einen psychologischen Reflex der Vertrauensbildung unterläuft. Man begegnet ihm erst einmal mit einer gewissen Skepsis.

4.3.2 Wechselseitige Anerkennung der Bedürfnisse

Vertrauen folgt auf die *Anerkennung der Bedürfnisse und Nöte* des anderen. Nur wer sich für die spezifischen Interessenlagen seiner Zielgruppen interessiert und dieses Interesse auch zeigt und kommuniziert, wird mit Vertrauen belohnt. Die Zielgruppen schließen dann auf ein nicht rein eigennutzmaximierendes Verhalten, da der Perspektivwechsel gewisse Aufwendungen und Investitionen in Zeit und Personal voraussetzt. Doch dieser »*Mechanismus der Gegenseitigkeit*« (Nölke 2009: 86) rekurriert auf die beziehungsstabilisierende Funktion von Vertrauen und initiiert es. Wer sich verstanden fühlt, in seinen eigenen Interessen beachtet fühlt, ist bereit zu vertrauen. An dieser Stelle wird deutlich, welch enorme Bedeutung ein funktionierendes Reklamationsmanagement im Unternehmen hat. Es setzt an einer Sollbruchstelle des Vertrauensprozesses an und stiftet oder vernichtet Vertrauen des Kunden, wandelt das Image und schmälert damit letztlich den Markenwert. Ein Unternehmen zeigt damit, ob ihm am punktuellen Absatz oder an der Etablierung einer Kundenbeziehung gelegen ist. Im letzteren Fall muss das Unternehmen in der Lage sein, von eigenen Interessen und situativen Gewinnen abzusehen. Zentral sind dabei nicht in erster Linie der Streitwert, sondern die Geste und das sozialpsychologische ausgesandte Signal, ob das Unternehmen wirklich an einer vertrauensvollen (und somit nachhaltigen) Beziehung interessiert ist oder eben nicht.

4.3.3 Konstanz und Ergebnisbeständigkeit

Vertrauen folgt auf *konstantes Handeln und Vorhersehbarkeit des Resultats*. Mit einer gewissen Wahrscheinlichkeit sollten Absichten und Versprechen tatsächlich die beschriebenen Resultate zeitigen. Auch hier bedarf es einer kommunikativen Konkretisierung, da der Kunde nicht die Unternehmenshistorie und die Produktqualität recherchieren kann. An diesem Punkt wird zudem deutlich, dass der Vertrauensprozess nicht fingierbar ist, es beruht in Teilen auf der Faktenlage. Vertrauen wird also notorisch praktisch auf die Probe gestellt. Das wird nur gelingen, wenn die Person oder Institution, der wir vertrauen, über ein gewisses Maß an Kompetenz verfügt, die Resultate in der Regel kontinuierlich zu liefern oder Ausnahmen plausibel machen kann. Konstanz im Handeln kann proklamiert oder wiederum von anderen per Brief und Qualitätssiegel testiert werden. Dies wird vor allem dann relevant, wenn die Zielgruppen das Qualitätsversprechen nicht selbst prüfen oder überblicken können. Eine Vertrauensbeziehung ist mittel- und langfristig angelegt, sie ist im Leistungsgeschehen des Unternehmens fundiert.

4.3.4 Vertrauen als impliziter Gegenstand der Rede

Zu den ungeschriebenen Gesetzmäßigkeiten der Vertrauensgenese gehört, dass jede Thematisierung des Prozesses ihn selbst unterläuft, Vertrauenswürdigkeit ist insofern ein implizites Attribut, als dass man es sich erwerben, aber nicht selbst verleihen kann. *Vertrauen lässt sich nicht einklagen oder erbitten*, es ist das Produkt und Katalysator einer funktionierenden Beziehung und tritt dann gleichsam automatisch in Kraft. Wer jedoch ausdrücklich um Vertrauen bittet, die eigene Vertrauenswürdigkeit umfassend und wortreich begründet, begeht einen Kardinalfehler. Er macht sich verdächtig und erntet Misstrauen – denn normalerweise hat man das nicht nötig. Wer Vertrauen einklagt oder viel über Vertrauen redet, baut also kein Vertrauen auf (Sprenger 2007: 87), sondern unterminiert es, da das Kalkül durch die Aussage, nicht kalkuliert zu handeln, eben doch hindurchschimmert. Daraus folgt, dass man nicht zu offensichtlich pro domo argumentieren sollte, die Fakten sprechen für sich. Das schließt, wie wir gleich sehen werden, nicht aus, dass andere für einen sprechen können.

4.3.5 Vertrauen folgt auf Vertrauen

Vertrauen ist dem Menschen nicht per se gegeben, es wird im Laufe der Zeit erworben. Was für die Persönlichkeitsentwicklung gilt, hat auch im Geschäftsleben seine Relevanz: Vertrauen bekommt, wer seinerseits auf rechtschaffenen Umgang seines Gegenübers vertraut. Wer so handelt, signalisiert, dass er die gesellschaftsstiftende und risikominimierende Funktion von Vertrauen kennt und erfahren hat. Umgekehrt gilt auch: Wer sich notorisch misstrauisch verhält, dem wir man nur mit Argwohn begegnen, weil man mutmaßt, dass seine misstrauischen Projektionen nur Spiegelungen seiner eigenen Absichten und Motive sind. Dieser Mechanismus ist ein erfolgskritischer Faktor für Vertrauen, der in seiner Bedeutung oft unterschätzt wird: *Vertrauen ist also auch ein Wagnis*, es in Gang zu setzen, bedarf in Teilen der Darstellung der eigenen Verwundbarkeit (Sprenger 2007: 127). Der Vertrauensnehmer muss zeigen, dass er das Vertrauen braucht, er muss seinem Gegenüber seinerseits vertrauen und auf fairen Umgang hoffen – selbst und gerade dann, wenn er ihn nicht immer bekommt.

4.3.6 Vertrauen als beiderseitiges Investitionsgut

Vertrauen regelt gesellschaftliches Miteinander, insofern gehört es zu den Eigentümlichkeiten des Vertrauens, dass es also ein *beiderseitiges Investitionsgut* ist: Man muss dem Gegenüber vertrauen, um seinerseits Vertrauen zu erhalten. Vertrauen folgt auf Vertrauen, es entsteht reziprok. Es bedarf eines grundsätzlichen Vertrauens in den Vertauensprozess, also eines Vertrauens zweiter Ordnung. Diese Form von Vertrauen ist nicht nur für die Vertrauensgenese des Individuums integraler Bestandteil der Stufenfolge, ohne diese »Aktivierungsenergie« lässt sich auch der Vertrauensprozess in einer Kundenbeziehung nicht starten. Insofern wird verständlich, warum die Fälle sogenannter Mitarbeiterüberwachung im eigenen Unternehmen nicht nur moralisch und rechtlich fraglich, aber vor allem auch ineffizient sind. Mitarbeiterüberwachung verfolgt mehrere Zwecke: Zum einen sollen Geschäftsprozesse verbessert werden, zum anderen sollen Leistung und Verhalten der Mitarbeiter geprüft werden, um Fehlverhalten erfassen und nachweisen zu können. In diesen Fällen gefährdet das Unternehmen für diese Zwecke aber die Beziehung zum Mitarbeiter. Wer unter Verdacht gestellt wird, wird seinerseits kein Vertrauen entwickeln können. Dadurch unterhöhlt sich die Beziehung insgesamt.

4.3.7 Vertrauenspaten

Die *Nähe und der Umgang zu vertrauenswürdigen Personen* stiften wiederum Vertrauen, ihre Imagewirkung sowie die positiven Eigenschaften strahlen gewissermaßen ab und ersparen demjenigen, der die Vertrauenswürdigkeit beurteilt, Opportunitätskosten (Nölke 2009: 119 f.). Hierzu gehört auch das Kommunizieren von Referenzen. Da sich schwer um vertrauen bitten lässt, ohne fraglich werden zu lassen, ob man es verdient hat, ist diese Praxis des Vertrauenspaten vor allem für das Produktmarketing von hohem Wert. Dieser Mechanismus ist altbekannt und nicht neu: Seit rund 200 Jahren werben Prominente für verschiedenste Produkte, international sind leichte Schwankungen beim Einsatz dieses Instruments in Werbung und Marketing zu verzeichnen, in den letzten Jahren ein starker Anstieg vor allem bei TV- und Webclips. Dabei sollten Produkt und Person möglichst eng in Bezug gesetzt werden, um den sogenannten *Vampir-Effekt* zu vermeiden: »Beim Vampir-Effekt ziehen aufmerksamkeitsstarke Bestandteile der Werbung, zum Beispiel Prominente, einen Großteil der Aufmerksamkeit auf sich und schwächen dadurch die Markenwahrnehmung und -erinnerung. Dabei gilt: Die Ablenkungswirkung ist besonders groß, wenn ein aufmerksamkeitsstarker Reiz für die Markenbotschaft von untergeordneter Bedeutung oder gänzlich irrelevant ist.« (Kilian 2013: 112).

4.3.8   Kontrolle und Kontrollierbarkeit

Auch Kontrolle stiftet schließlich Vertrauen, wenngleich beide ein prekäres Verhältnis pflegen. Viele Vertrauensbeziehungen tragen aber sogar noch das *Muttermal der Kontrolle*. Es muss aber nicht immer die tatsächlich vollzogene Kontrolle des Kunden sein, oftmals genügt schon die Möglichkeit, diese zu vollziehen oder sie seitens Dritter vollzogen zu haben. Denn: Wer sich bis zu einem gewissen Maße kontrollierbar macht, signalisiert dem Vertrauensgeber, dass er keine defektiven Absichten hat. Ist das Maß an Kontrolle aber zu hoch, schwächt dies das Zustandekommen einer Vertrauensbeziehung, die im Kern auf dem sukzessiven Verlust der Kontrollmöglichkeiten beruht. Dieser Mechanismus ist in der Fachwelt auch als Kontrollparadoxon bekannt (Osterloh/Weibel 2006: 74 f.). Zertifikate, Reklamationsmanagement, Kundenforen und Audits spielen in diesem Bereich eine tragende Rolle.

4.4   Formale Techniken und Treiber der Vertrauensbildung

Mit diesen unterschiedlichen Aspekten lässt sich die Praxis des Vertrauens im alltäglichen Miteinander fassen und es spricht auf den ersten Blick nichts gegen die Übertragbarkeit dieser Beobachtungen auf das Geschäftsleben und die Unternehmens- bzw. Krisenkommunikation. Bevor die Ergebnisse in eine Maßnahmenmatrix übertragen werden, lohnt es sich aber, einen Blick auf den wissenschaftlichen Diskurs über Vertrauen zu werfen. Wie ließe sich der Prozess der Vertrauensbildung detaillierter beschreiben? Welche Techniken sind neben der Image- und Markenbildung im Allgemeinen relevant und wo könnte im Alltag angesetzt werden?

Erinnern wir uns: Vertrauen wurde als Bedingung der Möglichkeit des sozialen und wirtschaftlichen Handelns schlechthin definiert. Diese Explikation des Vertrauens ist völlig hinreichend für die Zwecke dieser Untersuchung. Gleichwohl

kennt der interdisziplinäre Fachdiskurs zum Thema auch unterschiedliche Aus-
differenzierungen dieser Begriffsexplikation von Vertrauen. Da Vertrauen einen
Relation umfasst (Person x vertraut Person y oder Organisation z) oder eine
Relation zweiter Ordnung (Person x vertraut Person y, weil Person z y vertraut und
x auch z) entspricht, ist bei jeder Theorie des Vertrauens immer auch eine *Vertrauensbeziehung* berührt, die sich formal beschreiben lässt: Je nach Dauer und
Intensität einer Beziehung und je nach Informationsgrundlage rekurriert das Vertrauen dann nämlich auf die Situation (*situationsbasiertes Vertrauen*), auf die
wahrgenommene Vertrauenswürdigkeit des Vertrauensnehmers (*eigenschaftsbasiertes Vertrauen)* oder auf gemeinsam geteilte Normen und Werte von Vertrauensgeber und Vertrauensnehmer (*identifikationsbasiertes Vertrauen)* (Osterloh/
Weibel 2006: 50 ff.). Im Blick auf diese drei Ebenen können weitere Vertrauenstreiber identifiziert werden, die sich gezielt verstärken lassen.

- Situativ betrachtet ist es für jede Vertrauensbeziehung förderlich, wenn der Wert
  der Kooperation den Wert der Defektion deutlich übersteigt. Demjenigen wird
  also mehr vertraut werden, der den *Nutzen der Kooperation betont und bei-
  spielhaft benennt und (emotional und rational) erfahrbar macht.*
- Eigenschaftsbasiert wird ein Vertrauensvorschuss innerhalb der Beziehung in
  den meisten Fällen nur dann gewährt werden, wenn der Vertrauensnehmer als
  kompetent (Erwartung, dass der Kooperationspartner innerhalb seiner Domäne
  kompetent ist) und *integer* (Erwartung, dass er keine verdeckten, für seine
  Partner gefährlichen Strategien betreibt) gilt und seinem Vertrauensgeber
  benevolent, also wohlwollend, gegenübertritt.
- Identifikationsbasiert entsteht Vertrauen schließlich in einer Beziehung durch die
  Voraussetzungen einer engen *Zusammenarbeit, Offenheit* und *regelmäßigen
  Kommunikation (*hier gibt es natürlich einen Grenzwert, man kann auch zu viel
  kommunizieren und für Überdruss bei den Zielgruppen sorgen), durch *wechselseitige Identifikation* mit den Werten, Zielen und Bedürfnissen des Partners,
  durch das Element der *Gemeinschaft* zwischen den Vertrauenden sowie
  schließlich durch die *gegenseitige Sympathie und die Entwicklung einer emotionalen Bindung* (ebd.).

Diese Erkenntnisse haben für die Techniken der Vertrauensbildung für Organisationen und Unternehmenskommunikatoren zahlreiche praktische Folgen: Wer den
Nutzen der (Vertrauens-)Beziehung zum Kunden unterstreicht, Benefits kommuniziert, seine Kompetenzen (beispielsweise durch Rekurs auf die Firmenhistorie und
besondere Marktpositionierung) und Integrität (etwa durch Beigabe von Qualitätsbeglaubigungen, Nachhaltigkeitssiegeln, Kundenreports, die geringe Rekla-
mationsrate oder Auszeichnungen) zu kommunizieren versteht, eigene Werte und
Normen sinnbildlich zum Ausdruck bringt, kontinuierlich und im Modus bild-
mächtiger (sympathietreibender und emotionalisierender) Personalisierung Botschaften übermittelt und Kundenbindungsprogramme entwickelt, hat gute Chancen, die Vertrauensbeziehung deutlich zu vertiefen.

Der Begriff der Integrität spielt dabei auch eine besondere Rolle: Die Relevanz
der Integrität besteht in diesem Fall im Aufbau durch Reputation, also der öffent-

lichen Thematisierung von Imageaspekten. Wer bei anderen als vertrauenswürdig geachtet wird, die selbst wiederum als integer gelten, so der Mechanismus, hat auch bei anderen eher Vertrauen verdient. Vertrauen spiegelt sich im gesellschaftlichen und wirtschaftlichen Miteinander also im Bild einer Kaskade.

Klar ist aber auch: Voraussetzungen sind immer ein *funktionierendes Geschäftsmodell und gute Produkte*, denn wer eine Vertrauensbeziehung auf dem Wege der reinen Simulation der genannten Techniken konstituieren wollte, verletzt die Kriterien der Kompetenz und Integrität und würde die Vertrauensbildung wiederum nachhaltig erschweren. Vertrauensgenese lässt sich also nur bis zu einem gewissen Grad fingieren, nachhaltig wäre so ein Verfahren nicht. Für derlei Motive sind diese Ausführungen auch nicht geeignet.

Tab. 4.1: Treiber und Kombinationsmöglichkeiten der Vertrauensbildung im Abriss.

	Technik	Anwendungsweise
1.	Analogiebildung	Fokussierung auf Gemeinsamkeiten, Personalisierung des Produkts- und Leistungsgeschehens. Betonung gemeinsamer Werte und Normen, Emotionalisierung
2.	Vertrauen durch Vertrautheit durch stetige Wahrnehmung (allerdings nur bis zu einem gewissen Grenzwert, der – wenn er überschritten ist – für Überdruss sorgt)	Regelmäßigen und bildmächtigen Kommunikationsfluss implementieren
3.	Mechanik der Gegenseitigkeit	Erfragung und Anerkennung der Bedürfnisse und Nöte der Ziel- und Anspruchsgruppen durch Kundenbefragungen und effektives Reklamationsmanagement, Nutzen der wechselseitigen Beziehung thematisieren, Techniken der dialogischen Kommunikation. Kulanz als Maxime des Umgangs mit dem Kunden in den Fokus rücken.
4.	Fokussierung der Konstanz	Beständigkeit im Leistungsgeschehen thematisieren (etwa durch öffentlichkeitswirksame Jubiläen oder Darstellung niedriger Reklamationsraten), Benefits für die Zielgruppen in den Fokus rücken, Kundenbindungsprogramme für Stammkundschaft forcieren
5.	Verwundbarkeit signalisieren und dosieren (strukturelle Möglichkeit der Verwundung durch Dritte)	Dem Kunden strukturell die Möglichkeit eröffnen, die eigene Leistung zu bewerten oder bei Bedarf Verbesserungen zu initiieren, selbstkritischen Umgang mit Fehlern im Unternehmen thematisieren (Fehlerkultur)

Tab. 4.1: Treiber und Kombinationsmöglichkeiten der Vertrauensbildung im Abriss.
– Fortsetzung

Technik	Anwendungsweise
6. Der Vertrauenspate – mit Referenzen arbeiten	Zertifikate und Siegel als Qualitätskennzeichen nutzen, Prominente als Fürsprecher ins Marketing implementieren
7. Benevolenz signalisieren, der Zielgruppe oder Dritten gegenüber	Attraktive Preispolitik, spezielle Angebote, Rabattierungen, Kundenprogramme, Aktivitäten der Corporate Social Responsibility bzw. Unternehmerischen Gesellschaftsverantwortung. Wer sich Dritten gegenüber ohne Druck verantwortungsbewusst zeigt, dem wird eher Vertrauen zugesprochen
8. Fremde Vertrauensbrüche als Anlass verstärkter Kommunikationsaktivitäten	Die oben genannten Techniken arbeiten vor allem dann effizient, wenn Vertrauensbrüche Dritter bisherige Geschäftsbeziehungen bröckeln lassen. Um Vertrauen lässt sich dann leichter werben – allerdings indirekt, Vertrauensbeziehung selbst nicht thematisieren
9. Vertrauen durch Transparenz, Kontrolle und Kontrollierbarkeit	Ohne explizite Aufforderung Informationen zum Leistungs- oder gar Reklamationsgeschehen bieten, Transparenz signalisieren, Hintergründe didaktisch aufarbeiten und erhellen, Qualitätsparameter, Rankings, Zertifikate

5   Organisation, Prozesse und Training

Mathias Brandstädter

Die Frage, ob es spezifische Eigenschaften der Organisationskultur von Unternehmen gibt, die zu einer erhöhten und damit zum Teil selbstinduzierten Krisengefährdung beitragen, ist seit einigen Jahren Gegenstand fachlicher Debatten (Löffelholz/Schwarz 2008: 23 f.), die hier nicht zum Abschluss gebracht werden können. Es ist aber evident, dass Mitarbeiter einen großen Teil dazu beitragen können, potentielle Schwachstellen und Anfälligkeiten im Unternehmen zu entdecken, zu melden und zu beseitigen. Voraussetzung dafür sind eine entsprechende internalisierte Fehlerkultur des Betriebs und ein methodisch angeleiteter Umgang mit Fehlern (ein sogenanntes Fehlermanagement).

Sicher ist auch, dass *Organisation, Prozesse und Trainings* zusätzliche Immunisierungsstrategien gegen Imagekrisen sind, sie bilden damit den Abschluss des hier diskutierten präventiven Maßnahmenkatalogs. Gleichwohl lassen sich diese Themenbereiche kaum erschöpfend abschließen, sie formulieren einen fortwährenden Anspruch und Klärungsbedarf an jedes Unternehmen.

5.1   Standard Operating Procedure und Meldekette

Geordnete Kommunikation und klare Zuständigkeiten beziehen sich nicht nur auf die entscheidenden Phasen einer Imagekrise, sondern sind auch für jede effiziente Regelkommunikation maßgeblich. In Krisenzeiten jedoch katalysieren Unstimmigkeiten auf Seiten des Unternehmens kritische Ereignisse enorm, da ein heterogenes Stimmungsbild den Interessen und der Funktionslogik der Medien stets entgegenkommt. Mit dem Aufkommen der Sozialen Netzwerke, Blogs und Foren ist die Sachlage noch einmal deutlich brisanter geworden: Im »Mitmach-Web« beziehungsweise Web 2.0 tauschen Unternehmen, deren Mitarbeiter und Privatpersonen im offenen multimedialen und oft öffentlichen Dialog aktiv Informationen aus (Brandstädter/Ullrich 2012: 137 ff.). Auch hier muss ein Unternehmen die notwendigen Regelungen und Voraussetzungen schaffen, um im Krisenfall nach außen einheitlich und stringent zu sprechen.

Unternehmen sind komplexe Gebilde mit einer Vielzahl von Präferenzen, Interessenlagen, Hierarchien und Strukturen. Gerade in großen Betrieben mit mehreren tausend Beschäftigten oder mehreren Standorten ist es nicht immer eine leichte Aufgabe, alle Entscheidungsträger (vor allem das mittlere Management und somit die Ansprechpartner für Fachanfragen der Presse) dahingehend zu »impfen«, dass jede Form der Pressearbeit einer Absprache, einer Freigabe seitens Presseabteilung oder zumindest einer kontinuierlichen Information der Unternehmenskommunikation bedarf. Das kann bisweilen sogar als Bevormundung missverstanden werden, geschieht diese Abstimmung jedoch nicht, macht dies mittelfristig jede Form der nachhaltigen Medienarbeit unmöglich und untergräbt die Stellung der eigenen Kommunikationsabteilung in den Augen der Journalisten und externen Ansprechpartner. Häufig ist es nicht zuletzt eine Frage knapper zeitlicher Ressourcen, eines mehr oder weniger stillschweigend verinnerlichten (allerdings für das Unternehmen stets schädlichen) Geltungsbedürfnisses einiger Fachkräfte oder schlicht der Praktikabilität geschuldet, wenn Mitarbeiter direkt und ungefiltert mit der Presse sprechen. Messen, Kongresse und einschlägige Branchenzusammenkünfte sind hingegen Termine, an denen Fachkräfte häufig auch direkt von den Medien angesprochen werden können, zum Teil ist das im Sinne des Unternehmens und bisweilen – wie etwa im Falle von Messen – sogar explizit gewünscht. Redakteure haben ihrerseits in vielen Fällen gar keinen Grund, dieses Verfahren der Direktansprache zu ändern, erlaubt es ihnen doch direkten, ungefilterten Durchgriff auf die Ansprechpartner – auch im Krisenfall. Aus Sicht der Journalisten erzeugen heterogene Stimmungsbilder in der Regel bekanntheitssteigernde, kontroverse Artikel, unterhalten deren Leserschaft und steigern den ansonsten degressiven Absatz. Insgesamt ist es also kein Indiz für ausgezeichnete Medienkontakte und mediales Gespür der Fachkräfte im Unternehmen, wenn diese fortlaufend direkten Kontakt zu Medien pflegen, sondern eher eine Begleiterscheinung einer unprofessionellen Kommunikationsarbeit des Hauses. Dennoch ist es aus mindestens drei Gründen von entscheidender Bedeutung, dass diese Form der dezentralen Medienarbeit durch eine Unternehmenskommunikation kanalisiert und mittelbar gesteuert wird.

- Erstens lässt sich jede Medienarbeit nur auf diese Weise synchronisieren, ansonsten würden die Mitarbeiter des eigenen Unternehmens fortwährend autonom um das knappe Gut massenmedialer Darstellung konkurrieren, sich gegenseitig um die positive Berichterstattung bringen und den medialen Output schmälern. Medienarbeit würde also strukturell zu Lasten des eigenen Hauses geschehen. Presse- und Öffentlichkeitsarbeit spontan durch einen Anruf oder eine Mail zu initiieren, ist nicht schwer, jeder Mitarbeiter und jede Führungskraft ist grundsätzlich dazu in der Lage, ein Thema vorzuschlagen oder einen Text zu formulieren. Alle Themen und Personen eines Unternehmens sowie die Positionen und Botschaften des Unternehmens zu systematisieren, miteinander in einen kohärenten und konsistenten Zusammenhang zu setzen und über das Jahr verteilt hinweg medial bestmöglich zu positionieren, ist jedoch eine ganz andere Aufgabe, die sicherlich nicht aus der partikularen Perspektive einer einzelnen Fach- oder Führungskraft geschehen kann und sollte.
- Zweitens erkennt nicht jeder Mitarbeiter die expliziten und impliziten Unwägbarkeiten und Interessenkonflikte, die in einem Thema oder einer Presseanfrage stecken können. Was aus der Sicht des einen nützlich oder zweckmäßig er-

scheint, ist vom Standpunkt eines anderen im Unternehmen betrachtet oftmals weniger hilfreich oder sogar schädlich. Hier gilt es, einzelne Interessen abzuwägen und im Blick auf die Positionen der Geschäftsführung bzw. des Vorstands zu gewichten und zu priorisieren.

- Wer schließlich drittens häufiger ungefiltert mit den Medien spricht, wird sich im Krisenfall vermehrt Anfragen gegenübergestellt sehen, die er schwer oder mit erheblichen Risiken verbunden beantworten, aber auch nur mit Mühen und zweifelhaften Ausreden ablehnen kann. Wer durch Ansprechbarkeit Gewohnheiten seitens der Journalisten kultiviert, leistet der Nachfrage bei kritischen Themen fahrlässig Vorschub und erweist sich und seinem Unternehmen mittelfristig einen schlechten Dienst. Ab einer gewissen Professionalisierung der Kommunikationsarbeit im Unternehmen ist es daher eine Maxime, die zuständigen Kollegen im Haus bei Anfragen und Offerten zu involvieren.

Es ist also Sache des Vorstands, gemeinsam mit der Unternehmenskommunikation die »Richtlinienkompetenz« in Sachen Pressearbeit in Gestalt einer *Standard Operating Procedure* und zugehörige *Meldeketten* und *Verteiler* hausintern zu implementieren, zu kommunizieren und Abweichungen auch entsprechend zu ahnden, damit es im Krisenfall nicht zu ungenügend abgestimmten Verfahrensanweisungen, divergierenden Stellungnahmen und einem heterogenen Stimmungsbild kommt. So ein Verfahren lässt sich aber nur im Vorfeld fixieren, da im Krisenfall sicherlich kaum Zeit besteht und divergierende Interessen eine kurzfristige Abstimmung sogar verhindern können.

Mit der Einrichtung eines Standardverfahrens und einer Meldekette ist noch nicht gesagt, dass über die Sprecherrolle im Rahmen der kommunikativen Intervention bereits durch die Meldekette formal entschieden wäre. Die Meldung an die Kommunikationsabteilung soll in diesem Fall aber sicherstellen, dass die Klärung der Frage des geeigneten Sprechers in jedem Fall dem Vorstand unter Beratung der Kommunikationsabteilung obliegt. Damit dies gelingen kann, müssen die – zumindest leitenden – Mitarbeiter wissen, in welchen Zusammenhängen eine Krise auftaucht, welche Issues für das Unternehmen als erfolgskritisch einzustufen sind, welche Szenarien drohen und wie sie sich dann optimal zu verhalten haben.

Was theoretisch relativ simpel anmutet, ist in der Praxis eine enorme Herausforderung, da die einzelnen Gewerke des Unternehmens in der Regel eine beschränkte Binnensicht auf ihre eigenen Belange und Zusammenhänge verfolgen und aus Effizienzgründen sogar verfolgen müssen. Sie müssen erst – oftmals nicht zuletzt durch Krisen – dafür sensibilisiert werden, aus den alltäglichen Herausforderungen ihrer Abteilung kritische Szenarien und mögliche mediale Bezüge zu extrapolieren und sich die Folgen ihres Handelns für andere Abteilungen und die Außendarstellung bewusst zu machen.

An diesem Punkt zeigt sich, dass die kommunikative Intervention präventive Maßnahmen und interdisziplinäres Denken und Handeln im Unternehmen gleichermaßen voraussetzt. Issues, deren Aktualisierungen und die interventionellen Abläufe müssen von der Entscheidungsebene und der mittleren Führungsebene des Unternehmens internalisiert werden. Dazu bedarf es entsprechender Normierungen, einer kontinuierlichen Kommunikation sowie praktischer Übungen mit den potentiell Betroffenen im Haus.

5.2   FAQs und Q&As

Doch damit nicht genug: *Issues* müssen zudem hausintern als solche erkennbar gemacht, in ihrer strategischen und erfolgskritischen Relevanz didaktisch (mittels *Q&A/FAQ-Katalogen oder Factsheets*) aufgearbeitet und unterstrichen sowie Führungskräfte dazu angehalten werden, entsprechend umsichtig zu sein und neuere Entwicklungen oder anschlussfähige Issues frühzeitig mitzuteilen.

Der Einsatz von webbasierten Issues-Datenbanken unterstützt dabei, Standort- und Sprachbarrieren innerhalb eines Unternehmens zu überbrücken. Issues Management ist insofern immer auch ein relevantes Thema der internen Kommunikation, genauer: der Führungskräftekommunikation. Ein Q&A-Katalog, im Gegensatz zum FAQ-Katalog nur zur internen Verwendung gedacht, erfüllt in diesem Zusammenhang mindestens drei zentrale Aufgaben:

- Identifikation: Der Katalog weist ein Thema oder ein Ereignis für die Mitarbeiter als strategisches Issue aus, zeigt den erfolgskritischen Zusammenhang und die jeweiligen Bezüge zum Unternehmen sowie mögliche Szenarien auf. Damit ist zugleich verbunden, dass der Katalog im Sinne eines Updates neuere Ereignisse und Wendungen aufnimmt. Der Q&A-Katalog wird sukzessive fortgeschrieben, ist für die Führungskräfte und Mitarbeiter also Identifikation und Beobachtung des Issues gleichermaßen.
- Positionierung: Der Katalog formuliert – präventiv oder ad-hoc – einen passenden, einheitlichen Deutungsrahmen (Zeitpunkt, mögliche Sprecher, Adressaten, Nachricht und Botschaften, Kanäle) für das jeweilige Issue und macht auf diese Weise auch die Position des Hauses intern verständlich und nachvollziehbar. Er ist in diesem Sinne auch eine interne Kommunikationsmaßnahme und sensibilisiert für mögliche Szenarien.
- Enabling: Der Katalog schreibt den Empfängern nicht die mediale Sprecherrolle zu, lässt sie aber am Kontext der Entscheidungsfindung teilhaben. Der Text macht deutlich, dass Mitarbeitern, die ihn bekommen, die Meinungsbilderschaft in einem anderen, nicht minder wichtigen Zusammenhang obliegt: der direkten Kommunikation zum Kunden und zum Kooperationspartner, der im Falle einer Imagekrise zeitnah und oftmals mittels direkter Kommunikation (Gespräch, Telefonat, Brief, Mail) eine Information zum kritischen Ereignis, den Vorgängen und weiteren Planungen erbittet. Diese lässt sich auch unterstützend über die jeweiligen Kommunikationskanäle übermitteln (Kundenmagazin, Homepage, Anschreiben, Mailings, Broschüre, Plakat, Flyer, Call-Center), ist aber primär auf die direkte Kommunikation durch meinungsbildende Mitarbeiter und deren Führungskräfte im Unternehmen angewiesen.

5.3   Social Media Guidelines

Eine weitere wichtige Säule der Organisation und Pflege der Kommunikations-prozesse im Vorfeld einer Imagekrise ist auch die Etablierung verbindlicher Standards für die Nutzung von Social Media-Kanälen durch die Mitarbeiter. Mit der neuen Kommunikationsform des Web 2.0 gehen für den Mitarbeiter nicht nur kommunikative Möglichkeiten, sondern im Blick auf sein Unternehmen und seine Pflichten als Arbeitnehmer auch Unsicherheiten und Regelungsbedarf einher, die nicht erst im Rahmen der Imagekrise offenbar werden sollten.

Im Vorfeld der Krise sollte daher zwingend geklärt werden, wie, wann und in welcher Art und Weise Mitarbeiter untereinander und mit Dritten via Web 2.0 kommunizieren dürfen und wie sich das Unternehmen über seine Beschäftigten externen Zielgruppen präsentiert. Auch privat genutzte Social Media-Kanäle sind weitestgehend öffentlich, daher muss der Mitarbeiter auch in seiner Eigenschaft als Privatmann gewisse Regeln beachten, beispielsweise was den Umgang von strategischem Wissen und Unternehmensgeheimnissen betrifft. Das ist an sich kein Novum, denn es betrifft auch die schriftliche und mündliche Kommunikation, ist aber oftmals vielen Mitarbeitern nicht bewusst, da sie sich in ihrer Perspektive gefühlt in rein »privaten« Kommnuikationszusammenhängen bewegen. Derlei Fragen können über Verhaltensregeln (sogenannte Social Media Guidelines; Beispiel ▶ Abb. 5.1) für ein Unternehmen unter Wahrung gesetzlicher Bestimmungen und vertraglicher Vereinbarungen relativ frei definiert werden. Das sollte aber in der Regel in Kooperation mit der Mitarbeitervertretung bzw. dem Betriebsrat geschehen und unter Einbindung der Personalabteilung. Denn: Wie auch immer die Grenze zwischen Freizeit und beruflicher Tätigkeit im Web 2.0 definiert wird, die Kommunikations-abteilung wird nicht umhin kommen, den Mitarbeitern zu sagen, dass sie auch abseits ihres Berufsalltags nicht hemmungslos Firmeninterna verbreiten oder dort über andere Kollegen sprechen oder diese defektieren können. Das kann im Zweifelsfall als Bevormundung oder gar Zensur missverstanden werden. Mitarbeiter sollten den Social Media Guidelines ihre Befugnisse entnehmen können (Dürfen sie einfach eine Facebook-Gruppe gründen? Dürfen sie dazu Bild- und Textmaterial ihrer Webauftritte nutzen?), Hinweise darauf erhalten, wie mit Meinungsvielfalt und Kritik umzugehen ist, wo die Grenzen zwischen privater und geschäftlicher Nutzung der Netzwerke liegen, welche rechtlichen und vertraglichen Bestimmungen Geltung haben und wer im Zweifelsfall ihr Ansprechpartner bei weiteren Fragen ist.

5.4   Krisenstab und Krisenhandbücher

Zudem sollte geklärt werden, welcher *Krisenstab* bei welchen Szenarien zusammentritt. Da die meisten Unternehmen aufgrund gesetzlicher Bestimmungen über Katastrophenschutzpläne und automatische Meldesysteme verfügen, können

SOCIAL MEDIA RICHTLINIEN

Die folgenden Punkte legen die gruppenweit für alle Mitarbeitenden gültigen Spielregeln im Umgang mit Social Media fest.

Verlinken Sie sich mit uns.
Falls Sie selbst schon auf Social Media Plattformen registriert und/oder aktiv sind, dann verlinken Sie sich mit uns - unsere offiziellen Auftritte sind unter www.hirslanden.ch/socialmedia übersichtlich aufgeführt.

Erstellen Sie keine Hirslanden Auftritte in Eigenregie.
Hirslanden hat die Verantwortung über alle offiziellen Social Media Auftritte und Inhalte, die den Namen oder das Markenzeichen von Hirslanden als identifizierungsmerkmal nutzen. Nur so können wir sicherstellen, dass die Auftritte im offiziellen Erscheinungsbild erfolgen und der Dialog professionell erfolgt.

Der Projektleiter Social Media ist alleine autorisiert, offizielle Social Media Auftritte zu erstellen, zu betreuen und zu verwalten.

Kommunizieren Sie nicht im Namen von Hirslanden.
Die gesamte offizielle Kommunikation durch Hirslanden in Social Media muss den Werten, Normen und der Tonalität von Hirslanden entsprechen. Nur der Projektleiter Social Media und von ihm speziell autorisierte Personen sind berechtigt, Hirslanden auf den offiziellen Social Media Auftritten zu vertreten oder im Namen von Hirslanden Beiträge zu erstellen oder zu kommentieren.

Halten Sie Rücksprache bei Unsicherheiten.
Wenn Sie auf einer Plattform einen kritischen oder unseriösen Beitrag über Hirslanden sehen, so beantworten Sie diesen bitte nicht selbst. Halten Sie zuerst Rücksprache mit dem Projektleiter Social Media.

Die offizielle Kommunikation nach außen erfolgt nur durch die Unternehmenskommunikation oder den Projektleiter Social Media. Politische oder journalistische Anfragen müssen in jedem Fall direkt an die Unternehmenskommunikation weitergeleitet werden.

Abb. 5.1: Social Media Guidelines der Privatklinikgruppe Hirslanden.

einzelne Typen von Imagekrisen analog dazu geclustert und aufgearbeitet werden. Wichtig ist auch, dass zu jedem Mitglied des Stabs nicht nur die Kontaktadressen, sondern auch die *Vertreter* sowie die *Erreichbarkeiten* aufgeführt werden. Typische Mitglieder des Krisenstabs sind neben Vorstand und Kommunikation auch die Leiter der Bereiche Personal, Recht, Technik und Sicherheit. In vielen Unternehmen gibt es für verschiedene Szenarien mittlerweile auch automatische Alarmierungssysteme, die nach Aktivierung eines entsprechenden Alarmierungsplans durch autorisiertes Personal in kurzer Zeit alle benötigten Mitarbeiter benachrichtigen. Der Verlauf der Alarmierung wird in Alarmberichten, die der Einsatzleitung übermittelt werden, exakt dokumentiert. Auf diese Weise liegen zeitnah Informationen zur Erreichbarkeit und Verfügbarkeit jedes einzelnen Mitarbeiters einschließlich Eintreffzeit vor. Diese Technik erfordert aber in jedem Fall einen kontinuierlich gepflegten Satz an Personaldaten und sollte vor dem Ernstfall einige Male getestet werden.

Häufig werden auch vor allem in der produzierenden Industrie oder bei Unternehmungen, die sich über viele Geschäftseinheiten oder Einrichtungen verteilen, *Krisenhandbücher* entwickelt, die Unternehmen standortübergreifend eine Ersteinschätzung ermöglichen und die Verfahrensanweisungen in Form von *Check-Up-Listen* und *Diagrammen* veranschaulichen. Sie werden dann in Form von *Krisentrainings* auf ihre Praktikabilität hin überprüft. Dabei werden unterschiedliche Szenarien (Katastrophen, Pandemien, Störfälle) simuliert, Reaktionszeiten bemessen und die einzelnen Akteure auf ihr Zusammenspiel und ihre Performance

123

hin bewertet. Analoge und digitale Krisenhandbücher, auch *Crisis Communication Manual*, *Handbuch Krisenkommunikation* oder *Emergency Action Folder* genannt, galten über Jahre als Herzstück der Krisenkommunikationstrategie. Sie spezifizieren Unternehmensrisiken und Krisentypen und normieren die zentralen und dezentralen Aktivitäten der Krisenkommunikation eines Unternehmens. Grundsätzlich umfassen sie allgemeine Abschnitte und Informationen zu spezifischen Krisensituationen:

* Krisendefinition
* Issues
* Unternehmensspezifische Krisentypen und -szenarien
* Meldeketten und Ansprechpartner
* Zuweisung von Verantwortlichkeiten, Bildung von Krisenteams
* Organisatorische Spezifika (Einlass, Information, Hotlines)

In vielen Handbüchern finden sich zudem verschiedene Vorlagen für Bekanntmachungen, Anschreiben und Pressestatements – bis hin zu Beileidsbekundungen und Ansagetexten für die Krisenhotline. Vor dem Hintergrund der eingangs genannten und im Alltag oftmals nicht stabil verankerten Richtlinienkompetenz in Sachen Krisen- und Regelkommunikation ist deren Nutzen zumindest sorgfältig abzuwägen: Solche Passagen liefern einerseits hilfreiche Versatzstücke und Sprachregelungen und erleichtern somit eine schnelle Reaktion, ermächtigen andererseits aber dazu, im Zweifelsfall vorschnell dezentral zu agieren und unüberlegt oder gar falsch zu handeln.

5.5 Medientrainings

Von den Katastrophenübungen zu differenzieren sind die sogenannten *Medientrainings*, bei denen die möglichen Sprecher (Vorstände, Fachansprechpartner, Führungskräfte und Kommunikatoren) im Krisenfall im Rahmen eines Workshops Aspekte wie Formulierung, Gestik, Auftreten und Körpersprache sowie Dramaturgie live vor Kameras üben, die Ergebnisse gemeinsam analysieren und somit für mediale Gesetzmäßigkeiten sensibilisiert werden. Die Medientrainings werden als Übungen in Echtzeit und unter Realbedingungen konzipiert und simulieren anhand eines – häufig individuell ausgearbeiteten – Szenarios den Ernstfall. Mittlerweile hat sich ein breiter Markt entsprechender Anbieter etabliert, die aber zum Teil ganz unterschiedliche Zielsetzungen verfolgen.

Grundsätzlich sind diese Manöver in Sachen Krisenkommunikation daher zwiespältig zu beurteilen: Sofern sie suggerieren, ad hoc Krisenkommunikation zu vermitteln, sind sie sicherlich eine reine Fehlinvestition, da sie von der eigentlichen proaktiven Arbeit ablenken und nicht unwesentliche Ressourcen, die dort besser aufgehoben wären, verbrauchen und die Fach- und Führungskräfte in scheinbarer

Sicherheit wiegen. Wenn sie aber mit zeitlichem Vorlauf anberaumt sind, in erster Linie Routine und Souveränität vermitteln sowie Sensibilisierung im Umgang mit Medien wecken und damit letztlich eine Form der beruflichen Charakterverstärkung darstellen, sind sie durchaus zu begrüßen. Denn letztlich gilt: Wie gut der Pressesprecher oder der Vorstand im Haus auch geübt sein mögen, es kann durchaus Fälle geben, in denen sie eben nicht die idealen Sprecher für die kommunikative Intervention sind. Sie müssen dann auf die rhetorischen und persuasiven Fähigkeiten anderer Kollegen oder Sprecherrollen (▶ Kap. 7.2) vertrauen. Auch der Faktor der Sensibilisierung ist nicht zu unterschätzen: Wer einmal vor der Kamera zu einem unangenehmen Thema sprechen dürfte, wird ein Gespür für Issues und die Aktionsmöglichkeiten des Unternehmens entwickeln. Die typischen Fehler sollten nicht unbedingt im Rahmen einer echten Berichterstattung gemacht werden.

6   Krise und Organisation

Thomas W. Ullrich

Imagekrisen stellen an Organisationen verschiedene, vom Regelbetrieb abweichende Anforderungen. Diese werden in Kapitel 6.1 pointiert dargestellt. Darauf folgend werden in Kapitel 6.2 diejenigen Maßnahmen skizziert, die für die erste organisatorische Aufstellung unmittelbar nach Eintreten einer Imagekrise erforderlich erscheinen bzw. sich in der Praxis bewährt haben.

6.1   Routine oder Grenzerfahrung

Die Vielzahl existierender Ratgeberliteratur, die mehr oder minder aktuell und umfassend aufbereiteten Krisenhandbücher in Unternehmen sowie das breite Angebot an Krisentrainings sollten Krisenmanagement als »normale« Managementaufgabe erscheinen lassen. Im Ernstfall, d. h. beim tatsächlichen Eintreten einer Imagekrise, sind jedoch oft Kopflosigkeit, Kontrollverlust, Angst, Aktionismus und (vermeidbare) Fehler beobachtbar. Die Ursachen hierfür lassen sich im Wesentlichen in drei Gründen finden:

1. in der Unternehmenskultur,
2. in psychologischen Aspekten bezogen auf den Einzelnen,
3. in psychologischen Aspekten bezogen auf die Gruppe.

Eine moderne *Unternehmenskultur* zeigt oft eine Fokussierung auf interne Prozesse, statt eine konsequente Ausrichtung und Hinwendung zu ihren internen und externen Ziel- und Anspruchsgruppen. In der Krisensituation führt dies dazu, dass der Frage: »Wie organisieren wir uns?«, oft mehr Bedeutung zukommt, als den Fragen: »Wie werden wir bzw. wird unser Unternehmen aktuell wahrgenommen? Was wollen unsere verschiedenen Ziel- und Anspruchsgruppen jetzt von uns wissen? Welches Verhalten erwarten sie jetzt von uns?« Zudem ist die moderne Managementkultur eher davon geprägt, schnell Lösungen zu finden, statt sich lange mit Analysen aufzuhalten. In der Konsequenz führt dies oft dazu, dass versucht wird Kontrolle über die Krisensymptome zu gewinnen, statt nach den tieferen Ursachen der Imagekrise oder nach den positiven Gelegenheiten, die sich aus ihr ergeben können, zu suchen.

Weiterhin kommt hinzu: Es ist Errungenschaft, wie Erfordernis für viele Unternehmen, ihren Mitarbeitern in der Ausgestaltung ihrer täglichen Arbeit viel Freiraum zu lassen. Diese ausgeprägte Eigenverantwortung des Einzelnen erweist sich in der Imagekrise jedoch als Risiko, denn in ihr ist »Kadergehorsam« gefordert. Und so kommt es nicht selten vor, dass während der Krisenstab noch die Kernbotschaften abstimmt, der Pförtner bereits freimütig im Fernsehinterview Auskunft über den Krisenfall gibt.

Betrachten wir die Imagekrise hinsichtlich der *psychologischen Aspekte bezogen auf den Einzelnen*, stellt diese in der Regel eine außergewöhnliche Situation dar. Weil sie eine Ausnahme ist, hat der Einzelne kein automatisch abrufbares »Verhalten« für sie parat. Gleichzeitig aber ist ihm offenkundig, dass im betreffenden Moment einerseits viel auf dem Spiel steht und daher andererseits eine schnelle Reaktion erforderlich ist. Das erzeugt Stress. Nicht jenen Stress, den man als Würze des Lebens kennt (Eustress) sondern den, der sich als jedermanns Feind (Distress) offenbart (vgl. Selye 1956).

Akut zeigt sich die Imagekrise als ein »Reiz«, der sich über das zentrale Nervensystem zunächst von der Amygdala über den Hypothalamus weiter über den Sympathikus in das Nebennierenmark fortpflanzt und dort zur Ausschüttung von Cortisol und Adrenalin anregt. Die Folgen sind weithin bekannt: der Herzschlag wird erhöht, die Atmung gestärkt, die Pupillen weiten sich und eine Reihe weiterer physiologischer Reaktionen werden ausgelöst. Der Mensch stellt sich auf das ein, was sich in der Evolution für außergewöhnliche Situationen bewährt hat: *Fight*, der Kampf, oder *Flight*, die Flucht, und manchmal auch *Freeze*, das stille Verharren. Für klares, analytisches Denken bleibt nun kein Raum mehr. Tatsächlich lassen sich diese drei archaischen Antworten auf Ausnahmesituationen im modernen Management in Krisensituationen beobachten (vgl. Ullrich 2010a). Der Kampf-Reflex zeigt sich als blinder Aktionismus, der Flucht-Reflex als Ausweichverhalten, bei dem der zuständige, sonst meist sehr souveräne Top-Manager plötzlich in anderen Aufgaben oder an einen unbekannten Ort abtaucht. Die (Schock-)Starre reduziert auf eine innere Leere, eine offenkundig richtungslose Informationssuche sowie die Unfähigkeit zu entscheiden bzw. zu handeln.

In der Krise, als Situation hoher Unsicherheit, zeigen sich häufig Methodismus, Halo-Effekte und eine Fehleinschätzung von Wahrscheinlichkeiten. *Methodismus* bezeichnet dabei den Rückgriff auf Handlungen, die sich in der Vergangenheit als erfolgreich erwiesen haben, ohne die Prüfung, ob diese für die aktuellen Umstände tauglich oder dienlich sind. *Halo-Effekte* führen dazu, dass aus den zur Verfügung stehenden Informationen, vorwiegend nur jene berücksichtigt werden, welche die zuerst entwickelte Hypothese bestätigen. Für neues Denken und alternative Ansätze, bleibt in Stresssituation keine Gelegenheit. Ferner werden jene Entwicklungen bzw. Ereignisse für wahrscheinlicher gehalten, die entweder besonders anschaulich sind (»typisches Beispiel«) oder von den Betroffenen in der Vergangenheit selbst erlebt wurden.

Um diesen Mechanismen zu entgehen, gibt es nur einen Weg: *Krisen müssen zur Routine werden*. Nur wenn es gelingt, psychologisch, und d. h. vor allem emotional, Ausnahmesituationen als etwas ganz normales zu erleben, ggf. als eine neue, spannende Herausforderung, in der die eigenen gut ausgebildeten Fähigkeiten auf eine hohe Anforderung treffen, d. h. in der Krise eine »Flow-Situation« zu erreichen (vgl. Csikszentmihaly/Csikszentmihaly 1991), wird der Betreffende in der Lage sein, diese mit allen ihm zur Verfügung stehenden Ressourcen bestmöglich zu meistern.

Doch der Krisenstab muss auch mit *psychologischen Aspekten bezogen auf die Gruppe* rechnen. Zum einen sind Krisenstäbe oft zu sehr mit sich selbst beschäftigt und zu wenig mit der Krise. Zwar sind die Mitglieder des Krisenstabs meist seit längerem mehr oder minder miteinander bekannt, haben jedoch in dieser Zusammensetzung in der Vergangenheit selten intensiv miteinander gearbeitet. In der Konsequenz müssen sie – unter Hochdruck – alle Phasen des *Teambildungsprozesses* durchlaufen, um zu optimaler Leistung zu finden, oder sie müssen auf einer wenig produktiven Stufe verharren. Dabei lässt sich der Teambildungsprozess in vier Phasen beschreiben (vgl. Tuckman 1965; Tuckman et al. 1977). Am Beginn steht das *Forming*, in dem sich die Mitglieder des Krisenstabs untereinander genauer bekannt machen, sich gegenseitig vorsichtig abtasten und versuchen, sich über die Krisensituation klar zu werden. Auf sie folgt das *Storming*, das durch mehr oder minder offensichtliche Profilierungsversuche und Machtkämpfe gekennzeichnet ist. Erst, wenn die »Hackordnung« im Team geklärt ist und ein Wir-Gefühl entsteht, erhält die Arbeit Struktur (*Norming*): Zuständigkeiten und Abläufe werden festgelegt. Erst jetzt beginnt das, was im Ernstfall von Beginn an gefordert ist: das *Performing*, die eigentliche konstruktive Bearbeitung des Krisenereignisses durch alle Mitglieder im Krisenstab.

Darüber hinaus besteht für den Krisenstab das Risiko des *Groupthinks* (Janis 1971): In Gruppen, die unter Entscheidungsdruck stehen, passen die Einzelnen ihre Sichtweise auf die vermeintliche Mehrheitsmeinung der Gruppe an. Kritische Einwände werden unterdrückt und in der Folge nicht alle Positionen und Optionen für die Entscheidungsfindung berücksichtigt. Das Konzept des Groupthinks ist zwar angreifbar und kann das Phänomen selbst kaum näher erklären, doch das schmälert nicht den Wert, den der Ansatz zur Beschreibung eines »realen« Problems hat.

Auch an anderer Stelle wird bei Gruppen in Krisensituationen eine verringerte Informationsaufnahme und geringere Berücksichtigung von Alternativen sowie eine Vereinfachung der Abläufe zur Entscheidungsfindung und ein geringeres Interesse an Rückmeldungen aus der Gruppe beschrieben (vgl. u. a. Holsti/George 1975).

So wie für den Einzelnen gibt es für den Krisenstab als Gruppe aus diesem Dilemma nur einen Ausweg: Die Krise muss zur Routine werden. Daran ändern auch Krisenhandbücher mit dokumentierter Zuständigkeit und durchdachten Ablaufplänen kaum etwas. Was vor dem Eintreten des Ernstfalls bei dem Einzelnen nicht durch Persönlichkeitsentwicklung geprägt und in der Gruppe nicht als Prozessroutine etabliert ist, kann nach Eintreten der Imagekrise nicht mehr sinnvoll nachgeholt werden.

6.2 Imagekrise und organisatorische Aufstellung

In einer Imagekrise sind zwei Ebenen der Organisation zu unterscheiden: die Ebene des Krisenmanagements und die Ebene der Krisenkommunikation, genauer des Krisenkommunikationsmanagements. Das oberste organisationale Gremium des Krisenmanagements bildet der Krisenstab. Ihm fällt die Aufgabe zu, die Krise zu lösen. Dafür braucht er unterschiedliche fachliche Kompetenzen sowie die nötigen Ressourcen und Entscheidungsbefugnisse (vgl. Ullrich 2008a). Daher sind in der Regel folgende Personen Mitglieder des Krisenstabs:

- mindestens ein entscheidungsbefugter Vertreter der Geschäftsführung bzw. des Vorstands
- soweit vorhanden, der Hausanwalt bzw. der Leiter der Rechtsabteilung
- soweit vorhanden, der Qualitätsbeauftragte
- ein für das Krisenereignis inhaltlicher Kompetenzträger; bei einer Produktkrise zum Beispiel der Produktmanager, beim Versagen technischer Anlagen/Einrichtungen der Technikleiter, bei Veruntreuung und ähnlichen Finanzdelikten der Leiter der Finanzabteilung bzw. Buchhaltung, bei Behandlungsfehlern durch einen Arzt der vorgesetzte Chefarzt der betroffenen Klinik usw.
- der Leiter der Unternehmenskommunikation/Pressesprecher
- mehrere vertrauenswürdige Assistenzkräfte
- gegebenenfalls externe Beratung, etwa ein externer Krisenmanager, Fachanwalt und/oder Kommunikationsberater

Der Leiter der Unternehmenskommunikation bzw. Pressesprecher ist dabei sowohl Mitglied des Krisenstabs, als auch Leiter des Stabs Krisenkommunikation. Während der Krisenstab die Aufgabe hat, das Problem in der Sache zu lösen, kommt dem Stab Krisenkommunikation einerseits die Aufgabe zu, den Krisenstab aus kommunikativer Perspektive in seiner Entscheidungsfindung zu beraten und ihn über aktuelle Entwicklungen der Medienberichterstattung zur Krise zu informieren sowie andererseits die Krise an der »kommunikativen Front« – in Abstimmung mit dem Krisenstab – zu bewältigen. Dies betrifft sowohl die Kommunikation nach innen als auch nach außen.

Für die grundsätzliche Ausstattung sowohl des Krisenstabs, als auch des Stabs Krisenkommunikation kann die in Tabelle 6.1 dargestellte Checkliste zur Orientierung dienen, die im Sinne einer Minimalanforderung zu verstehen ist.

Checkliste zur Basisausstattung für den Krisenstab

- zentraler Lage-/Besprechungsraum, blick-/abhörsicher
- unmittelbar angrenzend ein separates Telefonzimmer zur Annahme von Medienanfragen
- Interviewraum für Medieninterviews, einige Büros vom Krisenzentrum entfernt

- 2–4 Flipchart(s) und Stifte
- Pinnwände mit Zubehör
- Diktiergerät
- Beamer & Leinwand/weiße Wand
- mehrere Telefone (ggf. abhörsicher) und mindestens ein Faxgerät
- mindestens einen Farb- und Schwarzweiß Drucker, hinreichend Druckerpapier und Druckerpatronen/Toner
- das Krisenhandbuch/Handbuch zur Krisenkommunikation/den Krisenplan
- Notizblöcke, Papier, Stifte
- Telefonbücher und interne Telefonverzeichnisse (je zwei Ausdrucke)
- Vorlagen diverser Hausdokumente (Briefpapier, Bogen der Pressemitteilung etc.)
- Fernseher und Radio mit der Möglichkeit für Mitschnitte, hinreichende leere Datenträger
- Internetanschluss mit uneingeschränktem Zugriff auf das Internet
- freie Netzwerksteckplätze, damit sich Dritte (Berater, Anwälte, Verstärkung) schnell mit einem Rechner/Laptop an das Teamsystem andocken können
- Zugriff aller Beteiligten auf einen Datenserver
- einen CD- beziehungsweise DVD-Brenner und zugehörige Rohlinge bzw. mehrere leere USB-Sticks
- Getränke und »Nervennahrung«

Unmittelbar zu Beginn der Imagekrise ist ein *Chronist* zu bestimmen, der als ständige Unterstützung des Krisenstabs diesem beiwohnt und in einem Dokument, der sogenannten Krisenchronik, sämtliche relevanten Entwicklungen im Kontext der Imagekrise und alle Entscheidungen des Krisenstabs dokumentiert.

Darüber hinaus wird ebenfalls frühzeitig entschieden, ob und wenn ja welche *externe Unterstützung* für die Bewältigung des Krisenfalles erforderlich erscheint. Entscheidet sich etwa der Leiter der Unternehmenskommunikation für die Einbindung externer Agenturunterstützung, so sollte dies sehr frühzeitig erfolgen, um den Aufwand für das Onboarding, d. h. die Information über den Sachverhalt, seine Entwicklungen und die bisher etablierten Routinen möglichst gering zu halten.

Bereits frühzeitig sollte auch der *Kreis der Betroffenen* möglichst klar eingeschätzt werden (▶ Kap. 7.4), um gegebenenfalls Maßnahmen, die z. B. technisch bedingte Vorlaufzeiten erfordern, bereits auf den Weg zu bringen. Hier lassen sich beispielsweise die Schaltung einer Hotline, gegebenenfalls unter Einbindung eines externen Call-Centers, oder die Einrichtung spezifischer Online-Kanäle nennen (▶ Kap. 7.5).

Parallel ist in der internen Organisation die *zentrale Anlaufstelle* zu bestimmen, d. h. zu klären, wer telefonische und sonstige Anfragen entgegennimmt. Hier ist über eine geeignete Telefon- und Faxnummer sowie über eine geeignete, gegebenenfalls neu einzurichtende, E-Mail-Adresse zu entscheiden. Als erster Kontakt für externe Anfragen sowie für Medienanfragen haben sich in der Praxis der Krisenkommunikation in der Regel gestandene Sekretärinnen besonders bewährt. Ihre

Aufgabe besteht ausschließlich darin, eingehende Anfragen und Medienanfragen in separaten Erfassungsbögen (▶ Abb. 6.1) zu dokumentieren und an den Stab Krisenkommunikation bzw. den Krisenstab weiterzuleiten. Ihre Aufgabe ist es hingegen explizit nicht, inhaltliche Aussagen zur Krise zu machen. Vielmehr stellen sie ein Entlastungsventil für die in Imagekrisen typische Vielzahl von Medien- und sonstige Anfragen dar.

Datum/ Uhrzeit	Medium	Redaktion	Name des Redakteurs	Telefon/ E-Mail	Fragen	Antwort Datum/Uhrzeit	Inhalt der Antwort

Abb. 6.1: Schema eines Erfassungsbogens für eingehende Anfragen in der Imagekrise.

Ebenfalls möglichst unmittelbar nach Eintritt eines Krisenereignisses, soll über den Stab Krisenkommunikation eine kurze *Anweisung an alle Mitarbeiter* erfolgen, dass diese sich gegenüber Externen zum Krisenfall selbst nicht zu äußern haben, sondern bei sämtlichen Anfragen auf die oben genannte zentrale Anlaufstelle verweisen. Hierfür müssen sie entsprechend einerseits die Kontaktdaten dieser Anlaufstelle erhalten und sollten andererseits zudem mit dem Muster einer Sprachregelung versorgt werden, um nicht versehentlich zu kolportieren, sie dürften sich nicht zum Vorfall äußern. Vielmehr sollte ihre Aussage schlicht lauten: »*Da kann ich Ihnen nichts zu sagen. Bitte wenden Sie sich an …*«.

Aus dem Stab Krisenkommunikation heraus ist zudem unmittelbar mit dem Eintreten der Imagekrise das *Krisenmonitoring* aufzusetzen. Dies umfasst einerseits ein vorfallbezogenes Medien-Monitoring sowie andererseits ein entsprechendes Online- und Social Media-Monitoring (vgl. Ullrich 2012a). Hier sind einerseits die relevanten Stichwörter festzulegen und zudem gegebenenfalls geeignete externe Dienstleister zu beauftragen. Die Medienüberwachung, etwa über Dienstleister wie Landau Media (landaumedia.de) oder Ausschnitt Medienbeobachtung (ausschnitt. de) sollte dabei tägliche »Clippings« liefern und die Überwachung des Internets und Social Media etwa über Dienstleister wie Vico Research & Consulting (vico-research.com) oder BIG (big-social-media.de) sollte in stündlicher Taktung einen Statusbericht übermitteln.

Parallel empfiehlt sich das Aufsetzten von Google-Alerts (google.com/alerts) zum Namen des betroffenen Unternehmens und zu das Krisenereignis betreffenden Stichwörtern sowie die entsprechende zusätzlich eigene Überwachung von Twitter (twitter.com/search-advanced).

Die Arbeit des Stabs Krisenkommunikation konzentriert sich auf die kommunikative Intervention in der Imagekrise (►Kap. 7). Hierfür muss sie sich einen *Überblick über die Situation* verschaffen, wofür sich die Orientierung an den sechs W-Fragen (►Kap. 7.3) bewährt hat: Was hat sich ereignet? Wann? Wo? Wie? Warum? Wer ist von dem Ereignis betroffen oder an ihm beteiligt? Die inhaltliche Arbeit, d. h. die *Gestaltung der Unternehmensnachricht* (►Kap. 7.3) fokussiert im Wesentlichen *auf vier Dokumente*:

1. das *O-Ton Statement*, ist die verdichtete Darstellung der Unternehmensbotschaft, in der Form, in der sie auch in Radio- und TV-Interviews verwendet werden kann (►Kap. 7.3.3),
2. das *Unternehmensstatement* bzw. die Pressemitteilung, d. h. die »Langfassung« der Unternehmensnachricht,
3. das Dokument *FAQ* (Frequently-asked-Questions), das Fragen zum Krisenvorfall umfasst, auf die es bereits im Krisenstab verbindlich verabschiedete Antworten gibt, und als verbindliche Sprachregelung den Unternehmenssprechern (►Kap. 7.2), d. h. gegebenenfalls auch einer Hotline, als Grundlage für die Beantwortung von Anfragen dient (»Verlautbarungsdokument«),
4. das Dokument *Q&A* (Questions & Answers), das eine Sammlung von denkbaren sowie durch externe Anfragen aufgeworfenen Fragen rund um den Krisenfall umfasst, unabhängig davon, ob zu diesen bereits eine verbindliche Sprachregelung besteht oder die Fragen aktuell erst geklärt werden (»Arbeitsdokument«). Das Q&A wird außerhalb des Krisenstabs bzw. des Stabs Krisenkommunikation nicht weitergegeben.

Sämtliche Dokumente sollen sich durch ihre Gestaltung deutlich voneinander abheben, und zudem gut sichtbare Versionsinformation tragen (Versionsnummer, Datum, Uhrzeit, Autor, Speicherort etc.). Sobald eine neue verbindlich verabschiedete Fassung der Dokumente 1–3 vorliegt, sind die jeweils betroffenen Kreise (Unternehmenssprecher, Hotline, Stab Krisenkommunikation, Krisenstab etc.) davon in Kenntnis zu setzen und müssen – etwa über ein gemeinsam nutzbares Laufwerk – auf diese Zugriff erlangen. Hier kann es pragmatisch sinnvoll erscheinen, das jeweils aktuellste Dokument auf oberster Ebene abzulegen und die jeweiligen Vorversionen in entsprechenden Archivordnern zugänglich zu halten.

Die über diese ad hoc Schritte der ersten organisatorischen Aufstellung in der Imagekrise hinausgehenden Aufgaben ergeben sich aus Kapitel 7, welches alle Schritte des Kommunikationsmanagements der ersten kommunikativen Intervention beschreibt.

7   Kommunikative Intervention in der Imagekrise

Thomas W. Ullrich

Ein Vorfall ist eingetreten, die Imagekrise unmittelbar gegenwärtig. Das Krisenereignis und seine Wahrnehmung werden also das bestehende Markenimage, z. B. eines Unternehmens, mehr oder weniger stark verändern. In der Folge wird das auf ihm fußende Vertrauen in das Unternehmen und seine Produkte verringert – mit entsprechenden wirtschaftlichen Konsequenzen (▶ Kap. 2.2 und 2.3).

Das Unternehmen muss nun entscheiden, ob und wenn ja, in welcher Weise es zum Krisenereignis kommuniziert. Genau diese erste Kommunikation in der akuten Imagekrise, d. h. die kommunikative Intervention, bildet das Thema dieses Kapitels. Dabei geht es nicht um organisatorische und operative Aspekte, sondern um die Frage der richtigen Strategie. Wie muss von Beginn an gehandelt, d. h. kommuniziert, werden, um das gesetzte Ziel zu erreichen. Das Ziel ist in der Imagekrise eindeutig bestimmt: Der mögliche wirtschaftliche Schaden soll so niedrig wie möglich gehalten werden. Die *traditionelle Krisenkommunikation* bietet für die Verfolgung dieses Ziels lediglich zwei konträre Vorgehensweisen an:[1]

1. eine defensive Kommunikationsstrategie
2. eine offensive Kommunikationsstrategie.

Die *defensive Kommunikationsstrategie* ist dadurch gekennzeichnet, dass Informationen über ein Krisenereignis einerseits erst dann weitergegeben werden, wenn die Öffentlichkeit von diesem bereits aus anderer Quelle erfahren hat und andererseits Information nur stückweise weitergegeben werden. In der Frühphase der Krise wird selbige verschwiegen oder gar abgestritten. Das Vorgehen folgt der Maxime: vertuschen und abwiegeln. Im Extremfall bedeutet dies, abzuwarten, bis die Krise vorübergezogen ist.

Einzelne Autoren sehen solch ein Vorgehen als sinnvoll an, wenn öffentliche Vorwürfe begründet und durch aktive Kommunikation nicht abzuwehren sind oder wenn die Tatbestände kurzfristiger Natur sind, die Kritik sich in Grenzen hält und das Interesse am Thema schnell erlöschen wird (vgl. Mathes/Gärtner/Czaplicki 1991: 37; Weißbeck 2003: 7/10). Insofern erscheint die defensive Kommunikationsstrategie als richtiger Ansatz in der frühen Phase von Gerüchten und Boy-

---

1 vgl. stellvertretend u. a. Apitz 1987: 63; Herbst 1999: 77; Weißbeck 2003: 7/9; Wilmes 2006: 42; Mast 2008: 367; Mast 2008a: 99; Töpfer 2008: 369 f.

kotten (vgl. Ogrizek/Guillery 1999: 23; Weißbeck 2003: 7/10 f.). Auf diese Weise soll vermieden werden, dass durch eigene Kommunikationsaktivitäten die Aufmerksamkeit bezogen auf den Vorfall gesteigert wird. In der Praxis jedoch zeigt sich die Konsequenz dieses Vorgehens häufig in ausgeprägten Spekulationen über Ursachenhintergründe und über die Charakteristika des Vorfalls, in umfassenderen Investigationen (durch Journalisten) sowie in längerfristiger, negativer medialer Publizität (vgl. Mathes/Gärtner/Czaplicki 1991: 218; Weißbeck 2003: 7/11).

Demgegenüber steht die *offensive Kommunikationsstrategie*, bei der Unternehmen Informationen über die Krise frühzeitig weitergeben und eine offene und ehrliche Kommunikation betreiben. Dadurch soll der Bildung von Gerüchten zuvorgekommen werden sowie Unsicherheit und ein Vertrauensverlust vermieden werden. Sind die Sachverhalte bzw. die Details der Krisensituation noch unklar, soll sich das Unternehmen darauf konzentrieren, einerseits die Bereitschaft zu beteuern, Ursachen, Hintergründe und Umstände der Krise lückenlos aufzuklären und andererseits Informationen zu eingeleiteten Maßnahmen zur Bewältigung der Krise zu vermitteln. Die vier Komponenten der offensiven Krisenkommunikation sind (vgl. Mathes/Gärtner/Czaplicki 1991: 38 f.):

1. offen über die Krise zu berichten,
2. deutlich zu machen, dass das Unternehmen versucht, den Schaden zu begrenzen – etwa durch die Kooperation mit den Behörden etc.
3. die Demonstration von Betroffenheit
4. darlegen, dass das Unternehmen die Krise als Chance begreift, künftig Abläufe und Verhalten zu verändern (vorwärtsgerichtet).

Solch eine offensive Krisenkommunikation soll bei tatsächlichem Eintritt der Krise bzw. unmittelbar vor ihrem öffentlich werden erfolgen. Sie verfolgt das Ziel eine höhere Kontrolle über die Berichterstattung in den Medien zu gewinnen, Gerüchte zu vermeiden und Glaubwürdigkeit sowie Vertrauen zu erhalten. Im Gegenzug bedingt die offensive Krisenkommunikationsstrategie eine von Beginn an deutlich höhere Publizität, d. h. Aufmerksamkeit.

Sowohl in der Fachliteratur (vgl. u. a. Apitz 1987: 63; Herbst 1999: 77; Mast 2008a: 99; Töpfer 1999: 46/2008: 370) als auch, wie eine Umfrage zeigt, in der Praktiker-Meinung (vgl. Dollase/Selders 2006) überwiegt die Überzeugung, dass eine offensive Kommunikationsstrategie in der (Image-)Krise die bessere Wahl sei. Doch auch wenn die Argumente zu Gunsten einer offensiven Kommunikationsstrategie plausibel erscheinen, steht eine empirische Fundierung streng genommen aus. Zudem bleiben die als »Kommunikationsstrategien« deklarierten Meinungsantipoden konzeptionell unbefriedigend: Sie sind zu pauschal und werden damit der Vielfalt möglicher Imagekrisen nicht gerecht. Im Folgenden wird daher ein alternatives Vorgehen abgeleitet, dass ausgehend von einem einfachen Kommunikationsmodell und der Theorie der Imagekrise (▶ Kap. 2) differenzierte Strategien sowie für die jeweiligen Umstände einer Imagekrise spezifische Handlungsempfehlungen liefert. Betrachtet man die Frage nach der geeigneten ersten kommunikativen Intervention bei einer Imagekrise ausgehend von dem einfachsten Kommunikationsmodell, *Sender – Nachricht – Medium – Empfänger* (vgl. u. a. Grunig/

Hunt 1984: 24), wird deutlich, dass die Beantwortung von mindestens vier Variablen abhängt. Als fünfte Variable ist der *Zeitpunkt der kommunikativen Intervention* zu berücksichtigen (▸ Abb. 7.1), der gerade in den dynamischen Imagekrisen die Wirkung der Kommunikation erheblich beeinflussen kann: Durch zu frühe Kommunikation kann eine zu große Aufmerksamkeit erregt werden, durch eine zu späte, dringt die Position des Unternehmens ggf. nicht mehr mit hinreichender Wirkung zu den Adressaten durch.

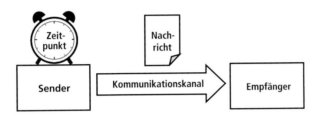

Abb. 7.1: Vereinfachtes Kommunikationsmodell für die Variablen der kommunikativen Erstintervention in der Imagekrise (nach Ullrich 2012: 3).

Die Vielfalt denkbarer Imagekrisen und die Komplexität von Kommunikation, erlauben zu den einzelnen Aspekten in der Regel keine einfachen Antworten im Sinne von »*mach das*«. Vielmehr gilt es, Checklisten und Schemata für Fallunterscheidungen der Art, »*wenn ..., dann ...; wenn aber ..., dann ... usw.*« zu entwickeln.

Zur Klärung des *geeigneten Interventionszeitpunkts* (▸ Kap. 7.1) wird zunächst der zeitliche Verlauf der (Medien)Aufmerksamkeit auf die Imagekrise betrachtet. Davon ausgehend werden Fallunterscheidungen für den geeigneten Zeitpunkt der kommunikativen Intervention entwickelt und im Zwischenfazit auf ein Flussdiagramm verdichtet.

Für die Entscheidung über den oder die *geeigneten Absender* der kommunikativen Intervention (▸ Kap. 7.2) werden zunächst die nach dem Stand der Fachliteratur zur Krisenkommunikation etablierten Rollenzuweisungen in Unternehmen kritisch reflektiert. Anschließend werden die für die Imagekrise relevanten Erkenntnisse aus der Persuationsforschung hinsichtlich des Absenders einer Botschaft betrachtet. Im Fazit werden beide Perspektiven zu einem Anforderungskatalog an den geeigneten Absender der Unternehmensbotschaft in der Imagekrise verdichtet.

Die geeignete *inhaltliche Ausgestaltung der Nachricht* (▸ Kap. 7.3) ist der komplexeste Aspekt der kommunikativen Krisenintervention. Da einerseits der Schaden einer Imagekrise u. a. von der dem Vorfall entgegengebrachten Aufmerksamkeit abhängt, wird zunächst erörtert, wie die Vorfalldarstellung in der Unternehmensnachricht gestaltet werden muss, um die Aufmerksamkeit möglichst zu verringern. Hierfür werden konkret die Konzepte des Nachrichtenwerts und des Involvements herangezogen. Im Anschluss wird dargestellt, welche Position ein Unternehmen – abhängig von seinem Verantwortungsgrad für den Vorfall – einnehmen soll, um Vertrauen zu erhalten. Dabei wird die in den USA etablierte *Theorie der situativen Krisenkommunikation* dargestellt, kritisch reflektiert und

135

konzeptionell für die Anwendung im Kulturraum Deutschland angepasst. Im Fazit werden die Erkenntnisse der Einzeluntersuchungen auf generelle Empfehlungen und fallspezifische Empfehlungsschemata verdichtet.

Für die Identifikation der *relevanten Empfänger* der Unternehmensbotschaft (▶ Kap. 7.4) wird ausgehend von einer Bestandsaufnahme zum Verständnis von Ziel- und Anspruchsgruppen in der traditionellen Krisenkommunikation ein Zielgruppenmodell aus dem Marketing auf die Situation der Imagekrise adaptiert und um die dynamische Perspektive der Anspruchsgruppenbildung erweitert.

Zur Wahl der *Kommunikationsinstrumente bzw. -kanäle* (▶ Kap. 7.5) wird ausgehend von den Empfehlungen der traditionellen Krisenkommunikation und abhängig von der Beziehungsqualität zu den relevanten Empfängern sowie unter Berücksichtigung jüngerer Erkenntnissen zur Krisenkommunikation im Kontext von Social Media, eine einfache Systematik entwickelt.

Kapitel 7.6 widmet sich im Sinne eines Exkurses dem Themenkomplex der Intervention auf dem Rechtsweg und bietet hier einen einführenden Überblick, eine Bewertung und Handlungsempfehlung aus der Perspektive der Krisenkommunikation.

Im abschließenden Kapitel 7.7 wird auf Einschränkungen der jeweils abgeleiteten Empfehlungen hingewiesen und ein Ausblick auf Ansätze für die weitere Forschung gegeben.

7.1 Zeitpunkt der kommunikativen Intervention

Wenngleich sich die Auffassung, eine offensive Kommunikation sei in der Imagekrise besser als Schweigen, durchgesetzt hat, ist die in der Fachliteratur formulierte Forderung, eine den Vorfall erklärende Pressemitteilung solle innerhalb von 30 Minuten (vgl. Herbst 1999: 120) oder innerhalb der ersten 2 Stunden (vgl. Töpfer 2008: 185) versendet werden, zumindest zweifelhaft. Kommuniziert ein Unternehmen zu früh, besteht die Gefahr, dass es selbst eine zu hohe öffentliche Aufmerksamkeit auf das Ereignis lenkt – im Zweifelsfall, bevor es dessen Umstände hinreichend erfassen, die eigene Position klären und geeignet auf das Ereignis reagieren konnte. In solch einem Fall richtet die frühe Kommunikation lediglich Schaden an. So konnte etwa experimentell gezeigt werden: Journalisten schreiben einem Krisenereignis einen höheren Nachrichtenwert zu, wenn ein Unternehmen zu diesem eine Pressemeldung veröffentlicht (vgl. Herrmann 2012: 181 f.). Reagiert das Unternehmen hingegen zwar offensiv aber zu spät, besteht das Risiko, dass die vom Unternehmen herausgegebene Kommunikation die Wahrnehmung des Vorfalls und die auf diesen fokussierende Berichterstattung nicht mehr zu Gunsten des Unternehmens beeinflussen kann. Zudem zeigt sich im Experiment mit Journalisten, dass diese ein Unternehmen, welches zu einem Krisenereignis aktiv kommuniziert, als kompetenter, weniger verantwortungslos und als glaubwürdiger wahrnehmen (ebd.).

136

Um den geeigneten Zeitpunkt der kommunikativen Intervention zu bestimmen, ist eine genauere Vorstellung des zeitlichen Verlaufs einer Imagekrise notwendig und bildet daher das Thema des ersten Kapitels 7.1.1.

In Kapitel 7.1.2 wird dann, ausgehend von unterschiedlichen Öffentlichkeitsgraden eines Krisenereignisses, ein konkreter Ansatz zur Bestimmung des geeigneten Zeitpunkts für die kommunikative Intervention erarbeitet und in Kapitel 7.1.3 in Form eines Entscheidungsflussdiagramms verdichtet.

7.1.1 Zeitverlauf von Imagekrisen

Aus dem Issues Management lässt sich zunächst folgende Plausibilitätsbetrachtung übernehmen (vgl. u. a. Gutermann/Helbig 2007: 146; Röttger/Preusse 2008: 166): Je früher im Verlauf einer Imagekrise interveniert wird, desto geringer ist die initiale Aufmerksamkeit und entsprechend größer ist der Handlungsspielraum bei entsprechend geringeren, zur Bewältigung der Imagekrise aufzuwendenden Kosten (▶ Abb. 7.2).

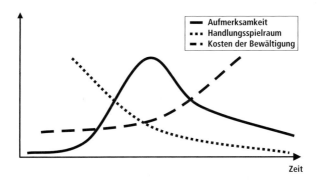

Abb. 7.2: Handlungsspielraum und Kosten in der Imagekrise im Zeitverlauf in Abhängigkeit von der öffentlichen Aufmerksamkeit (eigene Darstellung in enger Anlehnung an Gutermann/Helbig 2007: 146).

Demnach scheint »früher« gleich »besser« zu sein. Doch wann ist früh gut und wann ist früh zu früh? Da die Aufmerksamkeit auf eine Imagekrise im Wesentlichen durch die mediale Publizität gesteuert wird, erscheint es sinnvoll, sich mit dieser näher zu befassen. Nach einem allgemeinen Modell zum Verlauf der publizistischen Intensität im Krisenfall (▶ Abb. 7.3) zeigt sich diese als Kurve mit zunächst steilem (eruptiven) Anstieg und einem nach dem Sattelpunkt gestreckten Abfall (tailing = Schwanzbildung). Pragmatisch wird der Verlauf in drei Phasen gegliedert (vgl. Klenk 1989: 31 f.):

1. In der *Gerüchte-Phase* steigt die Publizität steil vom Null- auf den Höhepunkt an. Sie dauert oft etwa 3–7 Tage und ist inhaltlich durch Nachrichten, Vermutungen, sensationell-reißerische Aufmacher und kritische Kommentare geprägt.

137

Bereits in dieser frühen Phase bildet sich der Medientenor heraus: Die zentralen Protagonisten des Vorfalls und der Schuldige werden ausgemacht.

2. In der *Plateau-Phase* bleibt die publizistische Intensität für mehrere Tage bis zu ca. zwei Wochen auf hohem Niveau und ist inhaltlich geprägt von Hintergrundberichten und Folgennachrichten (neue Ereignisse, Enthüllungen), Chronologien und Folgekommentaren.

3. Die *Umschlagphase* ist gekennzeichnet von einer langsam abfallenden Intensität der Publizität, hält etwa bis zu zwei oder drei Wochen an und ist inhaltlich geprägt von Hintergrundberichten, Berichten zu Folgen des Vorfalls und Serien.

Nach der Umschlagphase kommt der Vorfall in der Medienberichterstattung praktisch nicht mehr vor.

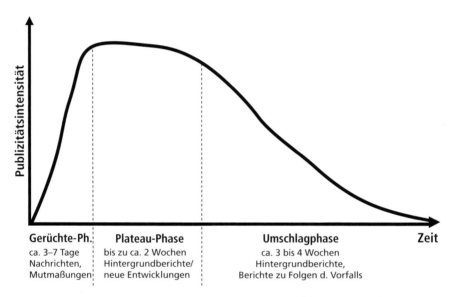

Abb. 7.3: Publizitätsintensität einer Imagekrise im Zeitverlauf (eigene Darstellung in Anlehnung an Klenk 1989).

Die Zeitangaben der Phasen sind lediglich Richtwerte, die in der Praxis erheblich schwanken können: So dauerte die akute Phase der Elchtest-Krise der Mercedes Benz A-Klasse ca. sechs Wochen (vgl. Töpfer 1999: 158) und die Bhopal-Krise acht Wochen (vgl. Klenk 1989: 34). Die akute Phase kann etwa dadurch verlängert werden, dass sich z. B. eine Bundestagsdebatte zum Vorfall ergibt, neue, das Unternehmen belastende Fakten öffentlich werden oder das Verhalten des Unternehmens als inadäquat bewertet wird und so Anlässe für weitere Berichterstattungen gegeben sind. Hingegen ist die Dauer der Gerüchtephase z. B. bei Unfällen in der Regel deutlich kürzer. Neben dem oben beschriebenen Standardmodell werden zwei Sonderfälle der Gerüchtephase diskutiert, die dann mehrere Wochen bis Monate anhalten kann (vgl. Neujahr 2005: 35 ff.):

1. ein wellenförmiger, insgesamt steigender Verlauf der Publizitätsintensität, etwa durch zunächst kleinere, immer neue Vorfälle und Fakten (z. B. BSE-Krise) und
2. ein schleichender statt eines eruptiven Anstiegs der Publizität, d. h. im Kern ein ignoriertes Issue (z. B. Elektrosmog).

7.1.2 Ableitung des geeigneten Interventionszeitpunkts

Die Betrachtungen des vorherigen Kapitels legen nahe, die kommunikative Intervention zu Beginn der Gerüchtephase zu unternehmen – bevor der Medientenor entschieden und der vermeintlich Schuldige ausgemacht ist. Zudem erscheint ein Unternehmen glaubwürdiger, wenn es als erster kommuniziert, statt sich erst nach Bekanntwerden eines Vorfalls durch anderen Quellen zu dem Vorfall zu äußern (vgl. Arpan/Pompper 2003; Arpan/Roskos-Ewoldsen 2005).

Das Einsetzen der Gerüchtephase erfordert einen zumindest geringen Grad der öffentlichen Zugänglichkeit eines Vorfalls. Nicht jeder Vorfall ist jedoch von Beginn an bzw. mit dem Moment, in dem das Unternehmen von ihm Kenntnis erlangt, auch öffentlich bekannt. Dadurch ergeben sich folgende Fallunterscheidungen:

1. *der Vorfall ist bereits öffentlich*, etwa weil ein Unfall öffentlich sichtbar ist, wie z. B. eine spektakuläre Entgleisung eines Zugs oder die über viele Kilometer sichtbaren Rauchschwaden des brennenden Chemiewerks.
2. *der Vorfall ist potenziell bzw. absehbar öffentlich*, etwa wenn es Medienanfragen zu einer ungerechtfertigten Kündigung eines Mitarbeiters gibt, die Geschäftsräume durch die Staatsanwaltschaft in Gegenwart eines Medienvertreters durchsucht werden oder wenn der auf einer Internetmesse verteilte USB-Stick einen Computervirus enthält.
3. *der Vorfall ist nicht öffentlich bekannt*, etwa wenn im Unternehmen auffällt, dass ein Vorstandsmitglied Gelder veruntreut hat, dass Kreditkartendaten in großem Stil abgegriffen wurden und mit ihnen Missbrauch betrieben wird, ein Lebensmittel mit Listerien kontaminiert ist oder dass sich ein Unfall mit mehreren Verletzten in einer Werkshalle abseits jeder öffentlichen Wahrnehmung ereignet hat.

Je nach Fall, erscheinen unterschiedliche Reaktionszeiten für die kommunikative Intervention erforderlich.

Der bereits *öffentliche Vorfall* erfordert eine nahezu unmittelbare Stellungnahme, um nicht durch späte Reaktion Glaubwürdigkeit und die Deutungshoheit zu verlieren. In der Praxis ist es jedoch unrealistisch, quasi unmittelbar, eine geeignete Krisenkommunikation aufzusetzen: Der Vorfall muss erfasst und bewertet, die Position des Unternehmens definiert und eine geeignete Sprachregelung formuliert und abgestimmt werden. Dennoch ist es in solchen Fällen erforderlich, dass sich das Unternehmen ohne Zeitverzug seine Rolle als Sprecher bzw. als primäre Informationsquelle zum Vorfall sichert. Dies kann etwa durch eine generelle Information zum Ereignis geschehen, ergänzt um die Aussage, dass man derzeit noch keine weiteren Fakten zu berichten habe, diese jedoch gegenwärtig aktiv ermittle und der betreffenden (Teil-)Öffentlichkeit unverzüglich zur Verfügung stellen werde (vgl. Coombs 2012: 143). In jedem Fall ist auch bei möglichst unmittelbarer Reaktion zu vermeiden, dass vom Unternehmen falsche Information bekannt gegeben werden.

Der *potentiell öffentliche Vorfall* hingegen hat in der Regel eine absehbare Deadline – etwa der Redaktionsschluss der Medien oder im o. g. Beispiel die wahrscheinliche Zeit bis einer der USB-Stick-Empfänger den Virus bemerkt und dies – gegebenenfalls über seinen Blog – öffentlich macht. Die angemessene Reaktionszeit für den potentiell öffentlichen Vorfall hängt vom Einzelfall ab und kann von wenigen bis zu 48 Stunden reichen. Die Zeit bis zum öffentlich werden des Vorfalls, sollte genutzt werden, um diesen möglichst weitgehend zu klären und konstruktiv zu lösen. Zudem ist hinreichend früh, etwa vor Redaktionsschluss der relevanten Medien, von den mittlerweile ergriffenen Maßnahmen und deren Erfolgen zu berichten, um die mediale Berichterstattung zugunsten des Unternehmens zu beeinflussen (▶ Kap. 7.3).

Ist der *Vorfall nicht öffentlich*, bestimmt sich die Reaktionszeit aus

- den gegebenenfalls gesetzlichen oder vertraglichen Informationspflichten bzw. der Abstimmung mit zuständigen Behörden und deren Entscheidung.
  In dem Beispiel des mit Listerien kontaminierten Lebensmittels, wäre etwa mit dem zuständigen Veterinäramt abzustimmen, ob das kontaminierte Produkt über einen stillen Rückruf, d. h. Rückruf über die distribuierenden Märkte, die das Produkt dann aus den Regalen nehmen oder über einen öffentlichen Rückruf, d. h. mittels Pressemitteilung an die Massenmedien/Öffentlichkeit, zurückgerufen werden muss.
- den zeitlichen Erfordernissen zur Schadensminimierung.
  Im Fall der entwendeten Kreditkartendaten etwa der zur Sperrung der betreffenden Kreditkarten erforderlichen Zeit.

In diesen Fällen können also zwischen dem Vorfall und seiner Bekanntgabe Stunden, Tage und im Einzelfall auch längere Zeiträume liegen.

In den Fällen der potentiell öffentlichen und der nicht öffentlichen Krise geht es also nicht darum, möglichst nicht zu kommunizieren, sondern darum, den Vorfall zum Zeitpunkt der Kommunikation möglichst weitgehend gelöst zu haben bzw. eine Lösung oder einen Lösungsweg vermitteln zu können. Allerdings ist hier ein ethischer Imperativ vor jede taktische Fallunterscheidung zu setzen: Es muss durch die Natur des Vorfalls ausgeschlossen sein, dass infolge von nicht unmittelbarer Information betroffener Teilöffentlichkeiten, eine Gesundheitsgefährdung oder gar Gefahr für das Leben von Menschen oder Tieren entsteht.

Die dargestellte, vermeintlich klare Fallunterscheidung wird durch die Digitalisierung der Mediengesellschaft und durch das *Mitmach-Web* jedoch verkompliziert. Blogger und andere Akteure des Social Webs arbeiten mehrheitlich nicht nach journalistischen Standards: Sie veröffentlichen in der Regel ihre Meinung, ohne sich um besonders sachliche Darstellung zu bemühen oder dem betroffenen Unternehmen vor Veröffentlichung die Gelegenheit zur Stellungnahme zu bieten. Für die weitere Verbreitung eines Themas in Social Media, insbesondere für die Entwicklung von Shitstorms, spielt die Plattform Twitter eine entscheidende Rolle (vgl. Pfeffer/Zorbach/Carley 2013): Sie ist nicht nur News-Ticker für die Netzgemeinde sondern auch Seismograph für die Krisenkommunikation.

Dabei bezeichnet man mit *Shitstorm* eine Empörungswelle, bei der auf einer Plattform im Social Web, etwa einem Social Network, lawinenartig viele Kommentare auftreten, die hoch emotional, von beleidigend bis ehrverletzend sind (vgl. Greveldinger 2013; Pfeffer/Zorbach/Carley 2013). Der Shitstorm ist also nicht selbst die Imagekrise, sondern Symptom dessen, was ihn ausgelöst hat. Daher geht es aus Sicht der Krisenkommunikation vordringlich um die Lösung des dahinterliegenden Problems. Dennoch sei hier darauf verwiesen, dass Möglichkeiten existieren, um die Beschaffenheit eines konkreten Shitstorms soziologisch näher zu untersuchen und in das Kalkül der kommunikativen Intervention mit einzubeziehen (vgl. Mochalova/Nanopoulos 2014).

Was im Mitmach-Web große Verbreitung findet, wird teilweise auch von klassischen Massenmedien aufgegriffen (▶ Kap. 2.1.4). Wenn hier etwa der Shitstorm selbst Anlass für die Berichterstattung ist, kann diese, insbesondere in Online-Medien, ohne Einholung einer Stellungnahme des Unternehmens erfolgen. Dies unterstreicht die Bedeutung des kontinuierlichen sowie ereignisbezogenen Social Media Monitorings einerseits und macht andererseits weitere Fallunterscheidungen erforderlich. Hier kann die in Tabelle 7.1 gegebene Systematik zur Orientierung dienen, die, in Anlehnung an Graf und Schwede (2012), die Issue-Karriere in Social Media in sechs Stufen gliedert und mit der Entwicklung der medialen Publizität korreliert. In ihr zeigt sich auch der fließende Übergang zwischen dem kommunikativen Issues Management und der Krisenkommunikation. Demnach erscheint die kommunikative Intervention angebracht, sobald im Fall potenziell bzw. absehbar öffentlicher Vorfälle die Stufe C erreicht ist bzw. sobald im Fall (eigentlich) nicht öffentlich bekannter Vorfälle Stufe D erreicht wird. Dies gilt insbesondere für funktionale Imagekrisen. In sozialen und expressiven Imagekrisen kann die kommunikative Intervention gegebenenfalls erst mit Erreichen der Stufe D bzw. der Stufe E sinnvoll erscheinen.

Tab. 7.1: Schematische Darstellung zur Fallunterscheidung des Öffentlichkeitsgrades eines Vorfalls unter Berücksichtigung der Publikation im Social Web.

Stufe	Situationen ...		kommunikative Interventionenen
	... im Social Web	... in den redaktionellen Massenmedien	
A	keine	–	–
B	Einzelne thematisieren sachlich auf Online-Kanälen mit geringer Reichweite[1], kein Echo[2]	Nein	Nein
C	Einzelne thematisieren wiederholt, auch auf Online-Kanälen hoher Reichweite[1], geringes Echo[2]	Nein	in der Regel ja bei potenziell bzw. absehbar öffentlichen Vorfällen [3]

Issues Management

141

Tab. 7.1: Schematische Darstellung zur Fallunterscheidung des Öffentlichkeitsgrades eines Vorfalls unter Berücksichtigung der Publikation im Social Web. – Fortsetzung

Stufe	Situationen ...		kommunikative Interventionenen
	... im Social Web	... in den redaktionellen Massenmedien	
D	Einzelne thematisieren gehäuft, auch auf Online-Kanälen hoher Reichweite[1], in kurzer Zeit steigendes Echo[2]	vereinzelt aufgreifen des Vorgangs in Online-Medien	in der Regel ja auch bei »nicht öffentlich bekannten« Vorfällen [4]
E	aktive online »Protestgruppe« formiert sich (»Local Shitstorm«)	diverse Online-Medien berichten über den Vorgang	Ja [4]
F	aktive plattformübergreifende Thematisierung; vorwiegend emotionale und pauschale Urteile, starkes und weiter steigendes Echo[2]	Umfassendere Berichte in Blogs, Online-Medien sowie aufgreifen des Vorgangs durch klassische (Leit-)Medien	Ja [4]
G	Thema »beherrscht« Diskussionen im Social Web; Diskussionen fokussieren auf Schuldfrage, Kritik und emotionale sowie überzogene Vorwürfe	Vorgang »beherrschendes« Thema der klass. redaktionellen Massenmedien, online Medien	Ja [4]

Krisenkommunikation

[1] Reichweite: Anzahl der durch die Veröffentlichung direkt (Leserschaft) und indirekt (Multiplikationswirkung) erreichten Personen; [2] Echo: Anzahl der Reaktionen und Kommentare auf die Veröffentlichung; [3] Intervention v. a. durch Kommentar/Dialogangebot auf den betroffenen reichweitenstarken Online-Kanälen (▶ Kap. 7.5); [4] Intervention entsprechend der Kapitel 7.2 bis 7.5

7.1.3 Handlungsempfehlung

Entgegen des verbreiteten Dogmas, im Falle einer Imagekrise stets unmittelbar die Öffentlichkeit zu informieren, muss anhand einfacher Kriterien eine fallweise Entscheidung über den geeigneten Zeitpunkt der kommunikativen Intervention getroffen werden. Ist eine nachhaltige Gefährdung von Gesundheit und Leben für Dritte infolge von Nichtkommunikation ausgeschlossen und besteht kein unmittelbarer Bedarf einer Reaktion, etwa infolge von (Medien-)Anfragen oder eines fortgeschrittenen Publikationsgrades im Social Web, ist eine unverzügliche Reaktion in der Regel nicht erforderlich. Vielmehr kann die Zeit genutzt werden, den Vorfall zu klären bzw. dessen Bereinigung anzuschieben und weiteren Schaden zu vermeiden, um so die Botschaft zum Zeitpunkt der kommunikativen Intervention zugunsten des Unternehmens zu gestalten. Dieser Zeitpunkt kann durch ein späteres Öffentlichwerden des Vorfalls bestimmt sein oder ausbleiben, weil ein Vorfall nicht öffentlich wird. In letzterem Fall bliebe auch die kommunikative

Intervention dauerhaft aus. Die hier angestellten Überlegungen sind in Abbildung 7.4 als Flussdiagramm verdichtet dargestellt.

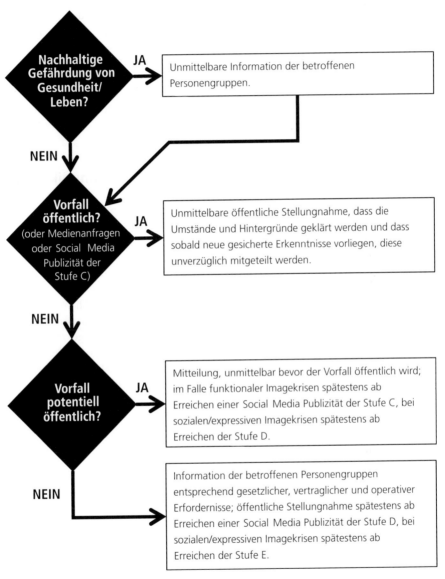

Abb. 7.4: Flussdiagramm zur Wahl des Interventionszeitpunkts. Die genannten Stufen beziehen sich auf Tabelle 7.1 (nach Ullrich 2012: 21, leicht modifiziert).

Zwar kann ein solches vereinfachtes Schema nicht auf jeden Einzelfall pauschal angewandt werden, wird jedoch für die deutliche Mehrzahl denkbarer Imagekrisen eine brauchbare Orientierung bieten können.

7.2 Absender der kommunikativen Intervention

Für die Wirkung einer Botschaft ist in der Regel ihr Überbringer, d. h. wer etwas sagt, mindestens ebenso wichtig, wie der Inhalt der Botschaft, d. h. was jemand sagt (vgl. Schenk 2009: 451). Daher wird in Kapitel 7.2.1 zunächst eine Bestandsaufnahme zur Wahl des Absenders der Unternehmensbotschaft in der Imagekrise in der deutschsprachigen und US-amerikanischen Fachliteratur vorgenommen und darauf folgend in Kapitel 7.2.2 um die Ergebnisse der Persuationsforschung aus der Sozialpsychologie ergänzt. In Kapitel 7.2.3 werden die Erkenntnisse in Form einer Auswahlmatrix zur Bestimmung der geeigneten Unternehmenssprecher in der Imagekrise verdichtet.

7.2.1 Absender in der traditionellen Krisenkommunikation

In weiten Teilen der deutschsprachigen Literatur zur Krisenkommunikation findet das Thema, der Wahl eines geeigneten Sprechers, d. h. Unternehmensvertreters, praktisch keine Erwähnung.[2] Vielmehr wird hier in der Regel davon ausgegangen, dass der Geschäftsführer oder der Leiter der Unternehmenskommunikation bzw. Pressesprecher diese Rolle übernimmt. Nur vereinzelt wird zumindest die Bedeutung der Sprecherwahl thematisiert (vgl. u. a. Höbel 2007: 878).

Demgegenüber widmet die US-amerikanische Literatur dem Thema deutlich mehr Aufmerksamkeit. Hier ist sich zumindest ein Teil der Autoren einig, dass gerade der CEO im Regelfall nicht der geeignete Sprecher in der Imagekrise ist (vgl. u. a. Fink 1986: 59; Caponigro 2000: 201). Er soll nur selektiv in solchen Fällen eingesetzt werden, die sehr ernst sind, etwa weil durch den Vorfall in erheblichem Maße Gesundheitsschäden, Verletzte oder gar Todesfälle entstanden sind oder entstehen können bzw. millionenschwere Schadenssummen entstanden oder zu erwarten sind (vgl. u. a. Fearn-Banks 1996: 66; Caponigro 2000: 201). Doch auch in diesen Fällen soll der CEO nicht allein als Sprecher des Unternehmens fungieren, sondern durch einen in der Sache im Detail fachkundigen Kollegen begleitet und unterstützt werden. Der CEO soll vordringlich Mitgefühl, Betroffenheit und Führungsstärke in der Krise vermitteln. Im Regelfall ist er jedoch aus Imagekrisen herauszuhalten und nur wenn nötig, ggf. zu einem späteren Zeitpunkt, als Eskalationsstufe bzw. (kommunikatives) »Ass im Ärmel« einzusetzen (Caponigro 2000: 201).

Geht es um die schlichte Vermittlung der Unternehmensposition, sei der Pressesprecher die geeignete Wahl, in komplexen Fällen ggf. ein Unternehmensvertreter mit detaillierter Produktkenntnis und nur in absoluten Ausnahmefällen, etwa wenn

---

2 vgl. stellvertretend u. a. Apitz 1987; Lambeck 1992; Klimke/Schott 1993; Herbst 1999; Homuth 2000; Weißbeck 2003; Neujahr 2005; Laumer/Pütz 2006; Wilmes 2006; Möhrle 2007; Nolting/Thießen 2008; Puttenat 2009

komplexe rechtliche Sachverhalte auch auf etwaige Rückfragen hin dargelegt werden müssen, sollten Anwälte ergänzend als Unternehmenssprecher eingesetzt werden (ebd. 201 f.).

Für die Praxis ist es empfehlenswert, nicht auf einen Sprecher zu fokussieren, sondern in der Imagekrise *mehrere Unternehmenssprecher* zu bestimmen (vgl. u. a. Coombs 2012: 87 f.). Da Imagekrisen in der Regel keinen Feierabend kennen, können sich so die verschiedenen Sprecher gegenseitig vertreten und im Schichtbetrieb ablösen. Darüber hinaus lassen sich durch geeignete Zusammenstellung des Sprecherteams komplementäre Kompetenzen – etwa Know-how im Bereich Wirtschaft, Technik, Personal etc. – kombinieren und den Redakteuren verschiedener Medien (Wirtschaftspresse, Fachpresse, Boulevard etc.) jeweils geeignete Gesprächspartner zuführen. Selbstverständlich ist sicherzustellen, dass die verschiedenen Sprecher zum Vorfall selbst, die verabschiedeten Sprachregelungen bzw. Positionen des Unternehmens konsistent wiedergeben, d. h. zur Sache mit einer Stimme sprechen (One-Voice).

Neben den organisatorischen Überlegungen sind *persönliche Anforderungen* an einen Unternehmenssprecher in der Krise bei seiner Wahl zu berücksichtigen: So soll dieser gut zuhören und schnell denken können, stressresistent sein, ggf. auch vor der Fernsehkamera einen guten Eindruck machen sowie Fragen der Journalisten effektiv und präzise beantworten können – auch schwierige Fragen (ebd.). Zudem soll der Sprecher glaubwürdig und kompetent sein, die Fähigkeit haben, Mitgefühl zu vermitteln und offen für Feedback und Coaching sein (vgl. Caponigro 2000: 205).

7.2.2 Persuationsforschung und Absenderwahl

In der Imagekrise kommt es bei dem Absender der Unternehmensbotschaften vor allem auf dessen *Überzeugungskraft* an. Wovon aber hängt ab, wie überzeugend ein Unternehmenssprecher ist? Eine Antwort auf diese Frage kann die Persuationsforschung, ein Teilgebiet der Sozialpsychologie, liefern. Nach ihr lässt sich die Überzeugungswirkung eines (Unternehmens-)Sprechers im Wesentlichen auf drei Faktoren zurückführen:

1. Glaubwürdigkeit,
2. Autorität und
3. Sympathie.

Grundsätzlich gilt, je höher die *Glaubwürdigkeit* des Sprechers ist, desto überzeugender wirkt dieser auf die Adressaten, z. B. eine disperse Öffentlichkeit (vgl. Schenk 2009: 451 ff.). Dabei wird die Glaubwürdigkeit entscheidend vom Expertenprestige beeinflusst, d. h. dem Grad, mit dem der Sprecher, bezogen auf den Sachverhalt, zu dem er sich äußert, als kompetent beurteilt wird. Die einem Sprecher für seine Botschaft unterstellten Motive hingegen, können dessen Glaubwürdigkeit verringern. Daher spielt neben dem Urteil über seine Sachkompetenz auch die wahrgenommene Aufrichtigkeit bzw. Integrität des Sprechers eine entscheidende Rolle für seine Glaubwürdigkeit.

Autorität (Status, Macht) wirkt grundsätzlich förderlich auf die Überzeugungswirkung eines Menschen (vgl. Cialdini 2007: 259; Werth/Mayer 2008: 312; Fischer/Wiswede 2009: 362 ff.). Dies ist weitgehend durch den sozial erlernten Druck, Anweisungen von Autoritäten zu folgen, erklärbar. In diesem Kontext interessant ist der Zusammenhang zwischen Körpergröße und Status: Je größer ein Mensch ist, desto höher wird sein Status angenommen und je höher der soziale Status, desto größer wird ein Mensch geschätzt (Cialdini 2007: 274). Dem Status förderlich sind darüber hinaus Symbole der Autorität, wie etwa (akademische) Titel, Kleidung und Statussymbole (Autos, Luxusartikel etc.), die auch unabhängig von tatsächlicher Autorität die Überzeugungswirkung steigern (edb. 259 ff.).

Für den Faktor *Sympathie* gilt: Ein Sprecher wirkt umso überzeugender, je attraktiver und je sympathischer er von den Adressaten empfunden wird (vgl. Cialdini 2007: 211 ff.; Werth/Mayer 2008: 310). Dabei steigt die Überzeugungskraft mit der Ähnlichkeit des Senders zu seiner Zielgruppe (z. B. Kleidung, Stil, Herkunft) sowie mit dem Grad, mit dem die Zielgruppe bereits mit dem Sprecher vertraut ist – es sei denn, der Kontakt mit ihm ist mit negativen Erlebnissen verbunden (vgl. Cialdini 2007: 221 ff.).

Neben den der Person zugestandenen Eigenschaften hängt ihre Überzeugungswirkung zudem erheblich davon ab, dass sie die *Botschaft methodisch zielgerichtet vermitteln* kann. So geht die Überzeugungswirkung einer im persönlichen Gespräch oder über das Fernsehen vermittelten Botschaft zu ca. 55 % auf die Körpersprache, insbesondere die Mimik, zu ca. 38 % auf die Phonik (Stimmführung) und lediglich zu ca. 7 % auf den Inhalt der Botschaft zurück (vgl. Mehrabian 1977: 96). Die kurzfristige Vermittlung entsprechender, gerade medienbezogener, Kommunikationskompetenz geschieht im Rahmen sogenannter Medientrainings (vgl. Messer 2007; Ditges/Höbel/Hofmann 2008: 86 ff.). Erfolgen diese jedoch erst ad hoc im eingetretenen Ernstfall, erreichen sie selten die intendierte Wirkung: Die im Trubel der Krise eingeübten Verhaltens- und Reaktionsmuster sind noch nicht Teil der Persönlichkeit des Sprechers geworden und können so unter Stress kaum überzeugend abgerufen werden. Solche Trainings können hingegen hohe Wirkung entfalten, wenn der Sprecher sie im Vorfeld einer Imagekrise im Sinne der echten, nachhaltigen Charakterprägung erfährt. Dies setzt freilich im Vorfeld die Bestimmung eines geeigneten Sprecher-Panels voraus und betont damit die Bedeutung der Krisenpräparation.

7.2.3 Handlungsempfehlung

Die Anforderungen an die Rolle des Unternehmenssprechers und die Ergebnisse der Persuationsforschung legen nahe, die Absender der Unternehmensbotschaft nicht nur nach ihrer Funktion bzw. Position im Unternehmen auszuwählen, sondern diese vor allem anhand ihrer fachlichen und methodischen Kompetenzen sowie ihrer persönlichen Eignung – bezogen auf das jeweilige Zielpublikum zu selektieren. Je nach Teilöffentlichkeit können also unterschiedliche Sprecher eingesetzt werden, wobei sicherzustellen ist, dass diese im Kern dieselbe Botschaft übermitteln.

Dabei können sich mehrere Personen in ihren Eigenschaften ergänzen. Fehlen den im Unternehmen verfügbaren Personen wesentliche Eigenschaften, etwa die Glaubwürdigkeit oder Autorität bei bestimmten Adressaten, sollte ggf. ein *externer Experte* (sog. Third Party) entweder in bestimmten Fällen die Sprecherrolle für das Unternehmen übernehmen oder den Unternehmenssprecher begleiten und unterstützen. Die Anforderungen an geeignete Unternehmenssprecher in der Imagekrise sind in Abbildung 7.5 als Auswahlmatrix verdichtet zusammengestellt, die nach sprecherbezogenen, sachlich-methodischen Kompetenzen sowie nach adressatenbezogenen Qualitäten unterscheidet. Für den letzteren Aspekt ist die Einschätzung also für verschiedene Adressatengruppen (▶ Kap. 7.5) vorzunehmen.

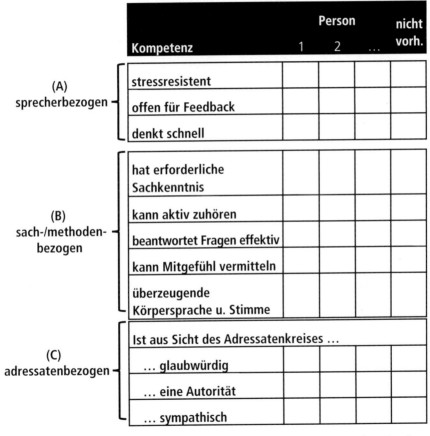

Kompetenz		Person 1	2	...	nicht vorh.
(A) sprecherbezogen	stressresistent				
	offen für Feedback				
	denkt schnell				
(B) sach-/methoden-bezogen	hat erforderliche Sachkenntnis				
	kann aktiv zuhören				
	beantwortet Fragen effektiv				
	kann Mitgefühl vermitteln				
	überzeugende Körpersprache u. Stimme				
(C) adressatenbezogen	Ist aus Sicht des Adressatenkreises ...				
	... glaubwürdig				
	... eine Autorität				
	... sympathisch				

Abb. 7.5: Vereinfachte schematische Auswahlmatrix zur Wahl geeigneter Absender der Unternehmensbotschaft (nach Ullrich 2012: 26, leicht modifiziert).

7.3 Nachricht der kommunikativen Intervention

In einer Imagekrise sind zu einem Vorfall zahlreiche Fakten zu übermitteln. Die für die Erstkommunikation in der Gerüchtephase relevanten Aspekte lassen sich in den sechs W-Fragen – Was? Wer? Wann? Wo? Wie? Warum? – bündeln (vgl. u. a. Apitz 1987: 79 ff.). Dabei steht das Unternehmen vor der Herausforderung, die Erstkommunikation, d. h. seine Botschaft, derart zu gestalten, dass das Vertrauen seiner Ziel- und Anspruchsgruppen möglichst erhalten bleibt und in dessen Folge der wirtschaftliche Schaden durch das Krisenereignis möglichst gering ausfällt.

In Kapitel 2.3 wurde beschrieben, dass der Vertrauensverlust in einer Imagekrise, einerseits von der dem Krisenvorfall entgegengebrachten Aufmerksamkeit und andererseits von der durch den Vorfall bedingten Änderung des Markenimages bestimmt wird. Für Letztere wurden zwei Faktoren identifiziert: die Imagediskrepanz, die selbst nicht verändert werden kann, und die Zuschreibung der Verantwortung für das Auftreten des Krisenereignisses, die je nach Fall mehr oder minder beeinflussbar erscheint und darüber hinaus Hinweise für eine adäquate Unternehmensreaktion liefert.

Daher widmet sich Kapitel 7.3.1 zunächst dem Aspekt der aufmerksamkeitsmildernden Darstellung eines Krisenereignisses. Darauf folgend wird in Kapitel 7.3.2 erörtert, welche Ansatzpunkte zur Beeinflussung der Verantwortungszuschreibung ggf. bestehen, welche Position das Unternehmen jeweils gegenüber dem Vorfall einnehmen sollte und welche weiteren (kommunikativen) Schritte daraus folgen. Dabei wird explizit auf die in den USA etablierte *Theorie der situativen Krisenkommunikation* eingegangen. Für die kommunikative Intervention wird in der Folge eine auf die Anwendung im Kulturraum Deutschland ausgerichtete konzeptionelle Weiterentwicklung abgeleitet. In Kapitel 7.3.3 schließlich werden die zuvor gewonnenen Erkenntnisse in Form eines pragmatischen Empfehlungsschemas verdichtet.

7.3.1 Verringerung der öffentlichen Aufmerksamkeit

Wie in Kapitel 2.3 gezeigt, hängt die auf ein Krisenereignis gerichtete Aufmerksamkeit von dessen relativem Nachrichtenwert und dem Involvement, das dieses beim Betrachter auslöst, ab. Es wurde dargelegt, dass sich zwar die Charakteristika des Krisenereignisses, etwa die Imagediskrepanz, auf der Faktenebene nicht verändern lassen, sich jedoch auf Ebene der Wahrnehmung und Bewertung Ansatzpunkte für die Krisenkommunikation bieten. Im Folgenden wird daher untersucht, welche Hinweise sich aus der Nachrichtenwert-Theorie einerseits und dem Konzept des Involvements andererseits gewinnen lassen, um ein Ereignis derart darzustellen, dass es möglichst wenig Aufmerksamkeit erfährt.

Verringerung des Nachrichtenwerts

Der *Nachrichtenwert-Theorie* (▶ Kap. 2.3.2, S. 61) folgend gelangen nur solche Ereignisse in die Medien, die bestimmten Kriterien – sogenannten *Nachrichten-*

faktoren – genügen und zwar umso wahrscheinlicher und umso ausführlicher, je mehr Nachrichtenfaktoren gegeben sind. Werden aber Ereignisse zu Nachrichten, weil sie durch bestimmte vorhandene Nachrichtenfaktoren charakterisiert sind, ist im Umkehrschluss davon auszugehen, dass das Fehlen oder die geringe Ausprägung von Nachrichtenfaktoren dazu führt, dass ein Ereignis entsprechend weniger wahrscheinlich zu einer Nachricht wird. Genau Letzteres ist Ziel des Unternehmens in einer Imagekrise: der Vorfall soll in der Medienberichterstattung möglichst wenig Beachtung erfahren.

Allerdings erscheinen Nachrichtenfaktoren zunächst als faktisch gegeben (z. B. »*vier Verletzte*«). Hier scheinen rhetorische Kunstmittel etwa der Eristik und Dialektik (vgl. u. a. Lay 1974; Schopenhauer 1830) oder offensichtliche Nuancierungen nicht zu greifen. Im Gegenteil: Bezüglich Imagekrisen von Unternehmen sind Redakteure in höchstem Maße aufmerksam gegenüber jeder Art tendenzieller Information (z. B. »*nur vier Verletzte*«), die sogleich öffentlich als Versuch der Manipulation bzw. des Spin Doctoring entlarvt und als Vorwurf gegen das Unternehmen öffentlich vorgebracht wird (vgl. u. a. Caponigro 2000:191; Reiss 2006; Bieger 2007). Statt also eine Interpretation der Nachrichtenfaktoren vorzugeben, kann nur versucht werden, deren Wahrnehmung zu beeinflussen, um so auf die Relevanzbeurteilung einzuwirken. Hier lassen sich drei Ansatzpunkte identifizieren:

1. Relativierung,
2. Konkretisierung und
3. Versachlichung.

Der Effekt der *Relativierung* eines Sachverhalts durch bezugslose Beistellung eines anderen, vergleichbaren Sachverhalts ist in der Wahrnehmungspsychologie, der Verhaltensforschung und im Marketing hinlänglich dokumentiert und findet entsprechend weite Anwendung (vgl. u. a. Wundt 1898: 141 f.; Simonson 1993; Ariely 2010: 35 ff.). Menschen versuchen unbewusst, jede neue Information vor dem Hintergrund ihres Wissens und ihrer Erfahrungen zu bewerten bzw. einzuordnen. Daher ist es in vielen Krisensituationen aussichtsreich, dem ggf. abstrakten Faktum einen Vergleichsmaßstab zur Bewertung neutral hinzuzustellen. Dieser Vergleichsmaßstab soll der Erfahrungswelt des Adressatenkreises entsprechen und den Adressaten selbst zu dem Schluss führen, der Sachverhalt sei wenig beachtenswert.

Zur Illustration: Wird zu einem ins Abwasser gelangten Giftstoff der Fakt mitgeteilt, dieser habe »*eine Konzentration von bis zu 1000 ppt erreicht*«, wird dies dem Normalbürger wenig sagen (ppt = parts per trillion, was dem Faktor von 10^{-12} entspricht und eine in der chemischen Analytik gebräuchliche Konzentrationsangabe darstellt). Er wird zur Bewertung auf die Begriffe »*Gift*« für »*schlecht*« und die Zahl »*1000*« als »*viel*« rekurrieren und den Sachverhalt als gefährlich einstufen. Ändert man allein die Zahlenangabe durch Wahl einer anderen Einheit (z. B. *0,001 ppm*, parts per million, entspricht Faktor 10^{-6}) wird die Zahl zwar nicht automatisch mit »*viel*« assoziiert, lässt den Betrachter jedoch mit der Frage, ob 0,001 ppm für einen Giftstoff viel oder wenig sei, ratlos zurück. Stellt man dem Sachverhalt jedoch zur Relativierung einen Vergleich aus der Erfahrungswelt des

Adressatenkreises hinzu, etwa in der Art: »*was einer Konzentration entspricht, die erreicht wird, wenn man ein Stück Würfelzucker auf das Steinhuder Meer verteilt*«, ist es wahrscheinlicher, dass der Betrachter subjektiv zu dem Schluss kommt, es handle sich um »wenig«, was in der Folge darauf hoffen lässt, dass ihm der Vorfall auch weniger beachtenswert erscheint.

Damit ist die Kernfrage der Relativierung: Welche Fakten können wir einem Sachverhalt beistellen, um diesen gering, alltäglich, gewöhnlich und damit wenig beachtenswert erscheinen zu lassen? Dabei muss die Urteilsbildung durch den Betrachter geschehen: Der Vergleich wird zur Illustration dargeboten, d. h. zum besseren Verständnis des Sachverhalts, nicht, um eine Bewertung vorzugeben. Tatsächlich wünscht sich die Mehrheit der Journalisten sachliche Hintergrundinformationen, die ihnen die Einordnung und Bewertung eines Krisenereignisses ermöglichen sowie ihnen die Arbeit bei der Darstellung des Sachverhalts erleichtern (vgl. Herrmann 2012: 170 f.). Die Relativierung lässt sich beispielsweise bei den Nachrichtenfaktoren *Einfluss, Reichweite, Überraschung* und *Demonstration* anwenden (▶ Tab. 7.2).

Der Ansatz der *Konkretisierung*, zielt darauf ab, den Sachverhalt durch Eingrenzung und Isolierung weniger bedeutsam erscheinen zu lassen: Die Gruppe der Betroffenen wird durch konkrete Merkmale eng gefasst, der Ereignisort wird sehr konkret genannt etc. Der Ansatz ist jedoch nicht anzuwenden auf den Nachrichtenfaktor »Personalisierung« – hier ist es in der Regel besser, die Betroffenen bleiben anonym und der Vorfall damit weniger emotional. Der Ansatz der Konkretisierung lässt sich etwa bei den Nachrichtenfaktoren *Ortsstatus, Etablierung von Themen, Einfluss, Reichweite* und *negative Folgen/Schaden/Misserfolg* anwenden (▶ Tab. 7.2).

Die *Versachlichung* ist vorsichtig anzuwenden: Gelingt es nicht, zuvor emotionale Akzeptanz des Absenders beim Adressaten herzustellen, wirkt eine sachliche Darstellung schnell technokratisch, emotionslos und kalt (vgl. Ditges/Höbel/Hofmann 2008: 124) und kann in der Folge die intendierte Wirkung nicht nur verfehlen sondern die Situation für das Unternehmen zudem verschärfen. Der Ansatz scheint daher vor allem für den durch die Emotionalität der Beteiligten bestimmen Nachrichtenfaktor *Meinungsunterschiede/Kontroverse* geeignet (▶ Tab. 7.2).

Die Nachrichtenfaktoren *bildliche Darstellung von Emotionen* (Bilder menschlicher Gefühle, z. B. Freude, Trauer, Angst), *Visualität* (Dynamik/Lebendigkeit von Bildern) und die *Verfügbarkeit von Bildern* lassen sich durch keinen der drei Ansätze beeinflussen. Hier muss es vielmehr Ziel sein, die Entstehung spektakulären Bild- und Videomaterials zu unterbinden – z. B. durch Absperren bzw. Abhängen einer Unfallstelle. Es ist ggf., wo immer möglich, besser eigenproduzierte Bilder herauszugeben. Diese müssen jedoch bereits im Original wenig spektakulär aufgenommen werden, da jede Retusche in der Regel früher oder später mit entsprechenden Konsequenzen öffentlich werden kann, wie der Fall von BP eindrucksvoll zeigt (vgl. u. a. Spiegel Online 21.07.2010).

Neben den Nachrichtenfaktoren spielen die Aspekte der *Akteurseinwirkung*, d. h. das Ausmaß der Präsenz und Aktivitäten Dritter, der *Verfahrensbezüge*, d. h. absehbare, relevante Folgeereignisse, die sich aus dem bestehenden Vorfall ergeben, sowie die *Anschlussfähigkeit* (Frame Bridging), d. h. die Verknüpfung mit anderen (brisanten) Themen eine signifikante Rolle für das Ausmaß der Medienbericht-erstattung (vgl. Eisenegger 2005: 178). Der Aspekt der Akteurseinwirkung kann nur schwer beeinflusst werden. Sind die handelnden Akteure bekannt, kann ggf. ein frühzeitiges und öffentlich ausgesprochenes Dialogangebot helfen, Brisanz zu reduzieren. Allerdings können sich daraus mittelfristig Verfahrensbezüge ergeben, d. h. Anschlussberichte, die den weiteren Verlauf der Sache verfolgen.

Tab. 7.2: Ausgewählte Nachrichtenfaktoren (▶ Tab. 2.3) mit Zuordnung der Ansätze zur Beeinflussung ihrer Wahrnehmung und mit illustrativen Beispielen (nach Ullrich 2012: 31).
Von der Betrachtung ausgenommen wurden Nachrichtenfaktoren entweder, weil sie für die inländische Imagekrise eines Unternehmens ohne Relevanz sind (*Status der Ereignisnation, deutsche Beteiligung, räumliche, politische, wirtschaftliche und kulturelle Nähe zu Deutschland, positive Folgen/Nutzen/Erfolg*) oder weil sie im hier betrachteten Kontext nicht einen Nachrichtenfaktor sondern eher einen Auslöser für eine Imagekrise darstellen (*Sexualität/Erotik, Gewalt/Aggression*).

Nr.	Nachrichtenfaktor	Beschreibung	Ansätze zur Reduktion (Beispiel zur Illustration)
1	Ortsstatus	Bedeutung des Ereignis-orts nach Einwohner-zahl, politischer Bedeu-tung, Wirtschaftskraft	Konkretisierung (statt »*unser Werk in Köln*«, alternativ »*unser Werk in Godorf, einem Bezirk am südlichen Rand der Stadt Köln*«)
2	Etablierung von Themen	bestehende Medienbe-richterstattung zu einem Thema	Konkretisierung (*indirekt* her-ausstellen, warum der Vorfall nicht mit anderen Vorfällen vergleichbar ist)
3	Einfluss	Politische/wirtschaftliche Macht einer beteiligten Gruppe, Institution, Per-son	Konkretisierung (statt »*Green-peace forderte das Unterneh-men dazu auf …*«, alternativ »*Herr Mayer, Aktivist der Orts-gruppe Niederpösel der Organi-sation Greenpeace forderte …*«
4	Prominenz	Bekanntheitsgrad einer beteiligten Person, unabhängig von ihrer politischen/wirtschaftli-chen Macht	nicht beeinflussbar, Nennung beteiligter/betroffener Promi-nenter – soweit möglich – unter-lassen
5	Personalisierung	Bedeutung, die Einzel-personen in einem Er-eignis zugesprochen wird	Personalisierung vermeiden
6	Reichweite	Anzahl der Personen, die vom Ereignis betroffen waren, sind, sein können oder werden	Konkretisierung (»*betroffen sind Kunden mit den Kreditkarten-Endziffern -1234 bis -2345*«) und Relativierung (» *d. h. etwa 0,01 % unserer deutschen Kunden.*«).

Tab. 7.2: Ausgewählte Nachrichtenfaktoren (▶ Tab. 2.3) mit Zuordnung der Ansätze zur Beeinflussung ihrer Wahrnehmung und mit illustrativen Beispielen (nach Ullrich 2012: 31). Von der Betrachtung ausgenommen wurden Nachrichtenfaktoren entweder, weil sie für die inländische Imagekrise eines Unternehmens ohne Relevanz sind (*Status der Ereignisnation, deutsche Beteiligung, räumliche, politische, wirtschaftliche* und *kulturelle Nähe zu Deutschland, positive Folgen/Nutzen/Erfolg*) oder weil sie im hier betrachteten Kontext nicht einen Nachrichtenfaktor sondern eher einen Auslöser für eine Imagekrise darstellen (*Sexualität/Erotik, Gewalt/Aggression*). – Fortsetzung

Nr.	Nachrichtenfaktor	Beschreibung	Ansätze zur Reduktion (Beispiel zur Illustration)
7	Überraschung	unvorhersehbares Ereignis; widerspricht Erwartungen	Relativierung (»*Jedes Jahr ereignen sich im Einzelhandel etwa 2700 Überfälle.*«)
8	Negative Folgen/ Schaden/Misserfolg	Ereignisse, mit berichtenswerten negativen Folgen	Konkretisierung (technisch detailliert, jedoch wenig greifbar beschreiben)
9	Meinungsunterschiede/Kontroverse	verbal oder schriftlich ausgetragene Meinungsunterschiede	Versachlichung (statt »*verklagt*«, alternativ »*das Landgericht NRW um eine Entscheidung in der Sache gebeten*«)
10	Demonstration	kollektive Darstellung von Zielen	Relativierung (»*Der Werkschutz hatte sich auf etwa 10 000 Demonstranten eingestellt. Erschienen sind nach Angaben der örtlichen Polizei ca. 4500 friedliche Demonstranten.*«)

Die *Verfahrensbezüge* lassen sich nur dadurch beeinflussen, dass das Unternehmen den Vorfall selbst zeitlich kurz hält, z. B. durch außergerichtliche Einigung statt eines langwierigen Prozesses oder durch die aktive Unterstützung der schnellen Aufklärung einer Straftat statt Verschleppung. Die *Anschlussfähigkeit* kann nur schwer beeinflusst werden: Sie ist gering, wenn der Vorfall singulär und isoliert erscheint (vgl. Nachrichtenfaktor *Etablierung von Themen*; ▶ Tab. 7.2, Nr. 2). In diesem Kontext kann zudem der »Resonanzboden« eine Rolle spielen: Der Redakteur zieht ins Kalkül seiner Entscheidung über eine etwaige Berichterstattung mit ein, ob die für sein Medium relevante (Teil-)Öffentlichkeit für dieses Thema reif ist, d. h. ein Resonanzboden vorhanden ist (vgl. Arlt/Storz 2010). Er ist vor allem für gesellschaftlich-politische Themen von Belang. Der Versuch einer Einflussnahme müsste hier seine Beurteilung – etwa durch Relativierung – adressieren.

Insgesamt bieten also Relativierung, Konkretisierung und Versachlichung aussichtsreiche Ansätze, um einen gegebenen Vorfall weniger relevant erscheinen zu lassen.

Verringerung des Involvements

Das Konzept des Involvements wurde in Kapitel 2.3.2 (S. 65) als die Ich-Beteiligung einer Person gegenüber einem Objekt (Person, Unternehmen, Marke etc.) eingeführt, dass also aussagt, wie wichtig einer Person subjektiv ein bestimmtes Objekt ist. Das Involvement bezogen auf eine Krise wurde beschrieben als abhängig von dem vom Betrachter empfundenen subjektiven Risiko und der für diesen subjektiven Relevanz des betroffenen Unternehmens, der beteiligten Dritten und gegebenenfalls der Art des Vorfalls. Es wurde gezeigt, dass die Aufmerksamkeit mit dem Involvement steigt und auch im Krisenfall zu einer gesteigerten aktiven und gezielten Suche nach weiteren Hintergrundinformationen über verschiedene Informationsquellen führt.

Während im Marketing versucht wird, zum Zwecke der Absatzförderung, das Involvement bezogen auf eine Marke, zum Beispiel ein Unternehmen oder ein Produkt, zu steigern, verfolgt die Krisenkommunikation bezogen auf die Imagekrise das genau gegenteilige Ziel.

In Tabelle 7.3 sind die im Marketing angewandten Ansätze zur Steigerung des Involvements zusammengestellt und jeweils daraus abgeleitete Ansätze zur Senkung des Involvements gegenüber einer Imagekrise gegenübergestellt. Mehrfach wird dabei deutlich, dass insbesondere der Botschaft »*Du bist nicht betroffen. Die Dir wichtigen Menschen sind nicht betroffen. Die Dir wichtigen Dinge sind nicht betroffen.*«, eine hohe Bedeutung zukommt (▶ Tab. 7.3, Zeilen 1 b, 3 a, 3 b, 5). Dies gilt sowohl bezogen auf das aktuelle Krisenereignis als auch antizipierend für die sich aus dem Vorfall ggf. ergebenden Ängste für die Zukunft: Ist der Vorfall eine isolierte Ausnahme oder entspricht er dem ganz normalen – der Alltagserfahrung nach – geringen Risiko, ist das durch ihn ausgelöste Involvement eher gering (▶ Tab. 7.3, Zeile 1 a). Darüber hinaus ist darauf zu achten, in der unternehmensseitigen Kommunikation eine Verbindung des Vorfalls mit für die Adressaten involvierenden Themen, Situationen und Personen, soweit wie möglich, zu vermeiden.

Tab. 7.3: Ansätze zur Beeinflussung des Involvements (nach Ullrich 2012: 35).

	Ansätze zur Steigerung des Involvements im Marketing [1]	Ansätze zur Senkung des Involvements im Krisenfall
1	Ebene der Produkteigenschaften	Ebene der Vorfall-Eigenschaften
a	*Produktdifferenzierung*, durch Innovationen bzw. Hervorhebung eines Produktmerkmals	Vorfall statistisch eher »alltäglich« erscheinen lassen oder als isolierte Ausnahme darstellen, bei der eine Wiederholung praktisch ausgeschlossen ist
b	*Veränderung der wahrgenommenen Relevanz* einer Produkteigenschaft	Verringern d. wahrgenommenen Relevanz, z. B. durch Eingrenzung der Betroffenen
c	*Einführen einer neuen relevanten Produkteigenschaft*	Neue Informationen »vermeiden«; frühzeitig alle relevanten Informationen weitergegeben und gebetsmühlenartig wiederholen

Tab. 7.3: Ansätze zur Beeinflussung des Involvements (nach Ullrich 2012: 35). – Fortsetzung

Ansätze zur Steigerung des Involvements im Marketing[1]	Ansätze zur Senkung des Involvements im Krisenfall
2 Gestaltung der Werbung	Gestaltung der Kommunikation
a *Einsatz aktivierender Werbereize (z. B. Bilder)*	aktivierende Reize (Fotos etc.) vermeiden, z. B. Unfallort Abhängen etc. – ggf. eigene unspektakuläre Bilder bereitstellen
b *inhaltliche Gestaltung der Werbung (z. B. Einsatz von Symbolen, Testimonials)*	Vermeidung der Symbolisierung des Vorfalls; Einsatz von Testimonials erst bei höherem kognitiven Involvement
c *Verknüpfung des Produkts mit involvierenden Elementen: (i) Themen (z. B. Gesundheit); (ii) Situationen (z. B. Mutter fährt Auto, Kind schläft im Rücksitz); (iii) Alltagsbezug (iv) direkte Ansprache des Egos, der Werte, der Einstellungen*	Vermeiden der Verbindung mit involvierenden Themen/Situationen soweit diese kritisch oder negativ behaftet sind
3 Segmentierung/Spezialisierung	Segmentierung/Eingrenzung
a *Marktsegmentierung bzw. Spezialisierung auf eine Zielgruppe, die sich hinsichtlich des Produktes durch hohes Involvement auszeichnet*	Gruppe der Betroffenen eng eingrenzen und damit möglichst Viele ausschließen
b Schaffung eines Gefühls der Zugehörigkeit zu einer Gruppe	Gruppe der Betroffenen eng eingrenzen; Gruppengefühl nicht fördern
4 Erhöhung medialer Präsenz	Reduktion medialer Präsenz
Herstellen einer starken Medienberichterstattung	Werbeaktivitäten einstellen; Nachrichtenwert des Vorfalls reduzieren
5 Steigerung des wahrgenommenen Risikos	Senkung des wahrgenommenen Risikos
Betonung/Vermittlung von Risiken, sofern das eigene Produkt die Lösung für das Risiko darstellt.	enge Eingrenzung der Betroffenen oder Relativierung des Risikos

[1] Zusammenstellung auf Basis von Aldoory 2001; Hohl/Naskrent 2009: 71 f.; Neumann 2009:135 f./142 ff.; Scheufele et al. 2002

Die Betrachtung erhärtet die bereits im Zusammenhang mit dem Nachrichtenwert erarbeitete Empfehlung, den Vorfall zügig zu klären und den Nachrichtenwert zu senken und legt ferner nahe die mediale, d. h. auch werbliche, Aktivität vorübergehend eher zurückzustellen.

In Kapitel 2.3.2, S. 65 wurde das Involvement bei einer Imagekrise bereits im zeitlichen Verlauf betrachtet (► Abb. 2.8). Zu Beginn ist es sehr hoch ausgeprägt, wobei das emotionale Involvement dominiert. Gerade wenn die Imagekrise öffentlich wird, bedarf es also, infolge des zunächst vorwiegend emotionalen Involvements, klarer, einfacher Botschaften: »Wer sich bedroht fühlt, sucht nicht nach differenzierten Argumenten, sondern nach einer klaren Aussage« (Moser 1990: 111; vgl. auch Sorrentino et al. 1988). Mit der Zeit sinkt das Involvement nicht nur insgesamt sondern geht auch zunehmend in kognitives Involvement über, was dann eine differenziertere Betrachtung und Kommunikation erlaubt. Damit konnten auch aus den Betrachtungen zum Involvement eine Reihe von Ansatzpunkten sowohl für die Ausgestaltung der kommunikativen Botschaft als auch für die Krisenkommunikation insgesamt gewonnen werden.

7.3.2 Verantwortungsgrad und Unternehmensreaktion

In Kapitel 2.3.1, S. 57 wurde deutlich: Je ausgeprägter der *Grad der Verantwortung* eines Unternehmens für einen Krisenvorfall, desto höher der Vertrauensverlust und damit der Schaden der Imagekrise für das betroffene Unternehmen. Hier wurden drei mögliche Rollen abgeleitet:

1. das Unternehmen ist *Opfer*, d. h. hat den Vorfall nicht verschuldet,
2. das Unternehmen ist *Mitbetroffener*, d. h. hat eine Teilschuld an dem Vorfall,
3. das Unternehmen ist *vorsätzlicher Täter*, d. h. hat den Vorfall willentlich verschuldet.

Der zu erwartende Vertrauensverlust wäre entsprechend am größten, wenn das Unternehmen bewusst, also vorsätzlich und aktiv das Krisenereignis herbeigeführt oder bewusst, obwohl es das vermocht hätte, dieses nicht verhindert hat.

Doch der Verantwortungsgrad ist nicht der alleinige Einflussfaktor auf das Schadensausmaß. Auch die *Reaktion des Unternehmens* auf den Vorfall hat erheblichen Einfluss auf den tatsächlich eintretenden Vertrauensverlust.

So geht die *Image Restoration Theory* (Benoit 1995, 2004; Benoit & Czerwinski 1997) davon aus, dass ein Unternehmensimage in und nach einer Krise durch die Reaktion des Unternehmens auf den Vorfall erhalten bzw. wiederhergestellt werden kann. Zu diesem Zweck wurden vielfältige kommunikative Reaktionen aus unterschiedlichsten akademischen Fachgebieten herangezogen. Sie reichen von der Ablehnung jedweder Verantwortung bis zur öffentlichen Entschuldigung (▶ Tab. 7.4).

Aus dem Blick der Praxis folgt die Frage, welche der in Tabelle 7.4 dargebotenen Strategien für den Krisenfall empfehlenswert sind. Eine Studie in den USA widmete sich genau diesem Thema und untersuchte welche Wirkung durch verschiedene Unternehmensreaktionen auf eine Imagekrise erreicht wird (vgl. Kim/Avery/Lariscy 2009). Am erfolgreichsten zeigte sich der Ansatz der *Entschuldigung* (▶ Tab. 7.4, C.2), der in mehr als 70 Prozent der Fälle, in denen er angewandt wurde, eine positive Wirkung erreichte. Auch die Ansätze *Einnehmen der Opferrolle* (A.4), *Wiedergutmachung* (C.1.b) und *Fördern einer positiven Wahrnehmung* (D.) dürfen eher als erfolgversprechend gelten: Sie erreichten immerhin in etwa 50 Prozent der Fälle, in denen sie angewandt wurden, eine positive Wirkung. Die *Leugnung* (A.2) und die *Sündenbock-Strategie* (A.3) hingegen konnten in nur rund 10 Prozent der

Tab. 7.4: Mögliche Reaktionen eines Unternehmens in der Imagekrise (nach Ullrich 2012: 48 f.). Eigene Zusammenstellung, Übersetzung und Zuordnung auf Basis von [1] Benoit 1995: 92 ff., 2004; Benoit & Czerwinski 1997; [2] Coombs 2007:170, 2008: 281, 2012: 154 ff.; [3] Coombs & Holladay 2004:100; [4] Zaremba 2010:111 ff.; Ansätze, die sich nicht auf die Rolle und Wahrnehmung des Unternehmens, sondern auf den Vorfall beziehen wurden hier nicht berücksichtigt (▶ Kap. 7.3.1).

	Nr.	Reaktion	Variante	Beschreibung
A. Reaktionen der Verantwortungsablehnung	A.1	Angriff auf den Ankläger	a) verbale Attacke [1], [2], [3], [4]	Denjenigen, der einen Vorfall/Missstand behauptet, attackieren
			b) Einschüchtern [4]	Androhung von Konsequenzen – z. B. rechtlicher Schritte
	A.2	Leugnung	a) Bestreiten des Vorfalls [1], [2], [3]	Bestreiten, dass ein Vorfall vorliegt – ggf. inkl. einer Erklärung, warum er nicht vorliegt
			b) Bestreiten jeder Verantwortung [4]	Dementieren, dass ein Zusammenhang des Vorfalls mit dem Unternehmen besteht
	A.3	Sündenbock-Taktik [1], [2], [3], [4]	–	Eine dritte Person/Gruppe außerhalb des Unternehmens für den Vorfall verantwortlich machen
	A.4	Opferrolle einnehmen [2], [3], [4]	–	Herausstellen, dass das Unternehmen selbst (auch) Opfer des Vorfalls ist
B. Reaktionen der Verantwortungsreduktion	B	Herunterspielen der eigenen Verantwortung	a) Provokation [1]	Herausstellen, dass der Vorfall nur eine Reaktion auf eine vorherige Handlung eines Dritten war
			b) Anfechtbarkeit [1], [2], [3], [4]	Herausstellen, dass das Unternehmen zu wenig Informationen, Handlungsmöglichkeiten/Einfluss hat(te), um den Vorfall zu vermeiden
			c) Unfall [1], [2]	Herausstellen, dass der Vorfall eine Panne, ein Unfall, ein Missgeschick, bzw. die Verkettung unglücklicher Umstände ist
			d) Gute Absicht [1], [2]	Herausstellen, dass sich der Vorfall nur aus guter Absicht heraus ereignete; so nicht gewollt war
			e) Übergeordnete Interessen [1], [2], [3], [4]	übergeordnete Interessen herausstellen; derartige Vorfälle muss man in Kauf nehmen, wenn man das übergeordnete Ziel erreichen will

Tab. 7.4: Mögliche Reaktionen eines Unternehmens in der Imagekrise (nach Ullrich 2012: 48 f.). Eigene Zusammenstellung, Übersetzung und Zuordnung auf Basis von [1] Benoit 1995: 92 ff., 2004; Benoit & Czerwinski 1997; [2] Coombs 2007:170, 2008: 281, 2012: 154 ff.; [3] Coombs & Holladay 2004:100; [4] Zaremba 2010:111 ff.; Ansätze, die sich nicht auf die Rolle und Wahrnehmung des Unternehmens, sondern auf den Vorfall beziehen wurden hier nicht berücksichtigt (▶ Kap. 7.3.1). – Fortsetzung

	Nr.	Reaktion	Variante	Beschreibung
C. Reaktionen der vollen Verantwortungsübernahme	C.1	Korrekturmaßnahmen	a) Korrekturmaßnahmen [1], [3], [4]	Herausstellen, was das Unternehmen getan hat, um den Schaden einzudämmen bzw. solch einen Vorfall künftig zu vermeiden
			b) Entschädigung [1], [2], [3], [4]	(finanzielle) Entschädigung der durch den Vorfall betroffenen Opfer
	C.2	Entschuldigung	a) reumütige Entschuldigung [1], [2], [3], [4]	Verantwortung übernehmen und sich entschuldigen (Geste)
			b) begründete Entschuldigung [4]	Verantwortung übernehmen und sich Entschuldigung inkl. Erklärung, warum diese notwendig geworden ist
D. Sympathiesteigerung	D.1	Ausdruck von Mitgefühl [2]	–	die eigene Betroffenheit über den Vorfall zum Ausdruck bringen
	D.2	Aufplustern [1], [2], [3], [4]	–	Verweis auf die guten Taten der Vergangenheit/sonst gute Eigenschaften des Produkts
	D.3	Einschmeicheln [2], [3], [4]	–	Das Unternehmen lobt seine Anspruchsgruppen – ggf. mit Bezug auf gemeinsame Werte

Fälle, in denen sie eingesetzt wurden, als erfolgreich eingestuft werden. Etwas aussichtsreicher zeigten sich Reaktionskombinationen: 67 Prozent der Fälle, in denen die *Leugnung* (A.2) mit dem *Fördern einer positiven Wahrnehmung* (D) kombiniert wurden, erreichten ein als erfolgreich bewertetes Ergebnis.

Da sich die USA und Deutschland hinsichtlich des Mediensystems und der Kultur in für Krisen relevanten Bereichen merklich voneinander unterscheiden (vgl. Ullrich 2012: 42 ff.), ist diese Erhebung jedoch nicht auf Deutschland übertragbar. Zudem helfen solche statistischen Auswertungen grundsätzlich wenig: Der Praktiker braucht keine Empfehlung, welche Strategie meistens oder recht häufig erfolgreich ist, sondern eine Orientierung, welche der Strategien oder -kombinationen in seiner akuten Situation besonders aussichtsreich sind.

Einen Ansatz zur Beantwortung dieser Frage liefert die *Theorie der Situativen Krisenkommunikation* (Situational Crisis Communication Theory, SCCT), die im folgenden Kapitel vorgestellt und einer kritischen Würdigung unterzogen wird. Im Kapitel zur »Konzeptionellen Weiterentwicklung der SCCT« (S. 160) wird der Ansatz konzeptionell abgewandelt und zudem für die Anwendung im Kulturraum Deutschland angepasst. In Kapitel 7.3.3 schließlich werden die so erarbeiteten Erkenntnisse in pragmatische Empfehlungsschemata verdichtet, die einen konkreten Handlungsrahmen für die inhaltliche Ausgestaltung der Unternehmensbotschaft in der Imagekrise bieten.

Theorie der situativen Krisenkommunikation

Die *Situational Crisis Communications Theory* (vgl. Coombs 1998, 2007, 2012; Coombs & Holladay 2004), abgekürzt SCCT, macht die kommunikative Reaktion des Unternehmens von dem Grad der Verantwortung für ein Krisenereignis abhängig. Sie gliedert die Krisenfälle anhand eines einfachen Modells in drei Gruppen und ordnet jeder der Gruppen ein bestimmtes »Bündel« von empfohlenen Reaktionsweisen zu. Dabei greift das Konzept auf das Attributionsmodell von Weiner (1985) zurück, und macht die *Verantwortungszuschreibung* von zwei Parametern abhängig:

- der *Lokation der Kausalität*, d. h. ob die Ursache des Vorfalls durch das Unternehmen kontrollierbar (intern) oder nicht kontrollierbar (extern) war,
- der *Absichtlichkeit*, d. h. ob sich der Vorfall infolge vorsätzlichen Handelns des Unternehmens oder ohne dessen Absicht ereignete.

Anhand dieser Dimensionen werden *Krisenfälle in drei Gruppen* geordnet:

- In der »*Opfer-Gruppe*« (Victim Cluster) liegt die Ursache für das Krisenereignis außerhalb der Kontrolle des Unternehmens und ereignete sich ohne dessen Absicht. Entsprechend gering ist die dem Unternehmen zufallende Verantwortung für den Vorfall. Zu dieser Gruppe werden z. B. Naturkatastrophen, Gerüchte und Gewalt am Arbeitsplatz gezählt.
- In der »*Unfall-Gruppe*« (Accidental Cluster) finden sich Vorfälle, bei denen das Unternehmen zwar die Kontrolle über die Ursachen des Vorfalls hatte, sich dieser jedoch ohne Absicht bzw. ohne Vorsatz des Unternehmens ereignete. Entsprechend ist die Verantwortungszuschreibung begrenzt. Zu dieser Gruppe zählen z. B. (unbewiesene/ungerechtfertigte) öffentliche Anklagen, Unterstellungen sowie Unfälle oder Produktfehler infolge technischen Defekts.
- In der »*Gruppe vermeidbarer Vorfälle*« (Preventable Cluster) liegt die Kontrolle der Umstände, die zum Krisenereignis geführt haben, beim Unternehmen, d. h. der Vorfall wurde vorsätzlich herbeigeführt, provoziert oder billigend in Kauf genommen. Entsprechend wird die Verantwortung vollständig dem Unternehmen zugerechnet. Zu dieser Gruppe zählen Unfälle sowie Produktfehler infolge menschlichen Versagens, Vergehen des Unternehmens ohne oder mit Verletzten sowie kriminelle Handlungen des Managements.

Jeder dieser Gruppen werden einige als geeignet beurteilte Reaktionen zugeordnet (► Tab. 7.5). In jüngeren Fassungen der SCCT werden auch Aspekte der Krisenhistorie berücksichtigt (vgl. Coombs 2007/2012; ► Tab. 7.5, Kommentar 4). Zwar war dieser Aspekt bereits in der zugrundeliegenden Attributionstheorie von Weiner (1985) als Faktor der Stabilität (stabil vs. variabel) angelegt, der betrachtet, ob die Ursache für das Krisenereignis regelmäßig oder unregelmäßig auftritt, wurde jedoch in den früheren Fassungen der SCCT noch nicht berücksichtigt.

Tab. 7.5: Empfohlene Reaktionen je nach Krisenfall nach der Situational Crisis Communication Theory nach Coombs 2012: 155 f. (Zuordnung der Reaktionen entsprechend ► Tab. 7.4).

	Reaktion	Opfer-Gruppe	Unfall-Gruppe	Gruppe vermeidbarer Vorfälle
I.	Ablehnung von Verantwortung (Denial Posture) [1]	nur bei Gerüchten: A.1; A.2; A.3	nur bei ungerecht-fertigten Anklagen: A.1; A.2; A.3	
II.	Abschwächung von Verantwortung und Schadensausmaß [2], [3], [4] (Dimishment Posture)	C.2	C.2	
III.	Wiederherstellung von Vertrauen (Rebuilding Posture) [2]		C.1.b; C.2	C.1.b; C.2
IV.	Fördern einer positiven Wahrnehmung (Bolstering Posture)	A.4; D.2; D.3	D.2; D.3	D.2; D.3

[1] nicht kombinieren mit II. und III.; [2] nicht kombinieren mit I; [3] Coombs ergänzt hier das »Minimieren des wahrgenommenen Schadens«, in dieser Arbeit ausführlich betrachtet in Kapitel 7.3.1; [4] nicht, wenn es zuvor vergleichbare Vorfälle gegeben hat und/oder das Unternehmen einen schlechten Ruf hat.

Darüber hinaus empfiehlt die SCCT den Unternehmen, Warnungen und konkrete Verhaltenshinweise für die vom Vorfall Betroffenen in die eigene Botschaft mit einzubinden, um etwaigen oder weiteren Schaden abzuwenden: Was sollen die Betroffenen jetzt unternehmen/lassen? An wen können Sie sich wenden?

Die Theorie der situativen Krisenkommunikation ist ein interessanter Ansatz, der jedoch in vielen Aspekten kritisiert werden muss:

1. Der Ansatz koppelt die Wahl der Reaktion an eine bestimmte Art von Vorfall und lässt damit außer Acht, dass die Verantwortungszuschreibung auf das Unternehmen nicht durch den Vorfall selbst, sondern durch den einzelnen Beobachter, d. h. Angehörige relevanter Ziel- und Anspruchsgruppen, erfolgt (vgl. u. a. Schwarz 2010: 107; Thießen 2011: 94 f.). Deren Verantwortungszuweisung fällt jedoch selbst bei vergleichbaren Vorfällen unterschiedlich aus. Auch der in der jüngeren Fassung der SCCT vorgenommene Versuch, einzelne Aspekte

der Bewertung des Beobachters – etwa die Krisenhistorie des Unternehmens – zu integrieren (vgl. Coombs 2007: 167) wird zu Recht als unzureichend beurteilt (vgl. Schwarz 2010: 107).

2. Die zu wählenden Reaktionen werden wenig differenziert in Gruppen gebündelt empfohlen, so dass es keinen Unterschied zu machen scheint, ob ein Unternehmen bei einer ungerechtfertigten Anklage einen »Angriff auf den Ankläger«, eine »Leugnung« oder die »Sündenbock-Taktik« einsetzt.

3. Ansätze, die nachvollziehbar mit dem Grad der Verantwortung korrelieren, werden mit solchen vermischt, die in keinerlei Bezug zur Rolle des Unternehmens stehen. So empfiehlt die SCCT etwa in Krisenfällen der Opfer- oder Unfall-Gruppe, zu versuchen, dass wahrgenommene Ausmaß des Vorfalls zu minimieren – etwa durch die Aussage, es seien keine ernsthaften Schäden oder Verletzungen entstanden oder durch die Aussage, die Opfer hätten lediglich bekommen, was sie verdienen. Diese Reaktionen zielen aber nicht auf die Wahrnehmung des Unternehmens in Bezug auf das Krisenereignis, sondern auf die Wahrnehmung des Vorfalls selbst ab.

4. Die Empfehlung der Reaktionen bleibt pauschal und berücksichtigt nicht, dass deren Wirkung auch von der Ausprägung, mit der eine Reaktion erfolgt, variiert: So ließ sich experimentell zeigen, dass etwa die Vertrauenswürdigkeit des durch einen Krisenfall betroffenen Unternehmens deutlich höher ausfällt, wenn seine Korrekturmaßnahmen, zwar erkennbar den Ursprung in der Krise haben, jedoch inhaltlich und zeitlich über die Krisensituation hinausgehen, als wenn sich die Korrekturmaßnahmen lediglich auf das Ausmaß der Krisensituation erstrecken (vgl. Thießen 2011).

5. Die Empfehlungen der SCCT sind kulturabhängig, da die Wirkung einer bestimmen Reaktionsweise von Kulturkreis zu Kulturkreis unterschiedlich ausfallen kann. So zeigte eine Untersuchung in China, dass dort die Aussage »Kein Kommentar« zu mehr Vertrauen führt, als etwa ein Herunterspielen der eigenen Verantwortung. Hingegen entfaltet die Strategie der Entschuldigung – da Entschuldigungen in China weitgehend ritualisiert und damit praktisch keine echte Geste sind – weniger positive Wirkungen als etwa die Entschädigung (vgl. Lee 2004). Eine Untersuchung in der Schweiz zeigte im Gegensatz zu amerikanischen Studien, dass die Taktiken »Ausdruck von Mitgefühl«, »Einschmeicheln« und die »offene Entschuldigung« anders als in der USA in der Schweiz praktisch keinen Einfluss auf die Vertrauenswürdigkeit des Unternehmens haben (vgl. Thießen 2011: 224 ff.). Auch für Deutschland lieferte eine, wenn auch lediglich auf die Einschätzung eines deutschen Expertenpanels gegründete Untersuchung, eine von der SCCT abweichende Empfehlung.

Konzeptionelle Weiterentwicklung der SCCT

Die Zuschreibung der Verantwortung für das Auftreten eines Krisenereignisses auf ein betroffenes Unternehmen folgt, anders als es zum Beispiel die SCCT unterstellt, nicht aus dem Vorfall selbst, sondern ergibt sich aus dem Urteil der externen Teilöffentlichkeiten. Von Letzterem muss ein Unternehmen also abhängig machen, wie es sich zu einem Krisenereignis stellt. Hierfür wurde in Kapitel 2.3.1, S. 57 das Kovariationsprinzip der Verantwortungsattribution nach Kelley (1973) eingeführt, das sich für die Anwendung auf Krisensituationen empirisch bewährt hat (vgl. Schwarz 2010). So wurde gezeigt, dass Menschen bei Krisenereignissen, für die eine Ursache nicht offensichtlich ist, auf mindestens zwei der drei Parameter Konsens, Konsistenz und Distinktheit zurückgreifen, um zu entscheiden, ob das betroffene Unternehmen für das Auftreten des Vorfalls verantwortlich ist oder nicht.

In einer Imagekrise sollte ein Unternehmen in der Vorbereitung seiner Botschaft also prüfen, ob es solche Vorfälle auch bei anderen Unternehmen gibt (*Konsens*), der Vorfall sich bei dem betreffenden Unternehmen schon einmal oder gar mehrfach ereignet hat (*Konsistenz*) und ob der Vorfall nur bezogen auf ein Objekt bzw. unter besonderen Umständen auftritt (*Distinktheit*). Ergeben sich hier Antworten, die einer Zuschreibung der Verantwortung (allein) auf das Unternehmen entgegenstehen, sollten diese in die Kommunikation mit aufgenommen werden (vgl. Schwarz 2010). Das Beispiel in Abbildung 7.7 soll diesen Ansatz illustrieren.

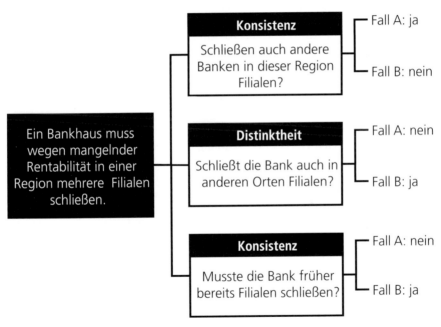

Abb. 7.6: Schematische Illustration zu den Fallunterscheidungen der Verantwortungsattribution am Beispiel (nach Ullrich 2012: 47).

Im Fall A könnte die Krisenkommunikation zum Beispiel Botschaften der folgenden Art enthalten: »Es ist das erste Mal in der Geschichte unseres Bankhauses, dass wir Filialen schließen müssen [Konsistenz = gering]. Auch andere Banken müssen Filialen in dieser Region schließen. [Konsens = hoch]. Da sich unser Filialgeschäft in anderen Regionen sehr gut entwickelt [Distinktheit = hoch], haben wir mit der

Bezirksregierung Kontakt aufgenommen, um die ggf. regionalspezifischen Gründe für diese Entwicklung zu erörtern.«

Hingegen scheint es im Fall B wenig geraten, in der Kommunikation explizit auf den fehlendenden Konsens, die fehlende Distinktheit und die hohe Konsistenz hinzuweisen, es sei denn, man will damit der Aufdeckung dieser Umstände – etwa durch Journalisten – zuvorkommen.

Je nach Rolle, in der sich das Unternehmen aus dem Blickwinkel seiner Teilöffentlichkeiten wiederfindet (Opfer, Mitbetroffener, Täter), sind zudem unterschiedliche Reaktionen auf den Vorfall zu wählen. Eine erste Einschätzung zur Eignung der in Tabelle 7.4 dargestellten Reaktionsweisen für die Anwendung bei Imagekrisen in Deutschland zum Erhalt der Vertrauenswürdigkeit, liefert eine Beurteilung der Ansätze, die durch erfahrene Krisenkommunikationsexperten unabhängig voneinander vorgenommen wurde (vgl. Ullrich 2012: 50 ff.). Demnach erscheinen die Reaktionen A.1.b, A.2.b, A.3 und A.4 aus der Gruppe der *Verantwortungsablehnung* (▸ Tab. 7.4) ausschließlich in den Fällen vorteilhaft, in denen das Unternehmen als Opfer des Krisenereignisses wahrgenommen wird. Hingegen erscheint Reaktion A.1.a in keinem Fall ratsam zu sein, wenngleich sie im Falle der Wahrnehmung des Unternehmens als Opfer, wenigstens auch nicht zu schaden scheint. Mit Ausnahme von B.c, im Falle einer Teilschuld des Unternehmens, werden die Ansätze des *Herunterspielens der eigenen Verantwortung* durchweg eher als weniger geeignet beurteilt. Die Ansätze zur *Verantwortungsübernahme* (C) wurden sowohl für die Fälle, in denen ein Unternehmen als teilschuldig oder als Täter wahrgenommen wird, als gleichermaßen empfehlenswert identifiziert.

Aus den drei *Reaktionen zur Sympathiesteigerung* ist nach Expertenurteil lediglich D.1 für als teilschuldig oder schuldig wahrgenommene Unternehmen von Vorteil.

Insgesamt wird damit deutlich, dass es für den empfehlenswerten Kanon der Reaktionen eines Unternehmens auf eine Imagekrise keinen Unterschied zu machen scheint, ob das Unternehmen als mitverantwortlich oder voll verantwortlich beurteilt wird. Mit einer Ausnahme: Allein B.c erscheint für das als teilschuldig wahrgenommene Unternehmen aussichtsreich. Im Wesentlichen aber gilt: *Teilschuld ist Schuld und muss auf die gleiche Weise beantwortet werden, wie Schuld, um sich das Vertrauen seiner Ziel- und Anspruchsgruppen zu sichern.* Zwar bedürfen die hier dargestellten Erkenntnisse einer weitergehenden empirischen Fundierung, da sie lediglich auf einer kleinen Expertenstichprobe beruhen, doch bieten sie eine Reihe von plausiblen Hinweisen, die Unternehmen in der Imagekrise helfen können, eine geeignete eigene Position und Reaktion bezogen auf ein Krisenereignis abzuleiten.

7.3.3 Handlungsempfehlungen

Für die Gestaltung der (initialen) Unternehmensbotschaft in einer Imagekrise wurden drei Komponenten identifiziert:

1. Fakten berichten und Wahrnehmung beeinflussen
2. Verantwortungszuschreibung beeinflussen
3. geeignet auf den Vorfall reagieren

Zu 1.: Für die Identifikation der relevanten Fakten können die sechs W-Fragen dienen:

(1) *Was* hat sich ereignet?
(2) *Wer* ist von dem Vorfall betroffen bzw. an ihm beteiligt?
(3) *Wann* hat sich der Vorfall ereignet?
(4) *Wo* hat sich der Vorfall ereignet?
(5) *Wie* hat sich der Vorfall ereignet?
(6) *Warum* hat sich der Vorfall ereignet?

Für die Darstellung der mit ihnen gewonnenen Sachinformationen wurden aus den Betrachtungen zum Nachrichtenwert und Involvement eine Reihe von Hinweisen abgeleitet, wie diese darzubieten sind, damit die Betrachter, die Journalisten ebenso wie die bedeutsamen Teilöffentlichkeiten, das Krisenereignis als möglichst wenig relevant beurteilen. und diesem entsprechend wenig Aufmerksamkeit zuwenden. Es eignen sich für die Reduktion des Nachrichtenwerts vor allem die *Relativierung*, durch nüchternes hinzustellen von Vergleichsmaßstäben, die es dem Betrachter erlauben, selbst zu dem Schluss zu kommen, das Ereignis als weniger bedeutsam zu beurteilen sowie die *Konkretisierung* der Sachverhalte in der Weise, dass diese weniger bedeutsam erscheinen. Im Einzelfall kann auch eine *Versachlichung* sinnvoll erscheinen, ist jedoch im Wesentlichen auf den Nachrichtenfaktor »Meinungsunterschiede/Kontroverse« zu beschränken und mit Bedacht vorzunehmen.

Aus den Betrachtungen zum Involvement folgt, dass die Botschaft so zu gestalten ist, dass das subjektiv empfundene Risiko der Adressaten bezogen auf den Krisenfall möglichst niedrig ausfällt. Hier bietet die Meta-Botschaft: »*Du bist nicht betroffen. Die Dir wichtigen Menschen sind nicht betroffen. Die Dir wichtigen Dinge sind nicht betroffen*«, eine Orientierung und kann im Wesentlichen durch Konkretisierung erreicht werden, die es dem Einzelnen erlaubt sein Nicht-Betroffensein schnell zu erkennen. Darüber hinaus sind involvierende Reize zu vermeiden. Die mediale und werbliche Präsenz des betroffenen Unternehmens bzw. Produkts sollte zumindest bei Krisenfällen hoher medialer Thematisierung vorübergehend reduziert werden. Ferner wurde deutlich, dass sowohl eine schnelle Lösung des Vorfalls in der Sache sowie konkrete Handlungsanleitungen, für durch das Krisenereignis betroffene Personen (Was ist jetzt zu unternehmen, um Risiken/den Schaden zu minimieren?) hilfreich sind. Diese Handlungsempfehlungen sind in Tabelle 7.6 verdichtet zusammengestellt.

Zu 2.: Aus den Betrachtungen zum Mechanismus der Verantwortungszuschreibung eines Krisenereignisses auf eine Ursache, etwa ein Unternehmen, folgen konkrete Ansatzpunkte für Botschaften, mit denen das Unternehmen auf diesen

Tab. 7.6: Ansätze zur Reduktion von Nachrichtenwert und Involvement in der Vorfalldarstellung (nach Ullrich 2012: 55).

Reduktion von Nachrichtenwert und Involvement	
A Konkretisierung von ...	Relativierung von ...
... Ortsstatus ... Etablierung von Themen ... Einfluss der beteiligten Gruppe/Institution/Person ... negativen Folgen, Schaden/Misserfolg ... Reichweite/Kreis der Betroffenen	... Überraschung ... Demonstration ... Meinungsunterschieden/Kontroversen

B   Weitere Aspekte

- in der Ereignisdarstellung für Adressaten involvierende Elemente soweit in der Sache möglich vermeiden (z. B. Themen, Situationen, Alltagsbezug)
- Personalisierung vermeiden
- Bilder vermeiden; eigene unspektakuläre Bilder liefern
- aktuelle Medienpräsenz reduzieren/aussetzen (Werbung etc.)
- Prüfen: Vorfall/Verfahren schnell lösbar?
- konkrete Handlungsanweisung bieten: Was sollen Betroffene jetzt unternehmen?

Zuschreibungsprozess aussichtsreich einwirken kann. Zudem lässt sich so einschätzen, ob das Unternehmen aller Wahrscheinlichkeit nach als unschuldig, d. h. als Opfer, als mitschuldig oder als voll verantwortlich für das Krisenereignis gesehen werden wird.

Im in Abbildung 7.7 dargestellten Flussdiagramm werden die Faktoren Konsens, Distinktheit und Konsistenz schrittweise untersucht und in für das Unternehmen günstigen Fällen Aussagen zugeordnet, die in die Unternehmensbotschaft Eingang finden sollten. Da empirisch ermittelt wurde, dass Menschen in der Regel nur zwei dieser drei Faktoren zur Zuschreibung der Verantwortung heranziehen (Schwarz 2010: 231 f.), wird mittels eines einfachen Summenschemas eine Einschätzung der wahrscheinlichen Verantwortungszuschreibung möglich. Deutet ein Faktor also darauf hin, dass die Verantwortung für den Vorfall beim Unternehmen liegt, zählt dies negativ und wird als »-1« notiert. Ergibt am Ende die Summenbildung Null, kann angenommen werden, dass dem Unternehmen nicht die Verantwortung für den Vorfall gegeben wird (»Opfer«), ergibt sie »-3« kann davon ausgegangen werden, dass das Unternehmen in der Rolle des Täters gesehen wird. Ergibt die Summenbildung »-1« oder »-2« kann der Betrachter der Imagekrise zu verschiedenen Urteilen kommen. Da nicht vorhergesagt werden kann, welche der drei Faktoren der Betrachter für seine Urteilsbildung heranzieht, kann es für ein Unternehmen durchaus angemessen sein, jeweils von der »schlechteren« Variante auszugehen, d. h. von einer Wahrnehmung als mitverantwortlich bereits bei »-1« und als verantwortlich bei »-2«.

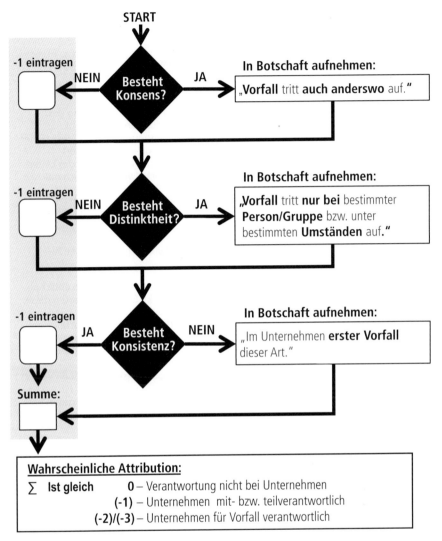

START

-1 eintragen   NEIN ← Besteht Konsens? → JA   In Botschaft aufnehmen:
                                                "Vorfall tritt auch anderswo auf."

-1 eintragen   NEIN ← Besteht Distinktheit? → JA   In Botschaft aufnehmen:
                                                     "Vorfall tritt nur bei bestimmter Person/Gruppe bzw. unter bestimmten Umständen auf."

-1 eintragen   JA ← Besteht Konsistenz? → NEIN   In Botschaft aufnehmen:
                                                   "Im Unternehmen erster Vorfall dieser Art."

Summe:

Wahrscheinliche Attribution:
$\sum$ **Ist gleich**   **0** – Verantwortung nicht bei Unternehmen
                         (-1) – Unternehmen mit- bzw. teilverantwortlich
                         (-2)/(-3) – Unternehmen für Vorfall verantwortlich

Abb. 7.7: Flussdiagramm zur Einschätzung der wahrscheinlichen Verantwortungszuschreibung und entsprechend relevanter Botschaften (nach Ullrich 2012: 57).

Zu 3.: Ausgehend von der Rolle, in der sich das Unternehmen widerfindet (Opfer, teilschuldig, Täter), wurde in Kapitel 7.3.2, S. 160 ein Kanon aussichtsreich erscheinender Reaktionen beschrieben. Er ist in Tabelle 7.7 verdichtet dargestellt.

Hat ein Unternehmen den Vorfall nicht verschuldet, etwa weil Dritte Schuld haben oder die Umstände einfach unglücklich waren, muss es dies auf geeignete Weise deutlich machen und hat dann wenig negative Konsequenzen zu erwarten.

Tab. 7.7: Zum Erhalt der Vertrauenswürdigkeit des Unternehmens geeignete Reaktionen auf Imagekrisen je nach zugeschriebener Verantwortung für das auslösende Ereignis (nach Ullrich 2012: 58).

Unternehmen ...	Geeignete Reaktionsweisen ...
1 ... ist Opfer des Vorfalls	• Herausstellen, dass das Unternehmen selbst (auch) Opfer des Vorfalls ist • Dementieren, dass ein Zusammenhang des Vorfalls mit dem Unternehmen besteht • Androhung von Konsequenzen – z. B. rechtlicher Schritte (etwa ggü. Vorfall-Verursacher) • Eine dritte Person/Gruppe außerhalb des Unternehmens für den Vorfall verantwortlich machen
2 ... hat den Vorfall mit-verschuldet	• nur bei Teilschuld/Vorfall mitverschuldet: Herausstellen, dass der Vorfall eine Panne, ein Unfall, ein Missgeschick, bzw. die Verkettung unglücklicher Umstände ist • i. d. R. zuzüglich der unter 3 genannten Reaktionsweisen
3 ... hat den Vorfall vor-sätzlich/grob fahrlässig verursacht	• Verantwortung übernehmen und sich entschuldigen (Geste); ggf. inkl. Erklärung, warum diese notwendig geworden ist • die eigene Betroffenheit über den Vorfall zum Ausdruck bringen • Ausdruck der Anteilnahme ggü. den durch die Krise Geschädigten • (finanzielle) Entschädigung der durch den Vorfall betroffenen Opfer • Herausstellen, was das Unternehmen getan hat, um den Schaden einzudämmen und solch einen Vorfall künftig zu vermeiden

Hier muss der Fall jedoch eindeutig sein. Ist die Schuldfrage strittig oder für die beteiligten Teilöffentlichkeiten nicht eineindeutig plausibel darstellbar, lässt der Versuch die Opferrolle zu übernehmen eher negative Konsequenzen für das betroffene Unternehmen erwarten (vgl. Schwarz 2012).

Hat das Unternehmen Schuld an dem Auftreten des Krisenereignisses, gleichgültig ob teilweise oder vollständig, muss es auf diejenigen Mechanismen zurückgreifen, die sich in der sozialen Evolution zur Rehabilitierung herausgebildet haben:

- *Geständnis*, d. h. die sichtbare Übernahme von Verantwortung,
- *Reue*, d. h. die erkennbare Einsicht, dass das eigene Verhalten falsch war,
- *Anteilnahme*, d. h. der Ausdruck subjektiv empfundenen Schmerzes infolge des durch das verursachte Unheil Dritten widerfahrenden Leids,
- *Buße*, d. h. ggf. die (finanzielle) Wiedergutmachung des entstandenen Schadens,
- *Läuterung*, d. h. nach außen erkennbare Besserung,
- *Entschuldigung*, d. h. »Unterwerfung unter die Gnade« der durch das Ereignis Geschädigten.

Wer sich dementsprechend verhält, darf auf *Absolution* hoffen, d. h. auf Freisprechung von der durch ihn verursachten Schuld. Dies gilt für Beziehungen zwischen Menschen ebenso, wie für Beziehungen zwischen Unternehmen (Marken) und ihren relevanten Teilöffentlichkeiten.

Damit sind die drei anfangs genannten Komponenten der initialen Unternehmensbotschaft ermittelt. Für ihre *konkrete Formulierung* sind zwei Aspekte besonders zu berücksichtigen: Die Vermeidung von Missverständnissen und die Berücksichtigung von Spezifika der verschiedenen Mediengattungen.

Zur *Vermeidung von Missverständnissen* soll die Unternehmensbotschaft (emotional) eindeutig formuliert sein. Die Relevanz dieses Aspekts wird deutlich, wenn man sich vergegenwärtigt, dass, je dramatischer das Ereignis ausfällt, desto ausgeprägter auch das initiale emotionale Involvement bei den Adressaten ausfallen wird (▶ Kap. 2.3.2, S. 65). Hier hat sich zur kritischen Prüfung das sogenannte »Vier-Ohren-Modell« (Schultz von Thun 1981) als Orientierung bewährt. Mit ihm wird jede der getätigten Aussagen aus Sicht der Adressaten (!) dahingehend untersucht, welcher Sachinhalt, welche etwaige Selbstoffenbarung, welche Beziehungsaussage *zu* und welcher Appell *an* die Adressaten übermittelt wird. Missverständnissen wird dadurch vorgebeugt.

Die Berücksichtigung der *Spezifika der verschiedenen Mediengattungen* (TV, Radio, Zeitungen/Zeitschriften, Online-Medien) bezieht sich im Wesentlichen auf den Umfang bzw. die Dauer, die diese der Unternehmensbotschaft in Form von Zitaten bzw. O-Tönen, einräumen. Während ein Unternehmenssprecher im Nachrichtenblock im Fernsehen oft nur 5 bis 15 Sekunden eingeblendet wird, hat er im Radio teilweise bis zu 30 Sekunden Zeit, die Unternehmensbotschaft zu vermitteln. Nimmt man als Richtmaß bei betonter Aussprache eine Sprechgeschwindigkeit von 3 bis 8 Silben je Sekunde bzw. 5 bis 8 Wörtern je drei Sekunden (vgl. u. a. Schneider 1999: 87), so bedeutet dies, die Kernbotschaft des Unternehmens muss – rein rechnerisch – in ca. 9 bis 80 Wörtern vermittelt sein.

Wer einer Fernsehkamera oder einem Radiomikrofon viel mehr »Material« anbietet, muss befürchten, dass der Beitrag gekürzt bzw. neu zusammengeschnitten wird – in der Regel, und auch ganz ohne Vorsatz – nicht immer zum Vorteil des Unternehmens. Ganz praktisch werden daher die mittels obiger drei Komponenten gesammelten Botschaften zusammen aufgeschrieben und priorisiert: Welche der Botschaften ist in der aktuellen Situation am wichtigsten, welche folgt dann und so fort. Die Botschaften werden in ein Schema analog Tabelle 7.8 eingetragen und modelliert, bis die Position des Unternehmens in diesem Zeitrahmen optimal vermittelt werden kann. Hier spielt die Prägnanz der Formulierung ebenso eine Rolle, wie die Bereitschaft, sich auf das Wesentliche zu beschränken.

Bei den Formulierungen wird man stets im Hinterkopf behalten, dass man die Botschaften nicht (nur) zur Befriedigung des Medieninteresses formuliert, sondern vor allem für diejenigen Teilöffentlichkeiten, die diese Medien nutzen. Bleibt einem vor Kamera und Mikrofon mehr Zeit, beendet man das Statement durch Schweigen oder geht ab. Für das Interview, in dem der Journalist diverse Fragen stellt, gilt: Die definierten Kernbotschaften werden – gern in (definierten) Varianten – wiederholt dargeboten. Zweifelsohne jedoch stellt das Interview eine Situation dar, auf die der

Tab. 7.8: Schematische Darstellung zur Struktur der Botschaften für O-Ton-Statements in Fernsehen und Radio.

Dauer/Sekunden	Dauer gesamt/Sek.	O-Ton-Statement
05	05	…
10	15	…
10	25	…
05	30	…

Unternehmenssprecher intensiv und wiederholt vorbereitet werden sollte – vor der Krise ebenso wie in der heißen Phase des akuten Vorfalls (► Kap. 5).

In der Pressemitteilung bzw. dem Unternehmensstatement ist mehr Raum für die Unternehmensnachricht und eine umfassendere Argumentation. Dennoch sollte auch der Text einer einzelnen Pressemitteilung die Länge einer A4-Seite in normaler Beschriftung nach Möglichkeit nicht überschreiten.

Auch Situationen, in denen ein *Unternehmen noch keine Botschaft hat*, etwa weil es noch keine tiefere Kenntnis über die Krise, ihre Ursachen und Ausmaße hat, können je nach Umstand dennoch ein öffentliches Unternehmensstatement erfordern. Dies wurde in Kapitel 7.2 am Beispiel öffentlicher Vorfälle diskutiert. Dort wurde auch ein Ansatz für eine Botschaft geliefert: Die Ankündigung bzw. Mitteilung, dass die Hintergründe derzeit geklärt würden und das neue Erkenntnisse unverzüglich mitgeteilt würden, sobald diese vorlägen. Die positive Wirkung solch einer Botschaft, etwa auf das Vertrauen, konnte experimentell belegt werden (vgl. Weyler 2013: 175 ff.).

Die offizielle *Botschaft des Unternehmens an seine Mitarbeiter* über die Wege der internen Kommunikation wird sich grundsätzlich mit der extern vermittelten Botschaft in den Aussagen decken. Allerdings wird die Nachricht an die Mitarbeiterschaft bzw. an einzelne Bereiche und Abteilungen ggf. ergänzende Aspekte sowie Handlungsanweisungen enthalten. So werden die Mitarbeiter in der Regel unter anderem eine kurze Anweisung erhalten, sich nicht selbst gegenüber Externen zum Krisenfall zu äußern, sondern bei sämtlichen Anfragen auf eine zentrale Anlaufstelle zu verweisen (► Kap. 6.2).

Auch insgesamt wird es je nach Adressatengruppe spezielle Formulierungen und Ergänzungen in der Unternehmensnachricht geben. Dabei jedoch gilt es, Unstimmigkeiten und Widersprüche konsequent auszuschließen.

7.4 Adressaten der kommunikativen Intervention

Ein Unternehmen hat auch ohne das Bestehen einer Imagekrise Ziel- und Anspruchsgruppen. Je nach Krisenfall, können jedoch ganz neue Personengruppen als relevant für die Kommunikation auf den Plan treten oder aber auch bestehende

Zielgruppen für eine vorfallbezogene Kommunikation nicht relevant und daher nicht zu berücksichtigen sein. Ausgehend von einer Bestandsaufnahme zum Adressatenverständnis in der traditionellen Krisenkommunikation in Kapitel 7.4.1 wird in Kapitel 7.4.2 auf Basis des Konzepts der »Six Markets« und des Relevanzstadiums von Anspruchsgruppen ein Ansatz entworfen, mit dem sich die im Krisenfall zu adressierenden Personengruppen systematisch und anhand einfacher Kriterien bestimmen lassen.

7.4.1 Adressaten in der traditionellen Krisenkommunikation

Traditionell richtet sich sowohl die Ratgeberliteratur (vgl. u. a. Fink 1986; Laumer/Pütz 2006; Wilmes 2006; Dezenhall/Weber 2007; Möhrle 2007; Ditges/Höbel/Hofmann 2008; Puttenat 2009) als auch die wissenschaftlich geprägte Literatur (vgl. u. a. Mathes/Gärtner/Czaplicki 1991; Herbst 1999; Töpfer 2008; Gantner 2010: 55) zur Krisenkommunikation vorwiegend auf die *redaktionellen Massenmedien* als die Adressaten der Krisenkommunikation bzw. auf eine durch diese Massenmedien erreichte abstrakt disperse Öffentlichkeit aus. Dort, wo eine konkretere Betrachtung einzelner Personengruppen als Adressaten geschieht, erfolgt die Berücksichtigung selektiv (vgl. u. a. Homuth 2000; Schulz 2000: 133; Kunczik 2002: 232 f.; Weißbeck 2003: 6/10 ff.; Bentele/Janke 2008). Ein auf den Praktiker, der sich in der akuten Imagekrise wiederfindet, ausgerichtetes Schema, mit dem dieser die relevanten Adressaten seiner Krisenkommunikation bestimmen kann, ist damit nicht erreicht.

Zweifelsohne ist die *Rolle der Massenmedien* in Imagekrisen weitreichend und je nach Fall dominant, wie aus Kapitel 2.4.1 deutlich wird. Es sind die redaktionellen Massenmedien, die, wenn sie nicht selbst Auslöser einer Imagekrise sind, (vermeintliche) Missstände ihren Publika zugänglich machen und so zumindest das Ausmaß der Krise ganz wesentlich bestimmen. Dennoch greift eine pauschale Fokussierung auf die redaktionellen Massenmedien zu kurz.

Zunächst gibt es nicht »die Massenmedien«: Bei näherer Betrachtung zeigt sich eine sehr inhomogene Struktur, die sich in unterschiedlichen Mediengattungen (▶ Tab. 7.9) und in der sehr vielschichtigen inhaltlichen Ausrichtung der einzelnen Titel bzw. Magazine zeigt – von BILD bis ZEIT, von Playboy bis Wirtschaftswoche und von RTL Explosiv bis zur ARD Tagesschau. Durch ihre Gattung und ihre unterschiedliche inhaltliche Ausrichtung erreichen redaktionelle Massenmedien unterschiedliche Publika, d. h. die durch sie jeweils erreichte Teilöffentlichkeit konstituiert sich durch die Nutzer eben dieses Mediums. In der Konsequenz ist nicht jedes Thema, dass in einem redaktionellen Massenmedium berichtet wird, gleich bei allen für ein Unternehmen relevanten Personengruppen präsent.

Zur Illustration: Erscheint eine Meldung in der Printausgabe der auflagenstarken Tageszeitung »Rheinische Post«, werden damit zunächst direkt rund 350 000 Menschen erreicht, was etwa der verbreiteten Auflage entspricht. Wird der Beitrag crossmedial auf allen Publikationsformen von des Medienunternehmens »Rheinische Post« veröffentlicht, können rund 1,2 Millionen Menschen davon Kenntnis erlangen (vgl. Rheinische Post 2014). Das entspricht etwa 0,5 Prozent bzw. 1,7 Prozent der

169

Deutschen Wohnbevölkerung ab 14 Jahren. Grenzt man die Betrachtung auf das regionale Verbreitungsgebiet ein, werden etwa 7 Prozent der regionalen Einwohner erreicht. Erscheint ein Beitrag hingegen in einem überregionalen *Leitmedium*, etwa Frankfurter Allgemeine Zeitung, Süddeutsche Zeitung, Spiegel, Spiegel Online, Focus, Bild, ARD Tagesschau und ARD Tagesthemen etc. (vgl. Kepplinger 2012: 56; Herrmann 2012: 106 ff.) kann vordringlich infolge der Koorientierung (▶ Kap. 2.3.2) die Reichweite schnell hohe zweistellige Millionenbeträge annehmen, die Meldung also weite Teile der Deutschen Wohnbevölkerung erreichen.

Tab. 7.9: Redaktionelle Massenmedien und ihre Reichweiten in Deutschland (ohne Internet).

Mediengattung	Anzahl	Gesamtreichweite [1]
Zeitschriften [2]	2.057	68 Mio.
• Publikumszeitschriften	899	
• Fachzeitschriften	1.148	
Radiosender [3]	317	66 Mio.
• öffentlich-rechtl. Radiosender	70	
• private Radiosender	247	
Zeitungen	1.798	64 Mio.
• Tageszeitungen [2]	370	
• Wochenzeitungen [2]	21	
• Anzeigenblätter [4]	1.407	
Fernsehkanäle [3]	80	70 Mio.
• Öffentlich-rechtl. Fernsehkanäle	59	
• Private Fernsehkanäle	21	

[1] Verbraucheranalyse 2012 III; [2] IVW 2012; [3] Die Zeit 2010; [4] BVDA 2012

Aus Sicht der Marketingkommunikation stellen redaktionelle Massenmedien keinen Adressaten im eigentlichen Sinne dar: Sie sind *Multiplikatoren*, die ggf. – v. a. außerhalb der Imagekrise – notwendig oder effizient sind, um die für das Unternehmen relevanten Ziel- und Anspruchsgruppen zu erreichen. Dabei sind *Zielgruppen* jene Gruppen von Personen, die ein Unternehmen – etwa zu Absatzzwecken – erreichen will bzw. muss. Insbesondere in der Imagekrise sind jedoch neben den Zielgruppen auch Anspruchsgruppen zu berücksichtigen.

Das Konzept der *Anspruchsgruppen* (Stakeholder) erweitert den Begriff der *Anteilseigner* (Shareholder) um all jene Personengruppen, »ohne deren Unterstützung die Organisation aufhören würde zu existieren« (Freeman et al. 2010: 31). Weniger drastisch formuliert ist eine Anspruchsgruppe »eine Gruppe, deren kollektives Verhalten die Zukunft einer Organisation direkt beeinflussen kann, und die gleichzeitig nicht unter der Kontrolle der Organisation steht« (Emshoff/Freeman 1979 zitiert in Grunig/Hunt 1984: 297).

Auch in der Imagekrise ist die Medienarbeit also grundsätzlich derart auszugestalten, dass sich ihr Inhalt direkt an die avisierten Ziel- bzw. Anspruchsgruppen richtet, jedoch gleichzeitig von den Journalisten als Gatekeepern akzeptiert, d. h. in der Medienberichterstattung berücksichtigt wird. Darüber hinaus bestehen in der Regel zwischen dem betroffenen Unternehmen und seinen relevanten Ziel- und Anspruchsgruppen direkte Beziehungen. In der Folge erwarten diese im Krisenfall entweder die direkte Ansprache durch das Unternehmen bzw. würden sie mindestens wertschätzend zur Kenntnis nehmen. Dieses Potential müssen Unternehmen – gerade in Krisenzeiten – ausschöpfen, insbesondere weil ihnen neben den redaktionellen Massenmedien durchaus andere Wege zur Ansprache ihrer Ziel- und Anspruchsgruppen zur Verfügung stehen, die ihnen eine direkte und unverfälschte Übermittlung der Unternehmensbotschaft erlauben (► Kap. 7.5).

Daher ist der Adressatenkreis für die Krisenkommunikation entsprechend über die redaktionellen Massenmedien hinaus, um die relevanten Ziel- und Anspruchsgruppen zu erweitern, was im folgenden Kapitel geschieht.

7.4.2 Erweiterung des Adressatenkreises

Will ein Unternehmen neben der Beantwortung der Anfragen der redaktionellen Massenmedien zudem eine eigene Kommunikation zu seinen Ziel- und Anspruchsgruppen aufsetzen, sind folgende Leitfragen zielführend:

1. Wen müssen wir informieren?
   Z. B. aus rechtlicher Verpflichtung (etwa §§ 15, 15a WpHG; § 6 ProdSG IV; § 28 AMWHV etc.) oder aus Verträgen/internen Regularien
2. Wer muss jetzt sein Verhalten anpassen, um Schaden für sich und andere abzuwenden?
   Z. B. Betroffene, potentiell Betroffene etc.
3. Wer in unserer Wertschöpfungskette wird durch den Vorfall irritiert sein?
   Z. B. Zulieferer, Großkunden, Kunden etc.

Entsprechend der Antworten ergibt sich der erweiterte Adressatenkreis. Für die systematische Ermittlung infrage kommender Personengruppen können einerseits Listen potentieller Anspruchsgruppen hilfreich sein, wie sie Mast (2008: 55), die 12 Anspruchsgruppen aufführt, oder Lukaszewski (1992: 34), der insgesamt 50 Anspruchsgruppen nennt, darbieten. Alternativ können konzeptionelle Ansätze, wie etwa der Stakeholder Kompass oder das Modell der Six Markets eine systematische »Suche« unterstützen. Der *Stakeholder Kompass* (vgl. Rolke 2002) geht von vier Bereichen aus, in denen für ein Unternehmen relevante Anspruchsgruppen zu finden sind:

1. der *Absatzmarkt* (Kunden, Handel);
2. der *Finanzmarkt* (Aktionäre, Analysten);
3. der *Beschaffungsmarkt* (Personal, Lieferanten) sowie
4. der *Akzeptanzmarkt* (Medien, Politik, NGOs).

Bemerkenswert ist, dass die Medien hier dem Akzeptanzmarkt zugeordnet sind – obgleich sie im engeren Verständnis keine direkte Ziel- oder Anspruchsgruppe darstellen.

Etwas umfassender ist das *Modell der Six Markets* (Christopher/Payne/Ballantyne 2002: 76 ff.). Das aus dem Marketing stammende Konzept ordnet einem Unternehmen sechs »Märkte« zu, die dieses bei seinen Aktivitäten der Marketingkommunikation zu berücksichtigen hat:

1. der *interne Markt*, d. h. sämtliche Mitarbeiter eines Unternehmens, gegliedert entsprechend der Relevanz für Marketingaktivitäten – vom Vertrieb und Kundenservice über die Produktentwicklung und Marktforschung bis hin zu Einkauf, Personal und IT;
2. die *Kundenmärkte*, etwa Endkunden, Groß- und Einzelhändler;
3. *Zulieferer* und *Allianzen*, wobei Zulieferer Roh- und Hilfsstoffe zuliefern, während Allianzen Partnerunternehmen darstellen, die ihre Kompetenzen und Möglichkeiten für die (gemeinsame) Wertschöpfung einbringen;
4. den *Einflussmarkt*, der den Finanzbereich (Anteilseigner, Analysten, Finanzinstitute), politische Gruppierungen, Behörden und Wettbewerber ebenso umfasst, wie die Medien, Umweltschutz- und Verbraucherorganisationen;
5. den *Empfehlungsmarkt*, der sich aus zufriedenen Kunden und Mitgliedern in Empfehlungsmarketing-Programmen ebenso zusammensetzt, wie aus Empfehlungspartnerschaften und Empfehlungen ehemaliger Mitarbeiter und
6. den *Rekrutierungsmarkt*, der sowohl potentielle Mitarbeiter aber auch Personalagenturen und Executive Search Unternehmen bzw. Headhunter umfasst.

Wegen seiner vergleichsweise umfassenden Betrachtung von Ziel- und Anspruchsgruppen erscheint das Modell der Six Markets als Basis für die Krisenkommunikation geeignet, bedarf jedoch zweier Modifikationen (▶ Abb. 7.8). Zum einen müssen die redaktionellen Massenmedien aus dem Marktcluster »Einflussmarkt« herausgelöst werden: Sie haben als Multiplikator (potentiell) Einfluss auf alle Ziel- und Anspruchsgruppen.

Ferner lassen sich die sechs Märkte durch die Art der bestehenden Kommunikationsbeziehung in zwei Gruppen gliedern:

• Märkte, zu denen das Unternehmen in der Regel eine direkte Beziehung und direkte Kommunikationswege unterhält, wozu der *interne Markt*, die *Kunden* sowie *Zulieferer/Allianzen* zählen und
• Märkte, zu denen ein Unternehmen in der Regel eine vergleichsweise wenig enge Beziehung und ggf. gar keine direkten Kommunikationswege unterhält, wozu der *Einfluss-*, *Empfehlungs-* und (mit Einschränkungen) der *Rekrutierungsmarkt* zählen.

Dies kann bei der Wahl der Kommunikationsinstrumente (Kanäle) eine Rolle spielen und beeinflussen, welche Relevanz der Medienberichterstattung beizumessen ist bzw. ob sich dieser eine eigene, direkte Kommunikation gegenüberstellen lässt.

172

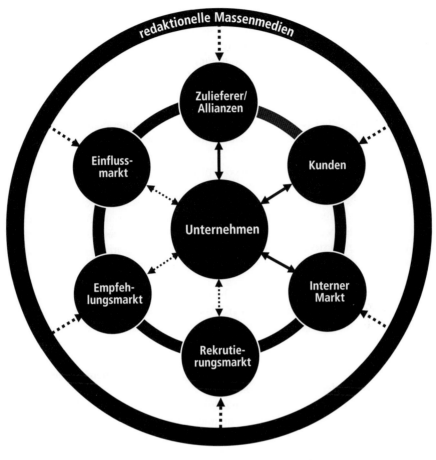

Legende: ←→ bestehende direkte Beziehung/Kommunikationswege
◄···► ggf./partiell direkte Beziehung/Kommunikationswege
····► Beeinflussung

Abb. 7.8: Illustration zur Adaption des Modells der Six Markets (nach Ullrich 2012: 64).

Auch die weitere *Gliederung des internen Marktes*, muss abweichend vom Ur-
sprungsmodell konkretisiert werden. Zwar gilt auch in der Imagekrise, dass Mitarbeiter im Sinn des Unternehmens sprechfähig sein sollen, d. h. die Mitarbeiter
sind einerseits in ihrer Rolle als Multiplikatoren zu betrachten. Sie haben ein
mindestens genauso, wenn nicht deutlich ausgeprägteres Informationsbedürfnis
bezüglich eines etwaigen Krisenvorfalls und stellen gleichzeitig ein gefährliches
Leck für eine strukturierte kommunikative Krisenintervention dar (▶ Kap. 6.1).
Während sich einem Mitarbeiter im Dienst durchaus auferlegen lässt, sich gegenüber Externen – allen voran der Presse – nicht direkt zu äußern, sondern an einen
Krisenstab oder die Pressestelle zu verweisen (▶ Kap. 6.2), ist dies für seine Rolle als

Privatperson praktisch unmöglich: gegenüber seiner Familie sowie gegenüber seinen Freunden und Bekannten wird er – aktiv oder passiv – »Rede und Antwort stehen«. Nimmt man an, ein Mitarbeiter lebe im Durchschnitt in einem Haushalt mit drei Personen von denen jeder zehn Freunde und Bekannte hat, so werden allein über die Familie eines Mitarbeiters etwa 30 Menschen informiert und von dessen Meinung und seinem Verhalten beeinflusst (Weißbeck 2003: 7/28) – ohne das Web 2.0 rechnerisch zu berücksichtigen. Dennoch wird der internen Kommunikation in Imagekrisen in der Fachliteratur praktisch keine Aufmerksamkeit gewidmet, wenngleich Heide (2013: 202) hier in jüngerer Zeit erste Tendenzen zu einer positiven Entwicklung ausmacht.

Zudem treten Mitarbeiter auch als Anspruchsgruppe gegenüber der Krise bzw. dem Unternehmen in Erscheinung. Hier ist intern zu unterscheiden einerseits zwischen *Fachbereichen* bzw. *Abteilungen* und andererseits zwischen verschiedenen *Hierarchieebenen*. Fachbereiche sind durch jeweils eigene Perspektiven und Interessen geprägt (vgl. hierzu u. a. Schütz 2003: 69–94). Sie können je nach Vorfall eine unterschiedlich tiefe Information erfordern oder selbst in die Aufklärung und Bewältigung eingebunden sein (z. B. Unternehmenskommunikation, Marketing, Recht etc.).

Aus der Perspektive der Hierarchieebenen erscheint es sinnvoll, die Führungskräfte (Bereichs-/Hauptabteilungsleiter, Abteilungsleiter etc.) separat und möglichst als erste interne Anspruchsgruppe über einen Vorfall zu informieren und ihnen für ihre Rolle als interner Multiplikator und Moderator ggf. zusätzliche Hintergrundinformationen und Argumentationshilfen mit an die Hand zu geben. Vergleichbares kann für den Betriebsrat gelten, dem intern ebenfalls eine Multiplikator- und Moderatorenrolle zukommt. Zudem sind ggf. zahlreiche Sondergruppen zu berücksichtigen, etwa Auszubildende, studentische Hilfskräfte, Leiharbeitnehmer, feste Freie, für das Unternehmen tätige Mitarbeiter von Fremdfirmen (z. B. Reinigungs- und Sicherheitsdienste) sowie ggf. ehemalige Arbeitnehmer. In Konzernstrukturen treten ggf. weitere Anspruchsgruppen im Mutterkonzern oder in Tochterunternehmen hinzu.

Die interne Unternehmenskommunikation ist in der Imagekrise also doppelt gefordert: Sie muss dem berechtigten Informationsinteresse der Mitarbeiter derart nachkommen dass deren Unsicherheit und Spekulationen möglichst eingedämmt werden und muss zudem auf ein intern wie gegenüber Externen angemessenes Kommunikationsverhalten der Mitarbeiter konstruktiv hinwirken und diese gegebenenfalls mit geeigneten Botschaften und Sprachregelungen »munitionieren«.

Darüber hinaus ist es wichtig, auch den Mitarbeitern einen Kanal für Rückfragen zu eröffnen. Zu denken ist hier etwa an ein internes Info-Telefon sowie eine E-Mail-Adresse oder ein Intranet-Formular, über die Fragen an den Krisenstab gerichtet werden können.

Die übrigen denkbaren Ziel- und Anspruchsgruppen lassen sich weitgehend aus dem Modell der Six-Markets übernehmen bzw. detaillieren. Damit ergibt sich ein konzeptioneller Rahmen, der Unternehmen bei der systematischen Identifikation potenzieller Ziel- und Anspruchsgruppen in der Imagekrise unterstützt (▶ Tab. 7.10).

Tab. 7.10: Modifizierter Ziel- und Anspruchsgruppenansatz des Modells der Six Markets (nach Ullrich 2012: 66).

Markt	Ziel-/Anspruchsgruppen
Interner Markt	Fachbereiche/Abteilungen, Führungskräfte, Betriebsrat, Auszubildende, studentische Hilfskräfte, Leiharbeitnehmer, feste Freie, Mitarbeiter von Fremdfirmen sowie des Mutterkonzerns oder von Tochtergesellschaften etc.
Kundenmarkt	(potentielle) Endkunden, Großhändler, Einzelhändler etc.
Zulieferer/Allianzen	Zulieferer, Allianz-/Partnerunternehmen
Empfehlungsmarkt	bestehende oder ehemalige Kunden, Teilnehmer an Kundenempfehlungsprogrammen, Partnerunternehmen
Einflussmarkt	• *Finanzbereich*: Anteilseigner, Rating Agenturen, Finanzanalysten, Investoren, Leasing Gesellschaften etc. • *Umweltbereich*: Umweltbehörden, Umweltaktivisten etc. • *politischer Bereich*: Mitglieder der Regierung und der Parlamente der Länder/des Bundes/der EU, Parteien, Behörden der Städte/Kreise/Länder/des Bundes/der EU, Lobbying Gruppen etc. • *Wettbewerber* • *Sonstige*: Aufsichtsrat, Gewerkschaften, Fachverbände und Vereine, Kirchen und Sozialverbände, Anwohner etc.
Rekrutierungsmarkt	potentielle Mitarbeiter, Personalagenturen, Executive Search Unternehmen/Headhunter
Redaktionelle Massenmedien	Mediengattungen (TV, Radio, Zeitungen, Zeitschriften, Online-Medien etc.); Leitmedien vs. Nicht-Leitmedien; Formate (Nachrichten, Magazine, Boulevard etc.)

Nicht alle Anspruchsgruppen lassen sich jedoch im Vorfeld bzw. zu Beginn eines Vorfalls ausmachen. Sie entwickeln sich und durchlaufen dabei vier Phasen (vgl. Modell der Publics von Grunig/Hunt 1984: 145):

1. die *Nichtanspruchsgruppe*, die von dem Vorfall weder faktisch noch gefühlt betroffen ist,
2. die *latente Anspruchsgruppe*, die, faktisch oder gefühlt, von dem Vorfall betroffen ist, dies jedoch noch nicht realisiert hat.
3. die *bewusste Anspruchsgruppe*, die den Vorfall als ein sie betreffendes Problem bereits erkannt hat,
4. die *aktive Anspruchsgruppe*, die jene Mitglieder der bewussten Anspruchsgruppe umfasst, die sich organisieren, austauschen und eigene Aktivitäten bezüglich des Vorfalls oder gegen das Unternehmen ergreifen.

7.4.3   Handlungsempfehlungen

Journalisten bilden einen zentralen Adressatenkreis für die Krisenkommunikation. Hier ist jedoch einerseits nach der Reichweite der betreffenden Medien und andererseits nach der Zielgruppenaffinität zu unterscheiden. Daher müssen vor allem Leitmedien und Medien mit hohem Durchdringungsgrad bei den wirtschaftlich relevanten Ziel- und Anspruchsgruppen mit hinreichender Intensität in der Krisenkommunikation berücksichtigt werden.

In einer Imagekrise ist es für ein Unternehmen von Vorteil, wenn es seine Botschaft zum Krisenereignis zudem direkt an seine Ziel- und Anspruchsgruppen übermittelt, statt sich allein auf die nicht unter seiner Kontrolle stehende Berichterstattung in den redaktionellen Massenmedien zu verlassen.

Die relevanten Ziel- und Anspruchsgruppen lassen sich ausgehend von dem für die Krisenkommunikation angepassten und um die dynamische Perspektive der Anspruchsgruppenbildung erweiterten Modell der Six Markets identifizieren. Darauf folgend lässt sich jeweils leicht entscheiden, ob eine direkte kommunikative Intervention seitens des Unternehmens erforderlich erscheint oder nicht (▶ Tab. 7.11).

Tab. 7.11: Schematische Illustration zur Ziel- bzw. Anspruchsgruppenbestimmung und Bewertung.

Ziel-/Anspruchsgruppe \ Stadium hinsichtlich des Vorfalls	Nicht-Anspruchsgruppe	latente Anspruchsgruppe	bewusste Anspruchsgruppe	organisierte Anspruchsgruppe	Reaktion erforderlich?
...					
Kundenmarkt					
Großhändler					
Händler					
Endkunden, Bestand					
Endkunden, potentiell/neu					
...					
...					
...					

Liefert die Analyse mehr Anspruchsgruppen, als durch das Unternehmen operativ bewältigt werden können, lassen sich diese zusätzlich priorisieren. Hierfür kann man etwa einschätzen, ob die Kommunikation mit den identifizierten Personengruppen »unausweichlich«, »erforderlich« oder lediglich »wünschenswert« erscheint (vgl. Podnar & Jancic 2006). Alternativ können die Anspruchsgruppen anhand der *Einfluss-Interesse-Matrix* (▶ Abb. 7.9) eingeordnet werden, bei der jede

Anspruchsgruppe hinsichtlich ihres Einflusses auf den Erfolg des Unternehmens sowie hinsichtlich ihres Interesses an dem Krisenereignis bewertet wird.

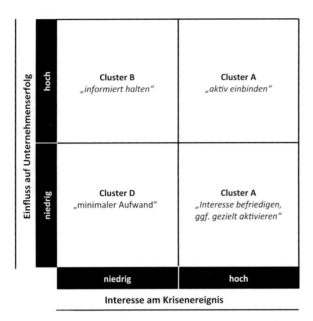

Abb. 7.9: Illustration zur Einfluss-Interesse-Matrix (in Anlehnung an Ackermann/Eden 2011: 183).

7.5 Kanäle der kommunikativen Intervention

Ist der Adressatenkreis für die kommunikative Krisenintervention bestimmt, ist zu klären, welches der geeignete Kanal ist, über den die Unternehmensnachricht an die betreffenden Adressaten gelangt. In Kapitel 7.5.1 wird zunächst eine Bestandsaufnahme der empfohlenen Kommunikationskanäle bzw. -instrumente, in der traditionellen Krisenkommunikation vorgenommen. In Kapitel 7.5.2 wird der Einsatz weiterer Kanäle für die Kommunikation erörtert. In Kapitel 7.5.3 werden die Erkenntnisse in einem einfachen Auswahlschema verdichtet.

7.5.1 Kommunikationskanäle in der traditionellen Krisenkommunikation

Während die Medienstrategie in der Marketingplanung ein selbstverständlicher Vorgang ist (vgl. z. B. Homburg/Krohmer 2006: 785 ff./792 ff.; Bruhn 2007:

298 ff.; Meffert/Burmann/Kirchgeorg 2008: 648 ff.), wird diesem in der Krisenkommunikationsforschung bislang kaum Aufmerksamkeit geschenkt (vgl. Schultz/Utz/Göritz 2011: 26). Auch wenn es bei einer Autorin heißt: »*Nutzen Sie alle Kommunikationskanäle, die Ihnen intern und extern zur Verfügung stehen, um Ihre Botschaft zu transportieren*« (vgl. Puttenat 2009: 162), fokussiert die Fach- und Ratgeberliteratur zur Krisenkommunikation, entsprechend ihrer vordringlichen Ausrichtung auf redaktionelle Massenmedien mehrheitlich auch in der Wahl der Kommunikationsinstrumente auf diesen Adressatenkreis.[3] Dabei hat sich ein gewisser Konsens der geeigneten Kommunikationsmittel etabliert (vgl. u. a. Lambeck 1992: 129 ff.; Herbst 1999: 88 ff.; Wilmes 2006: 63 ff.):

1. Die *Pressemitteilung* bildet die Basis der Kommunikation an die redaktionellen Massenmedien. Als offizielle schriftliche Verlautbarung des Unternehmens, wird in ihr der Sachverhalt des Vorfalls aus Unternehmenssicht dargestellt. Sie wird heute in der Regel aktiv als E-Mail oder Fax versandt und so formuliert, dass Textabschnitte und Zitate von z. B. Unternehmenssprechern oder Third Parties direkt in den redaktionellen Beitrag übernommen werden können. Zudem wird die Pressemitteilung über die Corporate Website veröffentlicht. Ergänzend werden ggf. eigene Fotos und Infografiken beigefügt.
2. Die *Pressekonferenz* ist ein Termin, zu dem viele Medienvertreter eingeladen werden, um ein hohes Medieninteresse effektiv zu bedienen oder einen komplexen Sachverhalt und Emotionen besser zu vermitteln, als es über eine Pressemitteilung möglich wäre. In der Regel besteht sie aus einem Vortrag und einem Fragenteil, in dem Rückfragen der Journalisten direkt beantwortet werden – worin jedoch auch ein Risiko besteht: Jede noch so kritische Frage kann gestellt werden.
3. Zum *Pressegespräch* werden ausgewählte, dem Unternehmen gegenüber sachlich oder positiv gestimmte Journalisten (ca. drei bis acht) eingeladen. Es dient dazu, in eher informellem Rahmen, Hintergründe zu vermitteln und die persönliche Beziehung zu festigen. Es eignet sich vor allem in späteren Phasen der Krise zur Förderung eines positiven Images.
4. Die *Pressefahrt/-reise* eignet sich für einen kleinen Teilnehmerkreis (ca. fünf Journalisten) bei Imagekrisen, die im Wesentlichen auf einen Ort begrenzt sind und von deren besonderen Umständen sich erst bei einem Besuch ein Eindruck gewinnen lässt. Beispielsweise wurden Journalistenreisen im Afghanistan-Krieg von der Bundesregierung veranstaltet (vgl. z. B. Welt Online 17.12.2010). Sie eignet sich jedoch in der Regel nicht als Instrument der Erstkommunikation sondern lediglich im Lauf einer bereits öffentlichen Krise.

---

3 vgl. stellvertretend u. a. Fink 1986; Mathes/Gärtner/Czaplicki 1991; Lambeck 1992; Herbst 1999; Laumer/Pütz 2006; Wilmes 2006; Dezenhall/Weber 2007; Möhrle 2007; Ditges et al 2008; Töpfer 2008; Gantner 2010: 55

5. Das *Interview*, sei es telefonisch, persönlich bzw. live in Radio oder Fernsehen, wird üblicherweise auf Wunsch der Medien gegeben, die einen persönlichen O-Ton (»Originalton«) zum Vorfall in ihrem Bericht einbauen wollen. Zu beachten ist jedoch, dass es im Interview zum einen kein »off the records« gibt, d. h. alles was gesagt wird, wird nach Gutdünken des Journalisten auch verwendet, und dass zum anderen der Raum für Zitate eng begrenzt ist – im Fernsehen auf ca. 5 bis 15 Sekunden, im Radio oft auf 25 bis 30 Sekunden (▶ Kap. 7.3.3). Alternativ kann das *Exklusivinterview* aktiv, d. h. durch das Unternehmen etwa gegenüber einem Leitmedium angeboten werden, um das Unternehmensimage zu stärken – in der Regel allerdings erst in späteren Krisenphasen.

Weitere Formate der klassischen Medienarbeit, wie Journalistenworkshops, Redaktionsbesuche, Medienkooperationen oder gar Medienpreise haben sich in der Krisenkommunikation nachvollziehbar nicht durchgesetzt. Sie werden erst nach der Krise eingesetzt.

Weniger Beachtung findet in der Literatur ein in der Praxis dennoch anzutreffendes Vorgehen: Das *»vertrauliche Vorab-Gespräch«* mit einem relevanten redaktionellen Massenmedium. Es eignet sich nur für die noch nicht öffentliche Krise oder im Verlauf einer öffentlichen Krise vor einem Folgeereignis. Der Mechanismus besteht aus einer Art »Deal«, bei dem einem Massenmedium, vorausgesetzt, es hält sich mit spekulativer Berichterstattung vorläufig zurück, zu einem etwas späteren Zeitpunkt exklusive, belastbare und weitergehende Hintergrundinformationen zu einem Thema angeboten werden. Dieser Ansatz setzt jedoch eine vertrauensvolle Beziehung zum betreffenden Redakteur des Mediums voraus, unterstellt, dass man im Kontakt zu dem für den speziellen Fall »richtigen« Medium steht und hofft zudem darauf, dass sich die betreffenden Redaktion in der Tonalität der Berichterstattung erkenntlich zeigen wird. Allerdings birgt solch ein Vorgehen auch eine Reihe von Risiken: Zum einen werden andere Medien nicht von der Berichterstattung abgehalten und zum anderen muss jemand, der so vorgeht auch wirklich etwas »Besonderes« exklusiv liefern – oft wird also bestenfalls Zeit gewonnen. Darüber hinaus wäre es für die Beziehung zu anderen Medien unvorteilhaft, wenn diese erfahren, dass ein Unternehmen eine andere – ggf. konkurrierende – Redaktion bevorzugt behandelt hat. Sind zudem ggf. rechtlich geregelte Informationspflichten berührt, kann ein streitbar legitimes Vorgehen schnell illegale Ausprägungen annehmen.

Daher verwundert es nicht, dass dieser Mechanismus erfolgreich vordringlich von betreuenden PR-Agenturen eingesetzt wird, die obwohl im Dienst des Unternehmens tätig, dennoch als etwas neutralere Dritte auftreten können, die mit den betreffenden Medienvertretern im besten Fall ein breiteres Interesse als ein singulärer Unternehmensvorfall verbindet.

Insgesamt kann das Unternehmen bei der Kommunikation gegenüber den redaktionellen Massenmedien als Multiplikatoren, jedoch nicht sicherstellen, dass »seine« Botschaft auch wie beabsichtigt weitergegeben wird. Daher erscheint es sinnvoll, wenn nicht notwendig, dass ein Unternehmen prüft, auf welchem Wege es seine in der Imagekrise bestehenden Ziel- und Anspruchsgruppen direkt erreichen kann.

7.5.2 Erweiterung der Kommunikationskanäle

Um ihre, für den einzelnen Krisenfall als relevant identifizierten Ziel- und Anspruchsgruppen (▸ Kap. 7.4) direkt zu erreichen, stehen Unternehmen eine Reihe von Wegen zur Verfügung. Zunächst ist u. a. an *klassische Werbeformate* zu denken, wie etwa das Beispiel von Mercedes-Benz im Kontext der Elchtest-Krise eindrucksvoll illustriert. In Anzeigen erklärt der Tennisprofi Boris Becker als Testimonial, die A-Klasse im Hintergrund zu gut sehen: »Stark ist, wer keine Fehler macht. Stärker, wer aus seinen Fehlern lernt.« Oder: »Ich habe aus meinen Rückschlägen oft mehr gelernt als aus meinen Erfolgen.« Dazu vermittelt das Unternehmen im Copy-Text seine Sicht der Dinge und die relevanten (Werbe-) Botschaften (vgl. Töpfer 1999: 204f). Bereits davor – etwa zum Auslieferungsstopp des Fahrzeugs – setzte Mercedes-Benz auf Anzeigen, etwa im November 1997 auf eine (umstrittene) Textanzeige mit der Headline: »Wir wollen die Diskussion um die Sicherheit der A-Klasse beenden. Endgültig.«; gefolgt von einem nicht minder selbstbewussten Copy-Text (ebd. S. 197 ff).

Als jüngere Formate werden z. B. *Dark Sites* oder *Stealth Blogs* diskutiert, d. h. Websites, die für den Krisenfall technisch vorbereitet, jedoch unzugänglich gehalten werden, bis ein Krisenfall eintritt (vgl. u. a. Conway et al. 2007; Ditges/Höbel/ Hofmann 2008: 227). Allerdings müssten solche Medien im Ernstfall erst bekannt gemacht werden, da sie ja weder über einen festen Leserstamm verfügen, noch ab Liveschaltung unmittelbar in Internet-Suchmaschinen erfasst sind. Hier erscheint es aussichtsreicher, die bestehende *Unternehmenswebsite* um entsprechende Rubriken zu erweitern und ggf. im Vorfeld weitere Online-Kanäle für die Regelkommunikation zu etablieren.

Erste Forschungen im Bereich Krisenkommunikation im Social Web zeigen, dass dort hinsichtlich der Weiterverbreitung der unternehmensseitig herausgegebenen Informationen, die Wahl der Plattform hohe Bedeutung zukommt: So verbreiten Nutzer der Plattform Twitter Nachrichten – ungeachtet der Botschaft – weit häufiger als etwa Blogger diese auf ihren Blogs berücksichtigen oder Personen diese per E-Mail weiterleiten (vgl. Schultz/Utz/Göritz 2011). Auch die Wahrnehmung des Unternehmens durch seine externen Stakeholder kann positiv beeinflusst werden, wenn es diese direkt über Social-Media Kanäle wie Twitter oder Facebook über die Krise informiert (Niedermeir 2012; Utz/Schultz/Glocka 2013).

Es erscheint also zumindest sinnvoll, neben der eigenen Unternehmenswebsite, u. a. auch Twitter auf die Liste der Medien für die Krisenkommunikation zu setzen. Dabei kann bei großen Krisen auch ein eigener Themenkanal eingerichtet werden, um den eigentlichen Unternehmens-Account von dem Thema frei zu halten.

In der Praxis lässt sich auch die Nutzung der Videoplattform YouTube für die Krisenkommunikation beobachten: So setzte etwa das auf Geflügelfleisch spezialisierte Unternehmen Wiesenhof auf eigene, u. a. auf YouTube veröffentlichte Videoproduktionen, in denen es offensiv die kritischen Beiträge des Spiegels und der ARD über seine Haltungsmethoden angreift und unfaire Recherchemethoden »aufdeckt«.

Allerdings sind Social Media in der Krisenkommunikation mit Bedacht einzusetzen, denn dort, wo ein Unternehmen mittels Social Media ein vermeintliches

Dialogangebot macht, ist auch mit Rückfragen zu rechnen, auf die zeitnah eine Antwort erwartet wird. Dies stellt besondere Anforderungen an die Unternehmenskultur (vgl. Köhler 2006: 374 ff.), etwa Organisations- und Kommunikationsstrukturen, die eine schnelle (Online-)Reaktion ermöglichen ebenso wie die soziale und technische Kompetenz der Mitarbeiter, über die »neuen Medien« zu kommunizieren. Für den Krisenkommunikationsstab stellt dies eine zusätzliche ressourcenfordernde Anstrengung dar, erscheint jedoch im Medienzeitalter 2.0 für bestimmte Teilöffentlichkeiten durchaus aussichtsreich.

Einschränkend ist zu bedenken, dass nicht jede Zielgruppe über Social Media erreichbar ist. Zwar nutzt die Mehrheit der Deutschen bereits das Internet, doch nimmt nur etwa ein Drittel der Deutschen Wohnbevölkerung ab 14 Jahren aktiv am Social Web teil. Auch hier sind also die jeweiligen Mediennutzungsgewohnheiten der Ziel- und Anspruchsgruppen zu berücksichtigen: Will z. B. ein Hersteller eines Medikaments gegen Bluthochdruck, das in der Regel bei älteren Menschen eingesetzt wird, in seiner Krisenkommunikation Social Media einsetzen, um ältere Internetnutzer zu erreichen, setzt er besser auf die Plattform *feierabend.de*, denn auf Facebook (vgl. Ullrich 2011; Brandstädter/Ullrich/Haertel 2013).

Doch auch neben diesen weithin zugänglichen Methoden der Werbung in Massenmedien und der Kommunikation via Social Media können Unternehmen oft ihre identifizierten Ziel- und Anspruchsgruppen spezifisch erreichen, ohne darüber hinaus viel allgemeine Aufmerksamkeit zu erregen. Dafür ist zunächst zu fragen, ob die betreffenden Personen namentlich bekannt sind und von dem Unternehmen direkt erreicht werden können. Dies ist in der Regel der Fall für

- Großhändler, Einzelhändler (*Kundenmarkt*)
- Mitglieder von Kundenempfehlungsprogrammen und Empfehlungspartner (*Empfehlungsmarkt*)
- den *Markt der Zulieferer/Allianzen*
- Aufsichtsräte (*Einflussmarkt*)
- den *internen Markt*

In vielen Fällen trifft dies auch für Endkunden zu, etwa wenn diese per Direktlieferung bestellen (z. B. Frosta, Otto, Amazon) oder, wie bei einer Bank, einem Kreditkartenunternehmen oder einer Versicherung, ohnehin als Kunden registriert sind. Existiert ein Kundenbindungsprogramm im Unternehmen (z. B. Payback, Deutschlandcard) kann auch ein Teil der dispersen Kunden gezielt erreicht werden. Ebenso könnte das Unternehmen, ggf. über Einzelbeziehungen von Mitarbeitern, auch zu weiteren Vertretern aus dem Einflussmarkt, Empfehlungsmarkt und Rekrutierungsmarkt über persönliche Kontaktdaten verfügen. Für diese o. g. Fälle ist eine *direkte Information* möglich und sinnvoll – etwa via E-Mail, Fax, Brief, Telefongespräch, Besuch des Vertriebsaußendienstes, Kundenzeitschriften etc. Hierbei ist allerdings jeweils zu prüfen, ob die beabsichtigte Kontaktaufnahme rechtlich gestattet ist (vgl. z. B. § 7 UWG).

Für den *internen Markt* stehen für gewöhnlich *interne Kommunikationsmedien*, wie das Intranet bzw. Aushänge am Schwarzen Brett, die E-Mail, das Fax, das Telefon und interne Versammlungen zur Verfügung.

Sind die vom Vorfall betroffenen relevanten Anspruchsgruppen hingegen nicht namentlich bekannt und es besteht kein »diskreter« Kommunikationskanal zu diesen, ist zu prüfen, ob sich die Kontaktdaten recherchieren lassen und damit wiederum eine direkte Kommunikation möglich ist. Im Fall der Anspruchsgruppe lokal begrenzter »Anwohner«, ließe sich z. B. eine Postwurfsendung an alle Haushalte oder ein »Aushang« an der Tür aller Wohnhäuser realisieren. Erscheint dies aussichtslos, ist nach Wegen zu suchen, mittels derer die betreffenden Personengruppen – etwa aus ihrer Alltagsstruktur heraus – erreicht werden können. Halten sich die Personen z. B. an bekannten Orten auf, lässt sich dort eine lokale Information realisieren – im Falle einer Supermarktkette also z. B. in der Verkaufsstelle oder im Falle eines städtischen Verkehrsbetriebes entsprechend in Bussen, Bahnen und an Bushaltestellen – etwa mittels Auslagen, Aushängen, Durchsagen etc.

Ist auch dies nicht möglich oder nicht hinreichend – etwa bezüglich Geschwindigkeit oder Reichweite – bleibt nur noch der Weg über die *redaktionellen Massenmedien*, d. h. Fernsehen, Radio, Zeitungen, ggf. Zeitschriften sowie über die Online-Portale der jeweiligen Medien. Dabei ist der Verteiler, d. h. die Liste der Medien, an die z. B. eine Pressemitteilung verschickt wird, im Idealfall auf das Nutzungsverhalten der betreffenden Ziel- und Anspruchsgruppen abgestimmt. Ist etwa »nur« ein Ort betroffen, sind Lokalmedien gegenüber bundesweit erscheinenden Medien vorzuziehen. Anhand von Mediennutzer-Typologien (vgl. u. a. Meyen 2007; Oehmichen 2007) lassen sich zudem präferierte Gattungsnutzung (z. B. Zeitung, TV, Radio) sowie Titelnutzung (z. B. Bild, FAZ, FTD, Handelsblatt, taz etc.) ermitteln und damit weitgehend fokussierte Verteiler erstellen und einsetzen. Dies sollte in der Regel bereits im Rahmen der Krisenvorbereitung (▶ Kap. 5) erfolgen.

Abschließend sei die akut und speziell für den Krisenfall geschaltete *kostenlose Telefonhotline* erwähnt, die etwa mittels eines Call-Centers realisiert werden kann (vgl. Gohr 2005). Diese wird in der Regel sowohl von den Verbrauchern wertschätzend angenommen, als auch von den redaktionellen Massenmedien in der Berichterstattung erwähnt. Die im Krisenfall ohnehin durch den Krisenkommunikationsstab zu erstellenden Sprachregelungen müssen hier lediglich in jeweils aktueller Fassung an die Telefonisten der Hotline gegeben werden.

Insgesamt dürfen die Überlegungen jedoch nicht zu dem Schluss verleiten, die direkte Kommunikation zu den Ziel- und Anspruchsgruppen in der Imagekrise zulasten der Kommunikationsanstrengungen gegenüber redaktionellen Massenmedien auszubauen. Letztere verfügen nicht nur über eine teils erhebliche Reichweite sondern genießen meist eine höhere Glaubwürdigkeit als direkte Verlautbarungen eines betroffenen Unternehmens (vgl. Liu/Austin/Jin 2011; Utz/Schultz/Glocka 2013).

Neben der Zielgruppenspezifik ist jedoch auch die *erforderliche Geschwindigkeit* (▶ Kap. 7.1), mit der sich ein Kommunikationskanal nutzen lässt, ein entscheidender Faktor für seine Auswahl in der akuten Krisensituation. Während in der Marketingkommunikation Analyse-, Planungs- und Produktionszeiten von Wochen und Monaten üblich sind, stehen im Krisenfall ggf. nur wenige Stunden oder Tage bis zur notwendigen Umsetzung der Maßnahme zur Verfügung. Entsprechend ist die Auswahl möglicher Medien deutlich einschränkt. Ein eigener TV-Spot muss auch in der Krise geplant, produziert und platziert werden, was unter optimalen Bedingungen und unter Inkaufnahme von Abstrichen in der Qualität und erhöhten Kosten ein bis zwei Wochen dauert, bis er im Fernsehen zu sehen ist. Eine eigene Pressemitteilung oder Kunden-E-Mail kann innerhalb von etwa einem halben bis einem Tag beim Empfänger vorliegen. Eine Postwurf-sendung an alle Haushalte dauert bestenfalls ca. ein bis zwei Wochen (vgl. Deutsche Post AG 2012). Geht es allein um Geschwindigkeit, bieten E-Mail, Fax und das Internet die schnellste Möglichkeit, Unternehmensinformationen einer breiteren Öffentlichkeit direkt zur Verfügung zu stellen – als Text, als Bild, als Tondokument oder als Film.

7.5.3 Handlungsempfehlungen

Für die kommunikative Intervention in der Imagekrise, stehen eine Reihe von Kanälen zur Verfügung, um die identifizierten Adressaten zu erreichen. Zum einen sind die redaktionellen Massenmedien, für alle öffentlichen oder potentiell öf-fentlichen Krisenfälle ad hoc mittels einer Presseinformation zu informieren. Ist der Grad der Öffentlichkeit regional oder durch eine besondere Einschränkung der betroffenen Personengruppen begrenzt, kann, je nach Fall, ein regional oder auf bestimmte zielgruppenspezifische Medien ausgerichteter Verteiler zum Einsatz kommen. Mittelfristig ist bei einer weitreichenden Imagekrise mit hoher Auf-merksamkeit eine Pressekonferenz zu erwägen. Längerfristig bieten sich zudem je nach Fall das Pressegespräch und/oder die Pressereise an.

Da ein Unternehmen bei der Kommunikation gegenüber den redaktionellen Massenmedien als Multiplikatoren, jedoch nicht sicherstellen kann, dass »seine« Botschaft den intendierten Adressatenkreis auch in der beabsichtigten Form er-reicht, und zudem in vielen Krisenfällen von den betroffenen Ziel- und An-spruchsgruppen eine direkte Information und Stellungnahme seitens des Unter-nehmens erwartet wird, muss es neben der Medienarbeit die Möglichkeiten der Ansprache seiner Adressaten über steuerbare Direktkanäle weithin ausschöpfen. Die Auswahl des geeigneten Kanal-Mix lässt sich durch Beantwortung zweier Fragen vornehmen:

1. Sind die Kontaktdaten des definierten Adressatenkreises *bekannt* oder *unbe-kannt*?
2. Ist eine kommunikative Intervention möglichst *unmittelbar, kurz-* oder *mittel-fristig* erforderlich?

Im Falle bekannter oder recherchierbarer Kontaktdaten bietet sich eine direkte Kommunikation, je nach erforderlichem Zeitdruck mittels digitaler Medien oder Printmedien sowie die persönliche Kommunikation an. Dabei sind die rechtlichen Grenzen der direkten Nicht-/Kundenansprache zu wahren.

Sind hingegen die Kontaktdaten weder vorhanden noch zugänglich, bieten sich lokal bzw. regional begrenzte Push-Maßnahmen (Aushänge/Poster, Durchsagen etc.) ebenso an, wie Pull-Maßnahmen (Hotline, Website, Social Media etc.). Die Überlegungen sind in Tabelle 7.12 als Auswahlschema illustrativ verdichtet.

Tab. 7.12: Beispiele für Kommunikationskanäle je nach Vorlaufzeiten und Verfügbarkeit der Kontaktdaten des Adressatenkreises (Auswahl, nach Ullrich 2012: 76).

Adressaten	Unmittelbare Information (<1Tag)	Kurzfristige Information (ab 2–3 Tage)	Längerfristige Information (ab 1–2 Wochen)
Kontaktdaten vorhanden (Personen bekannt oder recherchierbar)	• E-Mail • Fax • Telefon (»Outbound«)	• Brief • Flyer • Poster • Besuch durch Vertriebsaußendienst	• Sonderausgabe Kundenzeitschrift
Kontaktdaten nicht vorhanden (Personen unbekannt, disperse Öffentlichkeit)	• Pressemitteilung • Aushänge in eigenen Verkaufsstellen o. ä. • Durchsagen in eigenen Verkaufsstellen o. ä. • kostenfreie Hotline • Unternehmenswebsite/-blog • Social Media (v. a. Twitter)	• Pressekonferenz • Video auf Website/in Social Media	• Anzeigen/Beilagen in Zeitungen/Zeitschriften • Postwurfsendung • Pressegespräch, Pressereise

7.6 Intervention auf dem Rechtsweg

In einer Imagekrise stellt sich in der Regel früher oder später die Frage, ob, und wenn ja welche juristischen Schritte zum Vorteil des Unternehmens ergriffen werden können. Dies betrifft insbesondere Fälle, in denen sich ein Unternehmen mit – gegebenenfalls falschen – Vorwürfen durch Dritte konfrontiert sieht. Typische Beispiele sind hier Attacken von Umweltaktivisten, Gewerkschaften, ehemaligen Mitarbeitern sowie von Wettbewerbern und Investoren – etwa im Rahmen von Börsengängen oder Unternehmensübernahmen. Im Einzelfall treffen hier einerseits das Recht auf freie Meinungsäußerung und das im Wesentlichen daraus abgeleitete Presserecht und andererseits das Persönlichkeitsrecht bzw. Wettbewerbsrecht aufeinander. Damit kann bereits die Bewertung der Ausgangslage ein komplexes Unterfangen darstellen und erfordert in aller Regel die Einschätzung durch einen Anwalt, im Falle von Medienberichterstattung entsprechend durch einen Fachanwalt für das Medienrecht.

In der Konsequenz stellt dieses Kapitel lediglich eine auszugsweise und überblicksartige Einführung zur generellen Orientierung in die teils komplexe Thematik dar. Für die weitere Vertiefung wird ausdrücklich auf die juristische Fachliteratur verwiesen (vgl. u. a. Paschen 2009; Dörr/Schwartmann 2012; Branahl 2013; Fechner 2014). Für den Ernstfall wird ausdrücklich zum Rat durch einen Fachanwalt geraten.

Allerdings sind die auf dem Rechtsweg durchsetzbaren Interventionen stets auch vor dem Hintergrund ihrer medialen Wirkung zu bewerten. Nicht alles, was auf dem Rechtsweg möglich oder gar sinnvoll erscheint, stellt auch aus kommunikativer Sicht stets ein aussichtsreiches Vorgehen dar. Es ist daher im Einzelfall abzuwägen, ob das Ergreifen oder Unterlassen einer juristischen Intervention absehbar insgesamt mehr helfen oder gar den größeren Schaden verursachen wird.

In Kapitel 7.6.1 werden zunächst Eckpunkte zur rechtlichen Bewertung öffentlicher Äußerungen skizziert. Im darauf folgenden Kapitel 7.6.2 werden die wesentlichen durch das Recht zur Verfügung stehenden Möglichkeiten zur Intervention dargestellt. In Kapitel 7.6.3 wird schließlich erörtert, ob und wann rechtliche Schritte aussichtsreich erscheinen.

7.6.1 Bewertung öffentlicher Äußerungen

Äußerungen können mündlich, schriftlich, im Audioformat oder als Bewegtbild (Film, Animation u. ä.), als Grafiken, Karikaturen etc. erfolgen. Eine Äußerung kann eine Meinung oder eine Tatsachenbehauptung darstellen. Eine Äußerung ist eine *Meinungsäußerung*, wenn sie ein subjektives Werturteil darstellt, d. h. eine persönliche Ansicht von jemandem widergibt, die objektiv nicht auf ihre Richtigkeit hin überprüft werden kann. Hingegen wird eine Äußerung zu einer *Tatsachenbehauptung*, wenn sich der Wahrheitsgehalt der Aussage grundsätzlich objektiv feststellen ließe. Eine Äußerung kann also sein:

1. eine *wahre Tatsachenbehauptung*, d. h. die Äußerung und der Sachverhalt über den sie getätigt wurde, stimmen objektiv nachweisbar überein;
2. eine *unwahre Tatsachenbehauptung*, d. h. die Äußerung und der Sachverhalt über den sie getätigt wurde stimmen objektiv nachweisbar nicht überein;
3. eine *Meinungsäußerung*, d. h. die Äußerung und der Sachverhalt über den sie getätigt wurde, kann auch bei vollständiger Aufklärung des Sachverhalts sowohl als zutreffend als auch als unzutreffend interpretiert werden, liegt also im Rahmen subjektiver Wertung.

Tatsächlich ist es in der Praxis teilweise schwierig, hier die Grenze zu ziehen. Im Einzelfall kann eine vermeintliche Meinungsäußerung als Tatsachenbehauptung gewertet werden, etwa wenn einer Tatsachenbehauptung lediglich eine einleitende Formulierung vorangestellt werden (»ich bin der Ansicht«, »meiner Meinung nach« etc.). Umgekehrt kann eine vermeintliche Tatsachenbehauptung als Meinungsäußerung interpretiert werden, etwa weil eine Äußerung erkennbar eine Schlussfolgerung aus zuvor benannten Tatbeständen darstellt. Darüber hinaus gibt es die Variante der Verdachtsäußerung: Zwar steht der Wahrheitsgehalt über einen Sachverhalt noch nicht zweifelsfrei fest, allerdings geht der Äußernde aufgrund hinreichend nachprüfbarer Indizien davon aus, dass die Vermutung zutreffend ist.

185

Die Bewertung einer Äußerung erfolgt nicht nur auf Basis einer *einzelnen Formulierung*, sondern unter Berücksichtigung des Kontextes, in dem diese dargeboten wird. So kann eine Tatsachenbehauptung im Extremfall auch dann vorliegen, wenn sie nicht explizit getätigt wird, sich jedoch aus der Darstellung *insgesamt als Eindruck* ergibt. Grundlage der Bewertung bildet hier also die Wirkung, die sich auf ein unvoreingenommenes und verständiges Publikum ergäbe, was ggf. nachzuweisen ist.

Öffentliche *Meinungsäußerungen* sind grundsätzlich zulässig: Für Meinungen gibt es keinen Bewertungsmaßstab. Eine einvernehmliche Sichtweise bildet sich in Wertfragen ja gerade erst aus dem Austausch divergierender Standpunkte heraus. Dabei ist es für die Bewertung unerheblich, ob die Meinungsäußerung spontan und emotional oder rational und reflektiert erfolgte oder ob sie richtig oder falsch, wichtig oder nutzlos erscheint. Allerdings findet das Recht auf freie Meinungsäußerung seine Schranken dort, wo nicht mehr eine Sache im Zentrum des Diskurses steht, sondern die Diffamierung einer Person (Schmähkritik; vgl. BVerfGE 82, 272–285).

Auch *wahre Tatsachenbehauptungen* sind als öffentliche Äußerungen grundsätzlich zulässig, es sei denn, sie verletzen die Privatsphäre bzw. Intimsphäre von Personen oder machen schützenswerte Betriebsgeheimnisse öffentlich, denen kein mindestens gleichwertiges öffentliches Interesse gegenübersteht. Im Einzelfall könnte sich auch aus dem Wettbewerbsrecht eine Grenze ergeben, etwa wenn infolge der offensiven Verbreitung bzw. Betonung einer wahren Tatsache bzw. insbesondere durch die Form ihrer Darstellung ein Unternehmen von einem Wettbewerber herabgesetzt oder gar verunglimpft würde (vgl. § 4 VII UWG).

Unwahre Tatsachenbehauptungen hingegen sind als öffentliche Äußerungen grundsätzlich unzulässig. Im Regelfall wird man also nur gegen diese mit rechtlichen Schritten vorgehen können.

7.6.2 Rechtansprüche bei einer unwahren Tatsachenbehauptung

Wenn jemand öffentlich eine unwahre Tatsachenbehauptung aufstellt oder verbreitet, können dem dadurch Betroffenen vier Arten von Ansprüchen entstehen:

1. Anspruch auf Unterlassung,
2. Anspruch auf Berichtigung,
3. Anspruch auf Gegendarstellung (im Presserecht),
4. Anspruch auf finanzielle Entschädigung.

Durch diese Ansprüche will der Gesetzgeber den durch eine unwahre Tatsachenbehauptung Betroffenen vor Schaden schützen und ihm die Wiedergutmachung ggf. entstandenen Schadens sichern. Dabei kann grundsätzlich nur derjenige Ansprüche geltend machen, der selbst in seinen Rechten unmittelbar verletzt wurde. Eine Ausnahme hiervon bilden etwa Wettbewerbsverstöße, die auch durch Gewerbe- und Verbraucherschutzverbände sowie durch Industrie-, Handels- und Handwerkskammern verfolgt werden können (vgl. § 8 Abs. 3 UWG).

1.   Anspruch auf Unterlassung

Der Betroffene kann jedem Dritten gegenüber die Verbreitung einer unwahren Tatsachenbehauptung und gleichartige Äußerungen verbieten und dies auch per Gericht durchsetzen. Dabei muss er die Verbreitung grundsätzlich nicht abwarten: Der Unterlassungsanspruch kann bereits entstehen, wenn er Kenntnis davon erlangt, dass z. B. ein zur Veröffentlichung vorgesehener Beitrag fertig vorliegt und dieser eine unwahre Tatsachenbehauptung enthält oder wenn jemand eine rechtswidrige Veröffentlichung ankündigt. Um eine Veröffentlichung kurzfristig abzuwenden, ist der Unterlassungsanspruch ggf. im Eilverfahren nach § 935 ZPO durchzusetzen, wobei die Eilbedürftigkeit möglicherweise durch eine eidesstattliche Erklärung bei Gericht glaubhaft zu machen ist. Stellt sich allerdings im Nachhinein heraus, dass eine Unterlassungsanordnung infolge falscher Angaben des Antragstellers verfügt wurde, muss dieser für den so verursachten Schaden aufkommen. Dem Anspruch des Betroffenen kann auch dadurch entsprochen werden, dass das betreffende Medium eine Richtigstellung (siehe folgender Punkt) veröffentlicht oder eine strafbewährte Unterlassungserklärung abgibt, d. h. schriftlich zusichert, die beanstandete Äußerung nicht bzw. nicht erneut zu veröffentlichen und für den Fall einer Zuwiderhandlung, d. h. wenn sich das Medium an diese Zusicherung nicht hält, eine angemessene Vertragsstrafe zu zahlen.

2.   Anspruch auf Berichtigung

Im Fall einer unwahren Tatsachenbehauptung kann der Betroffene von demjenigen, der diese aufstellt oder verbreitet eine Berichtigung (z. B. Richtigstellung, Widerruf/Rücknahme, Klarstellung bei verzerrter Darstellung etc.) verlangen. Allerdings muss er die Unrichtigkeit der Tatsachenbehauptung beweisen. Der Anspruch entsteht unabhängig davon, ob die unwahre Tatsachenbehauptung bewusst aufgestellt bzw. verbreitet wurde oder ob die Unwahrheit der Behauptung vom Aufsteller bzw. Verbreiter überhaupt erkannt werden konnte. Damit die Berichtigung eine vergleichbar große Aufmerksamkeit erreicht, wie ursprünglich die falsche Tatsachenbehauptung, muss sie letzterer in Platzierung und Gestaltung (z. B. Schriftgröße) entsprechen. Wurde also die unwahre Tatsachenbehauptung auf der Titelseite einer Zeitschrift veröffentlicht, muss auch die Richtigstellung auf der Titelseite platziert werden. Wurden jedoch lediglich Behauptungen Dritter verbreitet, kann es hinreichend sein, wenn sich die betreffende Redaktion von den Äußerungen distanziert. Darüber hinaus gilt der Anspruch als i. d. R. erfüllt, wenn die betreffende Redaktion eine freiwillige Richtigstellung bereits veröffentlicht hat.

3.   Anspruch auf Gegendarstellung (Presserecht)

Neben dem Anspruch auf Berichtigung durch denjenigen, der eine falsche Tatsachenbehauptung in Verkehr gebracht hat, gewährt der Gesetzgeber im Rahmen des Presserechts dem Betroffenen zudem das Recht, selbst zu der Tatsachenbehauptung Stellung zu beziehen – mit einer so genannten Gegendarstellung. Damit wird dem

Umstand Rechnung getragen, dass der Anspruch auf Berichtigung (siehe 2.), weil er die Feststellung der Unrichtigkeit der Tatsachenbehauptung voraussetzt, teilweise sehr viel Zeit erfordert, wodurch für den Betroffenen ein gegebenenfalls erheblicher Schaden entstehen kann. Durch das Instrument der Gegendarstellung soll – so der Gedanke – »Waffengleichheit« erreicht werden: Behauptung und Gegenbehauptung stehen für den Kreis der Betrachter dann gleichberechtigt nebeneinander. Der Anspruch auf Gegendarstellung besteht jedoch nur in den Fällen in denen eine unwahre Tatsachenbehauptung durch ein *journalistisch-redaktionell gestaltetes Medienangebot* verbreitet wird (vgl. ausführlich bei Lent 2013).

Journalistisch gestaltet ist ein Medienangebot, wenn es

1. eine erkennbare publizistische Zielsetzung hat (*Universalität*) und keine rein fiktionalen Inhalte aufweist;
2. einen gewissen Neuigkeitswert bei der Themendarstellung aufweist (*Aktualität*);
3. einen hinreichenden Verbreitungsgrad bzw. eine hinreichende Rezeption erreicht (*Publizität*);
4. regelmäßig wiederkehrend aktualisiert wird (*Periodizität*).

Redaktionell gestaltet ist ein Medienangebot, wenn die durch dieses verbreiteten Inhalte im Vorfeld durch eine natürliche Person (Redakteur, Herausgeber o. ä.) geprüft und bearbeitet werden. Erfolgt der Eingriff nur im Ausnahmefall oder werden die Inhalte automatisiert zusammengestellt, gilt ein Medienangebot also nicht als redaktionell.

Entsprechend ist das Instrument der Gegendarstellung für viele Blogs sowie für die Mehrzahl der Twitter-Profile, Internetforen, Profile auf Social Networks etc. nicht anwendbar; sie stellen keine journalistisch-redaktionellen Medienangebote im o. g. Sinn dar.

Wurde im redaktionellen Teil eines journalistisch-redaktionellen Medienangebots eine unwahre Tatsachenbehauptung explizit aufgestellt oder ergibt sich eine solche aus dem Gesamtzusammenhang, kann der Betroffene die kostenfreie Verbreitung einer von ihm formulierten Gegendarstellung verlangen. Dieser Anspruch ist an das herausgebende Medienunternehmen oder den verantwortlichen Redakteur zu richten. Wurde die falsche Tatsachenbehauptung durch eine Nachrichtenagentur herausgegeben, kann der Betroffene seinen Anspruch sowohl gegenüber der Nachrichtenagentur als auch gegenüber jedem Medium, das diese Meldung verbreitet hat, geltend machen.

Damit die Gegendarstellung dieselbe Aufmerksamkeit beim Mediennutzer weckt, wie die beanstandete Tatsachenbehauptung, gilt für sie dasselbe, wie für die Berichtigung: Sie muss in der Form ihrer Verbreitung etwa hinsichtlich der Platzierung sowie in der Gestaltung (z. B. Schriftgröße) derjenigen der beanstandeten Tatsachenbehauptung entsprechen. Ferner muss die vom Betroffenen verfasste Gegendarstellung als solche gekennzeichnet und in unveränderter Form verbreitet werden. Sie darf also weder unterbrochen, gekürzt oder anderweitig redaktionell bearbeitet werden – mit einer Ausnahme: Fehler in Rechtschreibung und Orthographie darf die Redaktion vor Veröffentlichung korrigieren (muss dies aber nicht!).

Die Veröffentlichungspflicht ist an eine Reihe von Formalien geknüpft, die eine Gegendarstellung erfüllen muss:

1. sie wird verlangt und ist unterschrieben von demjenigen, der durch die Tatsachenbehauptung unmittelbar betroffen ist (oder von seinem gesetzlichen Vertreter),
2. sie ist in derselben Sprache verfasst wie die beanstandete Tatsachenbehauptung,
3. sie hat eine angemessene Länge, d. h. ist nicht länger als der beanstandete Beitrag,
4. sie geht dem verantwortlichen Medienunternehmen bzw. verantwortlichen Redakteur rechtzeitig zu (als »rechtzeitig« gilt in der Regel eine Frist von etwa zwei Wochen nach Veröffentlichung des beanstandeten Beitrags; je nach Einzelfall und betroffenem Medium kann die Frist auch bis zu drei Monaten gelten. Aus Gründen der Wirkung sollte die Veröffentlichung der Gegendarstellung stets für die nächste Ausgabe eines periodisch erscheinenden Mediums angestrebt werden),
5. sie wird schriftlich vorgelegt (das kann prinzipiell auch per Fax erfolgen, jedoch mit höherem Risiko für den Betroffenen: trifft das Fax nicht oder nur teilweise ein, gilt es als nicht rechtzeitig zugegangen),
6. ihr Inhalt bezieht sich ausschließlich auf die beanstandete Tatsachenbehauptung, belegt ggf. ihre Unrichtigkeit, stellt die Behauptung richtig und ergänzt nur solche Informationen, die zum Verständnis des Sachverhalts unbedingt erforderlich sind,
7. sie enthält keine darüber hinausgehende Informationen, Kommentare, Wertungen oder gar Angriffe auf die betreffende Redaktion und ist zudem weder irreführend und enthält keine rechtswidrigen Inhalte.

Die Gegendarstellung ersetzt den Anspruch auf Berichtigung dem Grundsatz nach nicht, da sie lediglich die Sicht des Betroffenen widerspiegelt und keine Korrektur der aufgestellten Behauptung darstellt.

4.   Anspruch auf Entschädigung

Für einen Betroffenen kann sich ein Anspruch auf Entschädigung gegenüber einem Dritten ergeben, wenn sich dieser Dritte zum Schaden des Betroffenen ungerechtfertigt bereichert oder bei ihm anderweitig Schaden verursacht hat. Dabei entsteht der Anspruch in der Regel erst dann, wenn den Verursacher des Schadens ein schweres Verschulden trifft, er also vorsätzlich oder grob fahrlässig gehandelt hat. Letzteres wäre zum Beispiel der Fall, wenn sich die Redaktion einer Zeitung leichtfertig über sich aufdrängende Bedenken hinsichtlich der Richtigkeit einer Tatsachenbehauptung hinwegsetzt, weil sie durch die Veröffentlichung dieser Tatsachenbehauptung einen höheren Absatz ihrer Auflage erwartet. In solchen Fällen kann der Betroffene vom Schadensverursacher nicht nur die vollständige Begleichung des entstandenen Schadens fordern, sondern sich auch diejenigen Ausgaben ersetzen lassen, die er aufgebracht hat, um die Entstehung des Schadens zu verhindern oder ihn gering zu halten. Hingegen entsteht ein Anspruch auf

Entschädigung in der Regel nicht, wenn die Redaktion nach gewissenhafter Recherche sicher war, mit der Veröffentlichung korrekt zu handeln.

7.6.3 Handlungsempfehlungen

Ob und welche Ansprüche auf dem Rechtsweg tatsächlich geltend gemacht werden sollten, muss, aus Sicht des Krisenkommunikationsmanagements, anhand von zwei Fragen im Einzelfall betrachtet werden:

1. Welche Wirkung bzw. Folgewirkungen impliziert dieses Vorgehen bei der betreffenden Redaktion bzw. auch bei den Redaktionen anderer Medien?
2. Welche Wirkung wird durch dieses Vorgehen bei den Mediennutzern erreicht?

Hinsichtlich der Wirkung auf die betroffene Redaktion zeigt die Erfahrung, dass eine Intervention auf dem Rechtsweg selten zu gesteigerter Kooperation führt. Der einzelne Redakteur wird seinem Text nicht mit nüchterner Distanz gegenüberstehen, sondern ist in der Regel von der Legalität, mindestens jedoch von der Legitimität seines Vorgehens überzeugt. Die juristisch geführte Zurechtweisung wird er weniger als »sportliche Niederlage« begreifen, sondern eher als Gängelung und als Eingriff in seine gefühlte Pressefreiheit. Daher sind Interventionen auf dem Rechtsweg auch für eine positive Berichterstattung in der Zukunft für gewöhnlich wenig förderlich.

Je nach strittiger Sache und im Einzelfall mag dieser Effekt bei einem wenig vernetzten Medium mit stark lokaler oder enger fachlicher Ausrichtung in Kauf zu nehmen sein. Gegenüber einem Leitmedium hingegen, ist für die Abwägung neben dessen grundsätzlich höherer Reichweite vor allem der Effekt der Koorientierung zu berücksichtigen, der dazu führen kann, dass einerseits das strittige Thema auch von anderen Medien vermehrt berichtet wird und zudem die Zusammenarbeit mit einer Vielzahl von Redaktionen erschwert wird.

Ähnliche Effekte zwischen Solidarität und Koorientierung sind auch im Social Web unter dem Begriff des »Streisand Effekts« bekannt. Der Name wurde geprägt, als Barbra Streisand einen Fotografen wegen einer im Internet veröffentlichten Luftaufnahme ihres Anwesens verklagte und damit selbst erst die Aufmerksamkeit auf dieses Foto lenkte, das sich daraufhin rasend schnell im Internet verbreitete.

Zur Wirkung der juristischen Intervention auf die Mediennutzer ist die Datenlage dürftig. Unter Rückgriff auf die Erkenntnisse der Medienwirkungsforschung, ist ein durchgesetzter Unterlassungsanspruch grundsätzlich als positiv zu beurteilen: die durchdringende Wirkung einer falschen Tatsachenbehauptung wird umso geringer ausfallen, je weniger oft sie wiederholt wird. Auch für die Richtigstellung, bei der die Redaktion eine eigene Aussage korrigiert bzw. widerruft, darf eine positive Wirkung unterstellt werden – sofern sie unmittelbar, d.h. in der Folgeausgabe des Mediums, erscheint. Allerdings fehlt für diese Annahme ein hinreichender empirischer Beleg.

Schwieriger zu beurteilen ist die Wirkung der Gegendarstellung, mit der ein Betroffener seine Sicht der Dinge darstellt. Hier legt eine experimentelle Untersuchung den Schluss nahe, dass eine Gegendarstellung im Mittel eine Wirkungsstärke erreichen kann, die mit der eines üblichen Zeitungsartikels vergleichbar ist (Petersen 2006). Einschränkend muss jedoch erwähnt werden, dass in dieser Untersuchung die Wirkung von Artikel und Gegendarstellung auf unterschiedliche Versuchsgruppen isoliert gemessen wurde. Die Wirkung einer Gegendarstellung als Erwiderung auf einen Artikel wurde also nicht untersucht.

Sowohl für die Richtigstellung als auch für die Gegendarstellung ist zu berücksichtigen, dass dem strittigen Thema dadurch neuerliche Aufmerksamkeit verschafft wird. Diese ist gegen die inhaltliche Bedeutung des Themas abzuwägen. Der Anspruch auf Entschädigung bzw. dessen erfolgreiche Durchsetzung, erfolgt in der Regel nicht öffentlich und ist dann auch ohne Wirkung auf die Mediennutzer. Zu prüfen ist zudem, ob die auf dem Rechtsweg erreichten Erfolge Teil der eigenen Kommunikation sein sollten. Dies wird nur dann sinnvoll erscheinen, wenn dies zur Stärkung bzw. Wiederherstellung der eigenen Glaubwürdigkeit erforderlich ist und eine entsprechende Wirkung auch tatsächlich unterstellt werden kann.

Eine ergänzende Orientierung, ob der Rechtsweg auch aus PR-Sicht aussichtsreich erscheint, bietet die Frage, ob ein klarer Verstoß gegen den Pressekodex vorliegt und wie ggf. der deutsche Presserat den Sachverhalt beurteilen würde (vgl. presserat.de).

7.7 Einschränkungen und Ausblick

Die Ausführungen dieses Kapitels bieten eine konkrete, theoretisch fundierte und den wesentlichen Stand der empirischen Forschung widerspiegelnde Handlungsempfehlung für die (erste) kommunikative Intervention in der Imagekrise.

Das vorgestellte Verfahren ist konzeptionell in sich geschlossen und durch die jeweilige Verdichtung der Erkenntnisse auf Entscheidungsflussdiagramme, Tabellen und Checklisten konsequent auf den Transfer in die Praxis ausgerichtet. Gleichzeitig bieten die vorliegende Struktur und die darin gebotenen Ansätze zahlreiche Anknüpfungspunkte für die konzeptionelle Weiterentwicklung und empirische Fundierung.

Da die Empfehlungen in Teilen aus den Überlegungen der Theorie der Imagekrise folgen, sind die dort genannten Einschränkungen (▸ Kap. 2.5) ggf. auch hier zu berücksichtigen. Ferner muss sich der dargelegte Handlungsleitfaden in Gänze noch in der Praxis bewähren und ist ggf. weiter zu detaillieren.

Für die weitere Forschung erscheinen zahlreiche Aspekte lohnenswert. So bieten sich etwa die Empfehlungen zur Bestimmung des geeigneten Interventionszeitpunktes (▸ Kap. 7.1) für empirische Analysen und weitere Detaillierungen an, die ggf. auch weitere Indikatoren zur Erkennung des optimalen Zeitpunkts zutage fördern könnten.

Bei den nur generell gelieferten Kriterien zur Absenderwahl (▸ Kap. 7.2), wäre u. a. eine empirisch gesicherte Gewichtung wünschenswert.

Insbesondere die theoretisch abgeleiteten Aspekte zur Verringerung von Nachrichtenwert und Involvement (▶ Kap. 7.3.1), erscheinen sie auch plausibel, sowie die in erster Instanz allein durch Experteneinschätzung abgesicherten Empfehlungen konkreter Reaktionen auf Imagekrisen in Abhängigkeit vom Verantwortungsgrad (▶ Kap. 7.3.2), lassen zahlreiche empirische Anknüpfungspunkte nicht nur zu, sondern machen diese erforderlich. Zudem ist festzustellen, dass die in Kapitel 7.3.2 angebotenen Reaktionsarten auf eine Imagekrise nur eine wenig differenzierte Auswahl darstellen. So lässt sich z. B. allein die Reaktion *Angriff auf den Ankläger* in mindestens fünf Varianten führen: So kann sich der *Angriff auf die Person* (ad personam) oder *auf die Anklage* (ad rem) beziehen. Bei Letzterem kann er (vgl. Schopenhauer 1830)

1. als *direkte Widerlegung* geführt werden, entweder indem
   a. die für die Anklage angeführten Gründe als falsch entlarvt oder
   b. die Gründe zwar als richtig angenommen werden, jedoch der Schluss als falsch entlarvt wird.
2. als *indirekte Widerlegung* geführt werden, durch
   a. eine *Apagoge*, bei der die Anklage zunächst als wahr angenommen und mit einem zweiten allgemein als wahr akzeptierten Fakt derart verbunden wird, dass die Folgerung offenkundig falsch ist und so die Anklage also auch falsch sein musste, oder durch
   b. eine *Instanz*, bei der gezeigt wird, dass die Anklage in einem Fall oder Punkt nicht zutreffend ist und daher insgesamt falsch bzw. mindestens zweifelhaft sein muss.

Für die Identifikation der Adressaten (▶ Kap. 7.4) wären insbesondere empirisch gesicherte Gewichtungen, ggf. auf Basis von Netzwerkanalysen ein praxisrelevanter Ansatzpunkt für die weitere Detaillierung, um etwa die sich aus Meinungsführern ergebenden Potentiale konsequent zu erschließen.

Auch die Auswahl der geeigneten Kommunikationskanäle (▶ Kap. 7.5) liefert vielfältige Ansatzpunkte, etwa in der weiteren empirischen Detaillierung der Frage, welche Kanäle für welche Zielgruppensegmente und welche Art von Krisenereignis besonders wirksam im Sinne der Zielsetzungen der Krisenkommunikation sind.

Im Bereich der Intervention auf dem Rechtsweg (▶ Kap. 7.6) fehlt für die einzelnen Vorgehensweisen und Instrumente und ihre jeweiligen Wirkung auf die mediale Berichterstattung sowie die Imagewirkung bei den relevanten Teilöffentlichkeiten nahezu jede empirische Prüfung und bietet ein entsprechend dankbares Forschungsgebiet.

8   Vertrauen, Re-Positionierung und Lessons Learned

Mathias Brandstädter

8.1   Die Konstellation: Vertrauensbildung nach Vertrauensverlust

Vergegenwärtigen wir uns kurz den Sachstand. Wo stehen wir also? Jede Krise findet, auch wenn die medialen Artefakte in vielen Fällen noch Jahre im Web und den sozialen Netzwerken zu finden sind, in der medialen Darstellung samt Nachbeben irgendwann ihr vorläufiges öffentliches Ende – mit oder ohne kommunikative Intervention. Aber mit dem sukzessiven Verschwinden von der medialen Agenda ist das Issue für die Kommunikation nach wie vor von höchstem Interesse. Für die Krisenkommunikation beginnt nämlich eine ebenso spannende wie bislang in der Fachwelt kaum beachtete oder näher ausgeführte Aufgabe: die Re-Positionierung. Ein näherer Blick auf den Kanon der jüngsten Krisenkommunikation zeigt, dass das Thema Repositionierung und Vertrauensgenese unter den ungünstigen Kontextbedingungen der postkritischen Phase kaum Beachtung findet. Die Begriffe »Vertrauen« und »Trust« werden meist nicht konkret expliziert. Das Standardwerk von Coombs handelt das Thema auf zwei Seiten unter dem Stichwort »Credibility through Interorganizational Relationship« ab (Coombs 2012: 659 f.), Sellnow und Seeger (Sellnow/Seeger 2013: 76 ff.) widmen der Krisennachbereitung nur ein kurzes Kapitel mit dem Fokus auf dem Aspekt des »Organizational Learning« und Griffin (Griffin 2014: 246 f., 251) forciert das Thema »Rebuilding trust and reputation« mit dem knappen Vorschlag: »Just as with the crisis management, the trick is in showing and telling whilst you are doing. This will mean getting the right messages with the right proof points into many communications with many stakeholders – internal and external. [...] This takes us back to the beginning of the life cycle. The recovery phase must involve an honest assessment of whether the organization is well-equipped to predict, prevent and resolve reputation risks.« Das kann allenfalls als sehr holzschnittartige Beschreibung einer Krisennachbereitung gelten, sie unterschlägt ferner die unterschiedlichen Szenarien.

Die zentrale Frage also, mit welcher Strategie ein erlittener Vertrauensverlust, der sich auf einer Skala vom moderaten Vertrauensabwachs bis hin zu offenem Misstrauen äußern kann, im Rahmen einer Imagekrise effektiv geheilt werden kann, wurde bislang kaum untersucht. Das mag in Teilen dem Umstand geschuldet sein, dass sich die Fachwelt bislang auch nicht einig darüber war, was im Rahmen Kommunikationskrise überhaupt Schaden nimmt (▸ Kap. 2.1 f.). Die Strategien, die bislang unter dem Titel »Image Repair« kursieren, sind in der

Begrifflichkeit dieses Buches eher der kommunikativen Intervention in der akuten Krisenphase zuzuordnen (Sellnow/Seeger 2013: 168 ff.; Benoit 1995: 71 ff.; ▸ Kap. 7.3.2).

Wie sähe also eine Strategie der Nachbereitung aus? Kern jeder Strategie muss in erster Linie und im Sinne einer notwendigen Bedingung die Konsistenz sein: Die Re-Etablierung von Vertrauen darf der bisherigen Linie der kommunikativen Intervention nicht widersprechen.

Zudem gilt es, wenn möglich, die *Re-Konstituierung von verlorenem Vertrauen* zu ermöglichen, das Image, das beim Kunden entstanden ist, wieder sukzessive im Sinne des Unternehmens zu prägen und zu konturieren. Das kann – je nach Ausmaß der Krise – unterschiedlich anspruchsvoll, manchmal sogar nur schwer bzw. unter Aufwendung großer personeller und finanzieller Investitionen möglich sein. Wie Vertrauen grundsätzlich entsteht, haben wir anhand der neun verschiedenen Treiber der Vertrauensbeziehung bereits gesehen (▸ Kap. 4): Durch Analogiebildung, Vertrautheit, gegenseitige Bezugnahme, Konstanz im Leistungserleben, potentielle Verwundbarkeit des Vertrauensnehmers, Vertrauenspaten, Benevolenz, Vertrauensbrüche Dritter oder durch maßvolle Kontrolle. Dabei wurde auch mehrfach deutlich, dass sich dieser Prozess nur schwer simulieren ließe – und wenn, dann nur unter dem Risiko des kompletten Vertrauensverlusts. Ist die Kommunikation nur mit Kalkül gesättigt und nicht am nachhaltigen Aufbau der Kundenbeziehung auf Basis eines wertigen Leistungsangebots interessiert, erschwert sie die Vertrauensbildung grundsätzlich. Aufgabe der Unternehmenskommunikation ist das *Verstärken von Stärken* in der Wahrnehmung des Unternehmens, nicht Manipulation und Faktenbeugung. Wenn die Möglichkeiten der Re-Positionierung im Folgenden umrissen werden, *setzen sie also ein aus den Fehlern lernendes System voraus*, ein Unternehmen, dem aufrichtig daran gelegen ist, sich zu verbessern und beim Kunden erneut um Vertrauen zu werben. Das sollte nicht zum Nachteil des Kunden sein, denn bisweilen bieten gerade Krisen optimale Anlässe zur Optimierung oder im schlimmsten Fall zur Neuausrichtung des Unternehmens und seiner Produkte, in beiden Fällen also durchaus zum Vorteil des Kunden.

Was diesen Fall des erneuten Vertrauenserwerbs jedoch deutlich von der Vertrauens- und Markengenese im obigen Kapitel unterscheidet, sind der Kontext und die speziellen Randbedingungen. *Das dem Unternehmen beigemessene Vertrauen seitens der Kunden weist nun buchhalterisch gesprochen im Saldo ein mehr oder weniger deutliches Soll, aber kein Haben mehr aus. Es geht also um Imagebildung unter negativen Vorzeichen.* Interessanterweise finden sich im Kanon der Fachliteratur zum Thema kaum fundierte Ausführungen oder praktische Handreichungen zu dieser spezifischen Kommunikationssituation: Welche Variablen bestimmen die Ausgangslage? Ausschlaggebend sind vor dem Hintergrund des hier zugrunde gelegten Begriffsverständnisses (▸ Kap. 2) zunächst:

1. die Differenz zwischen bestehenden Image und den konfligierenden Fakten bzw. dem kritischem Ereignis, also die sogenannte *Imagediskrepanz*, in Relation zur Zielgruppe und im Blick auf die drei Imagedimensionen (funktional, sozial, expressiv),

2. die dem Unternehmen *zugeschriebene Verantwortung* für die Krise inklusive der drei Kategorien der Schuldfrage sowie der Anwendung des *Kovariationsprinzip* nach Kelley (1973) und der Operationalisierung der Ursachenzuschreibung mit Hilfe der Variablen Konsens, Distinktheit und Konsistenz sowie

3. die *Höhe des Bekanntheitszuwachses*, da er die Möglichkeit sowie die Relevanz der geglückten öffentlichen Re-Positionierung maßgeblich beeinflusst.

Welche Fallkonstellationen sind also denkbar? Kaum eine Krise führt zu totalem Vertrauensverlust, auch wenn das theoretisch möglich ist. Wenn Vertrauen und Misstrauen die beiden Pole des Kontinuums bilden, eröffnen sich *sechs mögliche Szenarien der Re-Positionierung:* Wenn ein *Restsockel an Vertrauen* erhalten ist, kann das Unternehmen im Sinne der Verantwortungszuschreibung

1. als Opfer,
2. als fahrlässiger Verursacher (also teilschuldig)
3. als vorsätzlicher Täter gelten.

Gleiches gilt für die schärfere Form der Imagekrise: Angenommen die Imagediskrepanz sei derart hoch, dass es nachhaltig zu einer kompletten Vertrauenserosion und mehr oder weniger ausgeprägtem Misstrauen bei verschiedenen Ziel- und Anspruchsgruppen sowie zu einer deutlichen Schwächung des Markenwerts bei gleichzeitigem hohem Bekanntheitszuwachs gekommen ist, so lassen sich hinsichtlich der Verantwortungszuschreibung prinzipiell wiederum *drei Ausgangsstadien der Re-Positionierung* skizzieren:

4. Das Unternehmen verschuldet die Imagekrise nicht, es ist gewissermaßen Opfer der Umstände, aber medial in Mitleidenschaft gezogen (Katastrophen, Rezessionen, kriminelle Akte),

5. das Unternehmen verschuldet als Mitbetroffener die Imagekrise (Unfälle, öffentliche Diskurse, Inkompetenz),

6. das Unternehmen verschuldet die Imagekrise voll im Sinne einer (groben) Fahrlässigkeit (schädigendes Verhalten, Täuschung und Betrug, moralisches Fehlverhalten).

Betrachtet man diese sechs Szenarien, wird schnell deutlich, dass jeweils im Blick auf die Verantwortungsattribution ganz unterschiedliche Reaktionsweisen und Positionierungsstrategien vom Unternehmen gefordert werden, die im Folgenden beleuchtet werden.

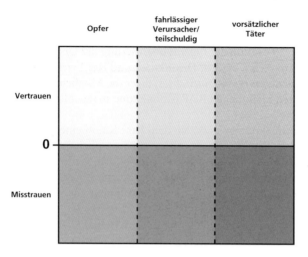

Abb. 8.1: Mögliche Szenarien der Re-Positionierung nach den Parametern der Verantwortungszuschreibung und des Vertrauensverlustes.

8.2 Unverschuldete Imagekrise

Im ersten und vierten Fall ist die Wahrscheinlichkeit, dass das Unternehmen image- und markenpolitisch und letztlich sogar monetär von der Krise profitieren kann, relativ hoch bzw. nicht so kritisch, sofern es glaubhaft kommunizieren kann, trotz der widrigen Umstände jederzeit im Einklang zu dem ihm zugeschriebenen Image und im Sinne der eigenen Unternehmenspositionierung und -werte gehandelt zu haben, um die wahrgenommene Imagediskrepanz zu beschränken und künftig noch umsichtiger zu agieren. Es geht also darum, die einstigen Erwartungen der Ziel- und Anspruchsgruppen wieder zu bestätigen und das alte Image in seinen Konturen zu festigen. Das Unternehmen kann unter diesen Umständen sogar zeitgleich profitieren, denn die Krise geht parallel zum möglichen *Vertrauensabwachs* mit einem deutlichen *Bekanntheitszuwachs* einher, der den Transfer der positiven Botschaften und des Markenkerns ermöglicht.

Primär sollte die Kommunikation dann im Sinne *größtmöglicher Transparenz* darauf abgestellt sein zu zeigen, dass die eigenschaftsbasierten Komponenten der Vertrauensbeziehung (*Kompetenz und Integrität*) nicht nachhaltig gestört (oder im Idealfall: überhaupt nicht betroffen sind) und den Umständen entsprechend adäquat reagiert wurde. Außerdem gilt es die situative Komponente, die Benefits und den Nutzen der Beziehung für den Kunden wiederkehrend zu thematisieren. Zu beachten ist indes: Eine Schuldzuschreibung ist sowohl moralisch als auch rechtlich begrifflich und praktisch ein relationaler bzw. interpersonaler Prozess. Das heißt: Er wird meistens von unbeteiligten Dritten vorgenommen, ansonsten verliert er seine Gültigkeit. In diesem Sinne ist es für das Unternehmen oftmals nicht möglich, nicht hilfreich, aber auch *gar nicht notwendig, sich selbst öffentlich als unschuldig zu qualifizieren*, da dies im Sinne der Schuldzuschreibung nur eine gewisse Anmaßung implizierte, die wiederum verdächtig wirkte. Ein Beweis der eigenen Unschuld ist nur dann hilfreich und angezeigt, wenn er wirklich lückenlos zu belegen ist und evident erscheint. Schicksalhafte Ereignisse wie Naturkatastrophen, wirtschaftliche Rahmenbedingungen und Kriminalität sind eben nicht vollständig prognostizierbar, gleichwohl sind die Umstände, die zu der Krise geführt haben, durchaus kommunikabel, lediglich die finale Wertung pro domo sollte unterlassen werden.

Vertrauen lässt sich innerhalb dieser Kategorie also in weiten Teilen analog zur erstmaligen Etablierung von Vertrauensbeziehungen beschreiben. Dabei gilt: Vertrautheit generiert Vertrauen (Treiber 1 und 2 – Analogiebildung und Vertrauen durch Vertrautheit). Konstante Wahrnehmung, positive Assoziation und regelmäßige Bezugnahme auf den Nutzen der Geschäftsbeziehung (Treiber 3, 4 und 5 – Mechanik der Gegenseitigkeit, Fokussierung der Konstanz, Verwundbarkeit signalisieren und dosieren) sind daher aus Sicht des Unternehmens als probate Techniken zu favorisieren. Die Botschaften sollten darauf abstellen, das bestehende Image des Unternehmens zu fokussieren und mit erhöhter Frequenz den Zielgruppen zu übermitteln. Was für die akute Intervention bei Imagekrisen nur mit Abstrichen gilt – offen, kurz getaktet zu kommunizieren –, trifft also im Fall der Nachbereitung der nicht verschuldeten Imagekrise in jedem Fall zu. Ist das Misstrauen aber stark ausgeprägt (womit in dieser Kategorie den Prämissen zufolge eher selten zu rechnen sein dürfte) und geht mit einer negativen Erwartungshaltung seitens des Kunden einher, wären Maßnahmen, die auf die Benevolenz als Vertrauenstreiber rekurrieren, ein probates Mittel. Sie beginnen bei einer modifizierten Preispolitik, speziellen Angeboten wie Garantieleistungen und Rabattaktionen, Kundenprogrammen und reichen bis hin zu Aktivitäten der Corporate Social Responsibility bzw. unternehmerischen Gesellschaftsverantwortung.

8.3 Teilverschuldete Imagekrise

Im Fall der teilverschuldeten Imagekrise mit moderater oder vollständiger Vertrauenserosion und generiertem Misstrauen sind zumindest die Aspekte Kompetenz und Integrität betroffen und verhindern die oben genannte vergleichsweise »elegante« Strategie der Exkulpierung durch kommunikative Fokussierung auf die positiven und weitgehend unbelasteten Eigenschaften des Markenkerns. Das Unternehmen steht zumindest in diesem Fall als halbwegs inkompetent oder unaufrichtig dar. In dieser Situation vorschnell auf Vertrautheit oder Konstanz als Treiber der Vertrauensbildung zu rekurrieren, wäre sicherlich nicht hilfreich, da es angesichts konkurrierender Fakten in den Medien schlicht unglaubwürdig erscheint.

Hier ist die Prüfung anhand des *Kovariationsprinzips* nach Kelley (1973) und die Operationalisierung der Ursachenzuschreibung mit Hilfe der Variablen *Konsens, Distinktheit und Konsistenz* maßgeblich: Kommt der Vorfall nur unter bestimmten Bedingungen oder im Zusammenhang mit einer bestimmten Person/Gruppe vor und lässt er sich entsprechend eingrenzen? Gibt es innerhalb der Branche andere Fälle, handelt es sich um ein wiederholtes oder singuläres Ereignis? Je nachdem, wie die Antworten auf diese Fragen ausfallen, ließe sich die Verteidigungsstrategie passgenau justieren, um den Markenkern in punkto Kompetenz und Integrität weitgehend zu schonen. Je nach Ausmaß des Schadens muss er auch durch die Unternehmenskommunikation zusammen mit Strategien der künftigen Vorsorge vor ähnlich gelagerten Fällen thematisiert werden.

Da Vertrauen identifikationsbasiert schließlich durch die Voraussetzungen einer engen Zusammenarbeit, Offenheit und regelmäßigen Kommunikation, durch wechselseitige Identifikation mit den Werten, Zielen und Bedürfnissen des Partners sowie durch das Element der Gemeinschaft zwischen den Vertrauenden entsteht, sind in diesem Fall die Personalisierung (Treiber 1 – Analogiebildung) der Inhalte in hoher Frequenz gekoppelt durch die dargebotene Überprüfbarkeit der offerierten Informationen und Transparenz sowie der Einsatz von Feedbackelementen und Kontrollmechanismen seitens der Kunden von Bedeutung. Vertrauen entsteht in diesem Fall also integral durch das Ermöglichen von Kontrolle – seitens des Kunden oder unabhängiger Dritter. Dies können beispielsweise Wirtschaftsprüfer, Kanzleien, Behörden, Zertifizierungsstellen oder unabhängige Verbände (Treiber 9 – Vertrauen durch Kontrolle) sein, wobei wichtig ist, dass es keine personellen, finanziellen oder organisationsrechtlichen Verflechtungen mit diesen Institutionen gibt. Das Unternehmen steht unter akutem Rechtfertigungszwang und sollte ohne explizite Aufforderung Informationen zum Leistungs- oder gar Reklamationsgeschehen bieten, Transparenz signalisieren, Hintergründe und Qualitätsparameter erhellen und den Vorgang ohne weitere mediale Aufforderung auch öffentlich aufarbeiten.

Hier wird deutlich, dass sich diese Kommunikationsstrategie nicht fingieren lässt, sie setzt notwendigerweise auf tatsächlichen Änderungen oder ersten Impulsen zur Veränderung in Organisation und Struktur auf. In Kombination zur Kontrolle bietet sich auch die Möglichkeit, prominente Vertrauenspersonen, Institutionen oder beratende oder prüfende Unternehmen mit hoher Reputation zu installieren, was dem Treiber 6, Rekurs auf Vertrauenspaten, entspricht. Diese werden ihrerseits sorgsam prüfen, ob sich die strukturellen Verbesserungen wirklich vollzogen haben, bevor sie sich engagieren oder werden Verbesserungen offensiv kommunizieren, bürgen sie doch selbst ihrer Reputation. So beruht auch die Verpflichtung bestimmter namhafter Unternehmensberatungen oftmals auf der Funktionslogik des Vertrauenspaten. Sie signalisieren zugleich, dass die unternehmensinterne kritische Auseinandersetzung mit der Imagekrise begonnen hat. So hat beispielsweise Rikers Island, der zweitgrößte Gefängniskomplex der Vereinigten Staaten, anlässlich einer Serie von Negativschlagzeilen die Unternehmensberatung McKinsey mit Reformvorschlägen beauftragt: »(D)ie Berater [sollen] mindestens zwölf Wochen lang durch die Gefängnisse gehen und dabei unter anderem die Ausbildung der Wachen, das interne Berichtssystem und die Behandlung neuer

Häftlinge bei ihrer Einlieferung prüfen. Die Studie soll 1,7 Millionen Dollar kosten und wird zusammen mit der städtischen City University of New York verfasst.« (Vgl. http://www.sueddeutsche.de/wirtschaft/gefaengnisinsel-rikers-island-mckin¬ sey-soll-den-knast-reformieren-1.2127074). Doch bei dieser Strategie ist auch ist Vorsicht geboten: Je nach Ausmaß könnte es schwierig werden, die entsprechenden Persönlichkeiten zu gewinnen und die Inanspruchnahme externer Reputation könnte ohne weitere Instrumente schnell als taktische Maßnahme gewertet werden. Wer auf externe Verstärkung im operativen Geschäft zurückgreift, wird sich unter Umständen auch den Vorwurf der eigenen Inkompetenz einhandeln.

Hilfreich ist in diesem Zusammenhang sicherlich das notwendige Maß an Selbstkritik (Treiber 5, Verwundbarkeit signalisieren), das von Ziel- und Anspruchsgruppen als zusätzliche Authentifikationsmarke gewertet wird, da dergleichen nicht ohne weiteres vom Unternehmen selbst vorgenommen werden dürfte. Bei eklatantem, anhaltendem Misstrauen trotz Teilschuld besteht aber kein Grund zur Annahme, dass in diesem Fall andere Techniken zur Anwendung kommen können als im Rahmen der fahrlässig bzw. vollständig verschuldeten Imagekrise, die wir im folgenden Abschnitt darlegen.

8.4 Vollständig verschuldete Imagekrise

Auch im Falle eines moderaten Vertrauensabwachses ist der Rückgriff auf einige Techniken der Genese von Vertrauen durchaus noch möglich. Faktisch kommt diese Form der Imagekrise auch gar nicht so selten vor, meist ist das zugrundeliegende Issue nicht wirklich medientauglich, vermag daher nicht große Teilöffentlichkeiten nachhaltig zu erreichen. Wer fahrlässig eine Imagekrise mit überschaubarem Imageschaden anrichtet, kann mittels Kontrollmöglichkeiten, der Mechanik der Gegenseitigkeit (Fokussierung der Perspektive der Ziel- und Anspruchsgruppen) durch Vertrautheit und Analogie Vertrauen wieder herstellen, steht dann aber eine ganze Zeit lang aus nachvollziehbaren Gründen »unter verschärfter Beobachtung«.

Der Fall der vollständig oder (grob) fahrlässig verschuldeten Imagekrise mit erheblichen Misstrauenseffekten (und somit auch mit hohem Öffentlichkeitsbezug) stellt abschließend den Worst Case innerhalb der Alternativen dar. Dieser Fall ist indes nicht so häufig wie die zuvor diskutierte teilverschuldete Imagekrise. Es sind aber oftmals die medial prägnanten Fälle, die typischen Lehrbuchcharakter haben, große Bekanntheit erlangen und bei Kunden sowie der Öffentlichkeit für entsprechende Empörung sorgen. Das tatsächliche Vorkommen dieser Fälle sollte aber nicht darüber hinwegtäuschen, dass es sich eben nur um einen vergleichsweise kleinen Teil der Imagekrisen handelt, die im Rahmen der Wiederherstellung des Vertrauens bei Kunden, Mitarbeitern und Anlegern besondere Maßnahmen und Reflexionsfähigkeit seitens des Unternehmens erfordern.

Bei hohem evozierten Misstrauen bietet nämlich auch der Rekurs auf die vermeintliche Teilschuld (▶ Kap. 8.3) keine effektive Verteidigung. Wenn sich drastisches Misstrauen einstellt, will kein Kunde oder Medienvertreter hören, es gebe auch noch andere Schuldige oder ähnlich gelagerte Fälle bei diesem Thema. In diesem Fall sind eher Problem- und Verantwortungsbewusstsein sowie Selbstkritik gefordert. In diesem sowie im Fall der vollständig verschuldeten Imagekrise mit hohem Misstrauen greifen keine der bislang geschilderten Strategien der Exkulpierung mehr, da im Extremfall alle Ebenen der Vertrauensbeziehung massiv betroffen, gestört oder gar zerstört sind. Die Restituierung von Vertrauen ist nicht mehr durch Regelkommunikation oder vertrauensbildende Techniken in irgendeiner Form möglich (ganz im Gegenteil: diese verstärken den negativen Effekt, weil sie deutlich machen, dass das Unternehmen versucht, gewissermaßen gezwungen zur Tagesordnung überzugehen), sondern allenfalls nur durch einen drastischen und öffentlich in Szene gesetzten *Positionswechsel und Neuanfang*, der *alle konstitutiven Etappen der Entschuldigung* absolviert und kein Deutungsresultat vorwegnimmt. Der Begriff der Entschuldigung wird zwar normalerweise in der Krisenkommunikation nach Möglichkeit gemieden, da er ein juristisches Schuldeingeständnis impliziert. Je nach Höhe des Imageschadens sollte aber in Betracht gezogen werden, dieses Risiko einzugehen, um den Kern der Beziehung zum Kunden und die Basis des Geschäftsmodells zumindest in Teilen zu erhalten. Eine Entschuldigung umfasst dabei folgende Teilschritte:

- Geständnis
- Anteilnahme
- Reue
- Buße
- Läuterung
- Entschuldigung und Abbitte

Relevant hier: Jede echte Entschuldigung verliert an Wucht und performativer Überzeugungskraft, wenn sie *einzelne Aspekte der Zeremonie ausspart, verspätet geschieht, nach Aufforderung Dritter* oder *durch öffentlichen Druck* forciert wurde, da dann davon ausgegangen wird, dass sie nicht auf der notwendigen Bedingung einer *Einsicht in das zugrundeliegende Fehlverhalten* beruht, sondern lediglich durch das Kalkül der Vermeidung von Schäden und Reparationsleistungen motiviert ist. Auf eine Entschuldigung und Abbitte bei vollständig verschuldeter Imagekrise trifft also zu, was für die Marke schlechthin gilt: Sie *muss zumindest von den zentralen Zielgruppen als authentisch wahrgenommen werden*, sonst verliert sie ihre performative Kraft und ihren reinigenden Effekt. Das wird sie in der Regel nur dann, wenn sie authentisch ist. Dazu gehört aber auch, dass derjenige, der sich entschuldigt, nicht weiß, ob seine Entschuldigung akzeptiert wird und was dies für seine Zukunft bedeutet. Es bedarf also eines Vertrauensvorschusses seitens des Unternehmens (Treiber 5).

Ohne diese Geste der Entschuldigung aber ist eine Wiederherstellung von Vertrauen nicht möglich, das Vergangene würde immer reflexhaft erinnert und mit dem Unternehmen verbunden bleiben. Es ist nun Teil der Geschichte des Unternehmens, im Fokus steht jetzt nicht die Frage der Deutung oder Interpretation des Geschehenen, sondern die Frage des künftigen Umgangs damit, es ist also eine Frage der unternehmerischen Vergangenheitsbewältigung.

Somit zeigt sich, dass die Mechanismen der öffentlichen Krisenbewältigung auch in modernen Industriegesellschaften eine innere Verwandtschaft zu religiösen Motivwelten teilen und deren Verfahren von Schuld und Sühne teilweise adaptiert und säkularisiert haben (die Beleuchtung des Phänomens der Schuld in seiner ganzen anthropologischen Breite bei Grätzel 2004). Für die Ziel- und Anspruchsgruppen muss im Rahmen des Verfahrens eine Zäsur deutlich werden, es muss sich zeigen, dass sich etwas Entscheidendes geändert hat und das Krisenereignis fest internalisiert und als Mahnung – zumindest zeitweise – zum *Maßstab künftigen unternehmerischen Handelns* gemacht wurde, um Wiederholungsfälle auszuschließen.

Transparenz (Treiber 9, Vertrauen durch Kontrolle) ist in der Folge auch in diesem Fall wichtig, der Kunde muss die Möglichkeit haben, diesen Gesinnungswandel bei Bedarf nachvollziehen zu können, es müssen also *Dokumentations- und Beglaubigungsbemühungen, auch unter Hinzuziehung renommierter Institutionen oder Dritter,* vollzogen werden. Da Vertrauen eine relationale Zuschreibung ist, ist sie personengebunden, insofern geht eine solche Re-Etablierung von Vertrauen im Extremfall nur durch einen *Wechsel der Entscheidungsträgerebene* vonstatten (Nölke 2009: 205 ff.). Hinzukommt, dass die neue Führungsspitze deutlich machen muss, dass sie diese Form des *Vertrauensbruchs unbedingt missbilligt*, die *Ursachen umfassend aufarbeitet* und Maßnahmen trifft, um derlei Ereignisse künftig zu verhindern. Hier wird deutlich, dass ein bloßer Wechsel des Führungspersonals im Zweifel nicht ausreicht, es bedarf auch im Fortgang einer Abgrenzung.

So schwierig so ein Vorgehen in der Praxis auch fallen mag, hält es doch auch einen schlagenden Vorteil bereit. *Vertrauensbrüche sind keine Argumente gegen den Vertrauensmechanismus an sich,* dafür kommen sie nun einmal im Alltag viel zu häufig vor. Nur weil Vertrauen enttäuscht werden kann, käme kein vernünftiger Mensch auf den Gedanken, grundsätzlich niemandem mehr zu trauen. Das bedeutet: Verzeihen ist in der Regel grundsätzlich möglich. In jeder Kultur gibt es daher eine *Ethik der zweiten Chance* (Sprenger 2007: 171 f.). Hierbei wird deutlich, dass es sich bei der Ethik der zweiten Chance um eine kulturrelevante Komponente handelt. Zudem ist wahrscheinlich, dass es branchenbezogene Eigenheiten gibt, an ein Geldinstitut wird man andere Maßstäbe anlegen als an einen Düngemittelhersteller. Je offensiver und lückenloser sich das Unternehmen in diesem Rahmen darstellt, desto größer ist der entstehende Vertrauensgewinn. Das ist aus Sicht der Zielgruppen tatsächlich durchaus auch ein rationales Verhalten: Denn der Kunde wird schließlich im Zweifelsfall innerhalb einer Branche dem Unternehmen eher trauen, das aufgrund kritischer Ereignisse bereits einmal zur öffentlichen und nachvollziehbaren Kurskorrektur und Selbstkritik bereit war, als Unternehmen, denen er Ähnliches zutraut, die bislang aber aufgrund glücklicher Umstände nur noch nicht im Fokus der Kritik standen.

Imagekrise

Opfer	Teilschuld	Verursacher
Treiber 1 Analogiebildung	Treiber 1 Analogiebildung	Konstitutive Etappen der Entschuldigung und Ethik der zweiten Chance
Treiber 2 Vertrautheit	Treiber 5 Verwundbarkeit signalisieren	Treiber 9 Kontrolle und Kontrollierbarkeit
Treiber 3 Mechanik der Gegenseitigkeit	Treiber 6 Vertrauenspate	
Treiber 4 Konstanz im Leistungsgeschehen	Treiber 7 Benevolenz signalisieren/ Aktivitäten der unternehmerischen Gesellschaftsverantwortung	
Treiber 5 Verwundbarkeit signalisieren	Treiber 9 Kontrolle und Kontrollierbarkeit	
Treiber 7 Benevolenz signalisieren		

Abb. 8.2: Mögliche Szenarien der Re-Positionierung und potentielle Mechanismen der Vertrauensbildung im Überblick.

9 Illustration zur Anwendung: Krisenkommunikation am Beispiel Krankenhaus

Mathias Brandstädter

9.1 Der Markt und seine Koordinaten

In den vorangegangenen Kapiteln wurde eine vollständige Darstellung der Aufgaben der Krisenkommunikation, von der Phase vor einer Krise, in einer Krise und nach einer Krise dargestellt. Es ist ein Modell, das – obwohl theoretisch gesättigt – in erster Linie für die praktische Anwendung entwickelt wurde. In diesem Kapitel sollen diese Anwendungen der Konzepte an einem konkreten Beispiel ergänzend zusätzlich illustriert werden: am Beispiel Krankenhaus. Warum gerade an diesem Marktsegment? Krankenhäuser stellen an die Krisenkommunikation besondere Anforderungen:

- Sie stehen als Einrichtungen der öffentlichen Versorgung in Verbindung mit zahlreichen Stakeholdern, die teilweise unterschiedliche Interessen verfolgen (Ärzte, Ärztekammern, Berufsverbände, Kassenärztliche Vereinigungen, Patienten, Patientenverbände, Gesetzgeber, Behörden, Krankenkassen, Pharmaunternehmen, Medizinprodukte-Hersteller, Arbeitnehmer u. v. a. m.),
- sie müssen gesetzlich reglementiert eine Reihe zusätzlicher Transparenzanforderungen sowie Schweigepflichten erfüllen (Datenschutz, Schutz der Persönlichkeitsrechte (► Kap. 9.2) rein juristisch haben sie ein Garantenverhältnis zu ihrem Patienten,
- sie erbringen sie im Wesentlichen Vertrauensleistungen, d. h. Diagnosen und Therapien können von den Patienten im Vorfeld und oft auch nach Inanspruchnahme nicht beurteilt werden, ein Vertrauensverlust wiegt daher besonders schwer,
- die emergente Gesundheitsöffentlichkeit, d. h. vermehrte Berichterstattung über Gesundheitsthemen und Sonderpublikationen (z. B. Fokus Gesundheit) im Feld der redaktionellen Massenmedien einerseits sowie etwa Patientenbewertungsportale im Social Web (Vgl. Brandstädter/Ullrich 2012) (z. B. Klinikbewertungen) andererseits sorgen für eine breite und hochfrequente Wahrnehmung der Themen von Medizin und Gesundheit,
- Krankenhäuser stehen zugleich in einem kompetitiven und vom Gesetzgeber gewollten Wettbewerb, der dafür sorgt, dass die einzelnen Häuser und Träger zum Bestandserhalt darauf angewiesen sind, zu wachsen, steigende Kosten zu amortisieren und maximal wirtschaftlich zu arbeiten, wobei natürlich der Wirtschaftlichkeitsdruck in ein Spannungsverhältnis zum Auftrag der Gesundheits- und Daseinsvorsorge geraten kann,

- die Leistungsmenge von Krankenhäusern wird zudem jedes Jahr mit den Kassen neu verhandelt. Kritische Ereignisse können vor diesem Hintergrund und je nach zeitlicher Abfolge eine Imagekrise umstandslos in eine finanzielle Krise überführen.

Aber damit nicht genug: Die Klinikkommunikation hat nicht nur die Herausforderung zu stemmen, mit vielen Ziel- und Anspruchsgruppen im Dialog zu bleiben, sie ist in punkto Professionalisierung von Unternehmenskommunikation und Marketing noch eine relativ junge Branche, der oftmals Erfahrungswerte in Sachen Unternehmenskommunikation fehlen. Der offene Wettbewerb trat erst sukzessive ab Mitte der Neunziger Jahre und schließlich ab 2003 mit der Abkehr von der retrospektiven und der Hinwendung zur prospektiven, budgetorientierten Finanzierung in vollem Umfang zutage. Die Diagnosis Related Groups (DRG; deutsch: diagnosebezogene Fallgruppen) bezeichnen seither auch in Deutschland das Klassifikationssystem für ein pauschaliertes Abrechnungsverfahren, mit dem Krankenhausfälle (also stationäre Patienten) anhand von medizinischen Daten, sogenannten Leistungsbezeichnern (Haupt- und Nebendiagnosen, Prozedurenkodes, demographische Variablen) speziellen Fallgruppen zugeordnet werden. Der Handlungsdruck, sich gut auf zu erwartende Krisenszenarien vorzubereiten, ist in dieser Branche also ausgesprochen hoch. Die sich aus dem Genannten ergebende Komplexität lässt Krankenhäuser als ein besonders attraktives Illustrationsobjekt für das Feld der Krisenkommunikation erscheinen. Parallel zum Markt wandelt sich aber auch die Unternehmenskommunikation in Krankenhäusern beständig.

9.2 Vom Pressesprecher zum Marketer: Klinikkommunikation im Wandel

Ein Berufsfeld wandelt sich im Laufe der Zeit oft wie ein Flussbett – langsam, mit bloßem Auge manchmal kaum zu erkennen, aber letztlich unaufhaltsam. Personaler werden bestätigen: Gerade in der Gesundheitswirtschaft und im Klinikalltag zeigt sich besonders deutlich, dass für verschiedenste Aufgabenbereiche noch keine adäquaten Studiengänge und Ausbildungswege vorhanden sind, der Bedarf an spezifischen Kenntnissen und praktischen Fähigkeiten aber ungebrochen hoch ist.

Die klassische Öffentlichkeitsarbeit im Krankenhaus war über Jahrzehnte durch ein redaktionelles Selbstverständnis auf Unternehmensseite geprägt. Als eine Art verlängerter Arm der schreibenden Zunft, so die gängige Vorstellung, prägt der Pressereferent im Krankenhaus das Bild journalistischer Berichterstattung durch Bereitstellen redaktioneller Services und durch ein profundes Verständnis der Gepflogenheiten alltäglicher Medienberichterstattung – und das vor allem bei heiklen Themen. Eine Aufgabe, die zeit-, aber nicht unbedingt kostenintensiv sein muss. Er makelt Kontakte zwischen Experten und Fachjournalisten, er beobachtet und entwickelt Themen, recherchiert Ansprechpartner und ist ganz allgemein ansprechbar und sprechfähig. Er weiß, dass man nicht in den Nominalstil verfällt, er schmäht die passivische Schreibe und leistet zwischen Fachjargon und dem allgemeinen Bedürfnis nach Lesbarkeit und Verständlichkeit für breitere Kreise eine Art didaktischer Übersetzungsarbeit. In diesem Sinne wird die Pressemitteilung seit mehr als 100 Jahren als ein Standardinstrument der Public Relations eingesetzt, um Redakteure der Massenmedien zu erreichen. Die Hoffnung: Die Redakteure greifen das Thema in ihrem Medium auf – je wortgetreuer, desto besser. Medien spekulieren ihrerseits auf diese Services, denn auf diese Weise lassen sich Zeit und Geld rund um die Waren Nachricht, Bericht und Feature sparen. Doch die Selbstverständlichkeit dieser Symbiose (und des damit bestehenden Arbeits- und Vertrauensverhältnisses) ist in den letzten Jahren gehörig ins Wanken geraten. Dafür gibt es drei Gründe: der Markt der Gesundheitswirtschaft mit seiner eingeschriebenen Funktionslogik, die immer deutlicher industriellen Prinzipien gehorcht, das Aufkommen neuer Kommunikationsformen und die damit einhergehende strukturelle Schockstarre der konventionellen Medien. Ein Wandel, dem sich auch der Öffentlichkeitsarbeiter fortwährend anpassen muss.

»Screening und Signaling« heißt mittlerweile die Maxime. Agierten Krankenhäuser früher schlechthin als Institutionen von öffentlichem Interesse, so sind sie heute primär private, kirchliche oder kommunale Wirtschaftsbetriebe in einem hochgradig kompetitiven, beschleunigten und politisch gewollten Wettbewerb. Das setzt voraus, dass auch die Unternehmenskommunikation kein Selbstzweck ist, sondern letztlich mit jedem Euro Investitionssumme wieder in diese Unternehmung einzuzahlen hat. Sie trägt damit der Funktionslogik der Gesundheitswirtschaft insgesamt Rechnung, die sich von den Mechanismen retrospektiver Finanzierung hin zur prospektiven Finanzierung und somit mit rasanten Schritten hin zu einem Verbrauchermarkt entwickelt hat. Der bekannte Effekt: Effizienzstreben, Wettbewerbsauslese sowie ein kontinuierlicher Modernisierungs-, Innovations- und Kostendruck. Der Patient wandelt sich in seiner Anspruchshaltung zum Kunden und die Krankenhäuser müssen zwangsläufig in immer ausgefeiltere Marken- und Marketingstrategien investieren. Klinikleistungen sind dabei Güter einer Vertrauens-, Erfahrungs- und Suchleistung gleichermaßen. Der Konsument screent seine Umwelt gezielt bei der Wahl einer Klinik, um die Unsicherheit, die sich aus den Vertrauens- und Erfahrungseigenschaften von medizinischen Leistungen begründet, maximal zu reduzieren. Marketing erfüllt dabei im Kern die Funktion des Signaling, es reduziert für den Verbraucher die Komplexität durch emotionalen und rationalen Aufbau von Vertrauen. Damit wandelt sich die Rolle der Öffentlichkeitsarbeiter fundamental: Der Kommunikator im Unternehmen muss jetzt nicht mehr nur in erster Linie als Redakteur denken, sondern eben auch als Marketer. Er hat die primäre Aufgabe, herauszufinden, was er unternehmen muss, um seine Produkte oder Dienstleistungen Gewinn bringend am Markt zu platzieren, zu verkaufen und entsprechend zu handeln sowie Beziehungen zum Kunden aufzubauen. Damit hat sich sein Tätigkeitsfeld eher erweitert als verengt: die kommunikative Begleitung von Change Management, Corporate Social Responsibility, Personalmarketing und Human-Resources-Kommunikation, Diversity Management, Social Media, Kommunikationscontrolling, Dialogmarketing, Kundenbeziehungsmanagement und das Entwickeln von Absatzstrategien sind nur einige zentrale Beispiele. Für andere Branchen ist diese kommunikative Parallelstruktur längst Usus. Ein Blick auf die Kommunikation industrieller Unternehmen zeigt hier eine fest etablierte Zweiteilung in Corporate Communication und Corporate Advertising, wobei letztere häufig in Konsumgütermärkten budgetär und personell wesentlich üppiger ausgestattet sind.

Und wie haben Internet und Web 2.0 die Rolle und die Form der »analogen« Pressearbeit verändert? Welche Bedeutung hat sie heute und morgen? Mit dem Web 2.0 ändern sich die Spielregeln der Unternehmenskommunikation im Krankenhaus noch einmal grundlegend und stellen PR-Verantwortliche in der Gesundheitswirtschaft vor weitere Herausforderungen: Patienten, Einweiser, Mitarbeiter und andere Anspruchsgruppen gewinnen deutlich an Gestaltungsmacht über den geschäftlichen Dialog. Verbraucher produzieren mehr Marketinginformationen als die Unternehmen selbst. Kommunikation personalisiert sich. Wer hier mitreden möchte, muss sich den Regeln der persönlichen Gesprächsführung anpassen. Authentizität ist also gefragt, gleichzeitig muss die Unternehmenskommunikation das Krankenhaus selbst im Netz sichtbarmachen und Medieninhalte produzieren. Aus der Rolle des redaktionellen Zuträgers von selektiven Informationen wird auch hier die des Produzenten von Webcontent wie Bildern, Texten, Clips und Audiobeiträgen. Auch wenn für qualitativ hochwertigen Journalismus in den nächsten Jahren sicher eine treue Leserschaft und ein auskömmlicher Renditekorridor vorhanden sein dürfte, bleibt festzuhalten: Der konventionelle Öffentlichkeitsarbeiter wird künftig mit weitaus weniger lokaljournalistischen Ansprechpartnern korrespondieren, um seine Botschaften zu multiplizieren. Er hat dadurch natürlich nicht weniger zu tun, sondern mehr, seine Arbeit wird tendenziell anspruchsvoller: Künftig werden nämlich immer mehr Pressereferenten aus verschiedenen Kliniken um den immer knapper bemessenen Platz in der Lokalzeitung konkurrieren müssen. Das Instrument der Pressemitteilung verschleißt dabei zusehends. Somit nimmt die Bedeutung der Pressearbeit zwar insgesamt ab, aus dem einstigen Kerngeschäft der Unternehmenskommunikation wird eine Disziplin unter vielen, sie weicht in großen Teilen der Produktion von Medieninhalten und der Markenkonzeption und -führung als Nukleus jeder Kommunikationsstrategie. Redaktionelle Arbeit wird künftig nur noch eine notwendige, aber eben keine hinreichende Bedingung für eine effiziente Kommunikationsarbeit mehr sein. Die alten Tätigkeitsfelder des Pressereferenten sind damit nicht obsolet, die Fähigkeiten zur Recherche und zur redaktionellen Aufbereitung sowie eine flüssige Schreibe gehören zum Basishandwerk jeder Unternehmenskommunikation. Der Redakteur wird also auch weiterhin seine Berechtigung haben, dann allerdings nur als ein Instrument im vielstimmigen Konzert der Unternehmenskommunikation.

Was bedeutet diese Achsenverschiebung in der Kommunikationsarbeit in Krankenhäusern (an ihnen lässt sich der Wandel nur besonders deutlich ablesen) für die Krisenkommunikation und das Issues Management? In dem Maße, in dem die klassische Pressearbeit marginalisiert wird, nimmt die Bedeutung der Krisenkommunikation deutlich zu. Mit diesen Entwicklungen wandelt sich nämlich auch der strukturelle Rahmen, in dem Krisenkommunikation im Krankenhaus geschieht. Die alte »Pressestelle«, die eingehende Anfragen beantwortet und Kontakte und Geschäftsbeziehungen zur Presse pflegt, wandelt sich vom medialen

Zuträger zum eigenständigen Produzenten von Content – und erhöht damit die Fallhöhe im Blick auf Image und Vertrauen erheblich. Wer strukturiertes Screening und Signaling betreibt, erhört die Aufmerksamkeit, dann aber auch in Krisenzeiten.

9.3 Rechtliche Spezifika der Unternehmenskommunikation von Krankenhäusern

Nicht jeder – auch nicht Pressesprecher oder Führungskräfte – dürfen sich in einem Unternehmen zu allen Gelegenheiten über alles äußern (zum Folgenden auch Wilp 2012). Aber Krankenhauskommunikation kennt noch andere Besonderheiten, die eine Krisenkommunikation nachhaltig erschweren können. Das allseits gepriesene Patentrezept der schnellen, offenen und direkten Kommunikation gerät hier schnell an seine Grenzen. Hinzukommen *nämlich spezifische rechtliche Gegebenheiten* der Kommunikation. Eine Imagekrise ist von einer juristischen Auseinandersetzung formal zu trennen, gleichwohl kann auch eine Imagekrise – und dies vor allem im Krankenhaus – zahlreiche juristische Implikationen haben. Die folgenden Ausführungen verstehen sich als erste Handreichung zur Einschätzung rechtlicher Fallstricke einer effizienten Krisenkommunikation im Krankenhaus, *sie ersetzen aber keinesfalls das Gespräch mit und die Expertise des Fachjuristen.*

Was ist zu beachten: Ohne ein Einverständnis der betroffenen Patienten, pflegebedürftiger Personen oder seitens der bevollmächtigten Angehörigen kann ebenso wenig kommuniziert werden wie ohne die Befreiung der behandelnden Ärzte von der Schweigepflicht durch die betroffenen Patienten. Andernfalls ist eine Informationsweitergabe schlicht nicht möglich, sondern rechtswidrig. In Krankenhäusern und Pflegeeinrichtungen spielen diese rechtlichen Erfordernisse bei jeder Weitergabe von Informationen, also bei der Erstellung von Printprodukten und Marketingerzeugnissen sowie beim Umgang mit einer Krisensituation eine besondere Rolle. Grob klassifiziert lässt sich der rechtliche Rahmen wie folgt beschreiben. Es gelten

- das ärztliche Standesrecht,
- das Heilmittelwerbegesetz,
- das Arzneimittelwerbegesetz,
- der Daten-/Patientenschutz,
- das Presserecht
- sowie das Gesetz gegen den unlauteren Wettbewerb zu achten.

Jede Krisenkommunikation wird also eine Gratwanderung zwischen der Informationspflicht gegenüber der Öffentlichkeit, der ärztlichen Schweigepflicht und dem Daten-/Patientenschutz vollziehen müssen. Jedwede Information über persönliche Zustände von aktuell oder ehemals behandelten Personen können nur nach der Entbindung von der Schweigepflicht erteilt werden. Das schränkt den kommunikativen Spielraum unter Umständen massiv ein, ist aber gerade Journalisten oftmals nicht bekannt. Hinzukommt, dass im Falle von versicherungsrelevanten Schäden oder staatsanwaltlichen Ermittlungsverfahren von Seiten des Versicherers oder der Behörde eine Informationssperre verhängt werden kann. Der Versicherer fordert dann von seinem Versicherungsnehmer, sich nicht durch unbedachte Äußerungen selbst zu belasten. Wer diesen Hinweis nicht beachtet, riskiert unter Umständen der Vorwurf der (groben) Fahrlässigkeit und den Verlust des Versicherungsschutzes.

Aber werfen wir noch einmal einen detaillierten Blick auf den Patientendatenschutz. Was ist damit konkret gemeint? Er bedeutet zunächst, dass Patienten vor einer unzulässigen Verarbeitung ihrer personenbezogenen Daten – und dazu gehören nicht nur, aber vor allem auch diejenigen, die über ihren Gesundheitszustand Auskunft geben – besonders geschützt werden. Es gibt jedoch keine einheitlichen Rechtsgrundlagen für den Patientendatenschutz, stattdessen finden parallel die Regelungen des allgemeinen und speziellen Datenschutzrechts und die Regelungen zum medizinischen Standesrecht mit der Verpflichtung zur ärztlichen Schweigepflicht Anwendung.

Die ärztliche Schweigepflicht ist also von grundlegender Bedeutung für das besondere Vertrauensverhältnis zwischen Arzt und Patient (zum Folgenden auch die Ausführungen der Ärztekammer Berlin (2008). Vgl. ferner Jungeblot 2009: 55 ff.) und ist sowohl im Strafgesetzbuch (§ 203 StGB) als auch in den Berufsordnungen der Landesärztekammern (§ 9 BO) geregelt. Wichtig: Der strafrechtlichen Schweigepflicht unterliegen nicht nur die unmittelbar am Patienten tätigen Ärzte, sondern auch die bei einem Arzt berufsmäßig tätigen Gehilfen und Personen, die zur Vorbereitung auf den Beruf an der ärztlichen Tätigkeit teilnehmen. Selbst die Informationen, die man als Pressesprecher bekommt, fallen in jedem Fall darunter. Auf Kliniken finden zudem auch wahlweise das Bundesdatenschutzgesetz (BDSG) und die Landesdatenschutzgesetze Anwendung. Die Verschwiegenheitspflicht sollte also nicht unterschätzt oder marginalisiert werden, sie schützt den Patienten umfassend: Sie bezieht sich nicht nur auf die persönlichen Daten (Name, Alter, Adresse) und Gesundheitszustand des Patienten (z. B. Diagnose, angewandte Therapien, Befunde), sondern schließt tatsächlich sogar alle im Rahmen der Behandlung geäußerten Gedanken, Meinungen, Empfindungen, Handlungen, familiären, finanziellen und beruflichen Verhältnisse ein. Zu den durch Schweigepflicht geschützten Rechtsgütern gehört schließlich auch der Umstand, dass sich der Patient überhaupt in Behandlung befindet. Sie dauert auch nach dem Tod des Patienten fort und gilt sogar gegenüber anderen Ärzten.

Nur Fälle, in denen der Patient den behandelnden Arzt ausdrücklich von seiner Schweigepflicht befreit hat, gelten in der Regel als unproblematisch. In der Regel befugt der Patient den Arzt, Auskünfte über seinen Gesundheitszustand an einen bestimmten Personenkreis zu einem bestimmten Zweck zu übermitteln. Eine globale Einwilligung für alle künftigen Situationen oder eine mutmaßliche Einwilligung stellt aber schon im Behandlungsalltag eine juristische Herausforderung dar, die spezieller Klärung durch Juristen bedarf.

9.4 Vor der Krise – Prävention und Präparation

Wer einige Zeit in einem Krankenhaus gearbeitet hat und den Blick auf den Wettbewerb, die jüngere Geschichte des eigenen Hauses, die Wertschöpfungskette und das Risikomanagement richtet, sieht schnell, dass es branchenweit zehn bis zwölf typische Issues gibt, die im Zweifelsfall über Wohl und Wehe einer Klinik oder eines ganzen Krankenhauses entscheiden können. Neben den erfolgskritischen Faktoren des Fachkräftemangels, der Unzufriedenheit des Patienten über eine mangelnde (oftmals nicht einmal medizinische, sondern persönliche, also zwischenmenschlich unzureichende) Betreuung und Issues rund um den Komplex der Fragen von Qualität(-sproblemen) stehen auch die Themen Hygiene, Übernahmen, Verluste sowie Kunst- und Produktfehler, mangelnde Erreichbarkeit oder eine nur bedingt funktionsfähige Notaufnahme oftmals kritisch im Fokus der Öffentlichkeit.

Schon bei dieser ersten Zusammenstellung lässt sich leicht das Prinzip der Nachbarschaft bei den Issues erkennen: Fachkräftemangel und Qualität hängen beispielsweise eng zusammen, denn eine geringe Quote an Fachpersonal bei steigendem Output und Arbeitsverdichtung erhöht gerade bei kleineren Häusern zwangsläufig das Risiko von Fehlern bei Therapie und Diagnostik. Aber nicht alle Themen haben bei allen Zielgruppen den gleichen Impact, Häufigkeit oder Drastik. Da bis auf die Universitätsklinika beinahe alle Krankenhäuser spürbar unter dem Mangel an ausgebildeten Fachärzten leiden, wird das Thema in Bezug auf ein einzelnes Haus oftmals medial marginalisiert (es ist dem Haus also selbst nicht anzulasten, sondern ein strukturelles Problem der Branche) – dies allerdings nur so lange, bis es zum Schadensfall kommt und sich beide Issues besonders kritisch vermengen.

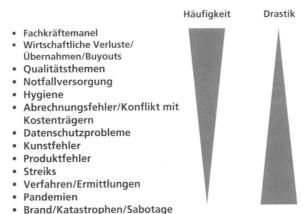

Häufigkeit   Drastik

- Fachkräftemanel
- Wirtschaftliche Verluste/ Übernahmen/Buyouts
- Qualitätsthemen
- Notfallversorgung
- Hygiene
- Abrechnungsfehler/Konflikt mit Kostenträgern
- Datenschutzprobleme
- Kunstfehler
- Produktfehler
- Streiks
- Verfahren/Ermittlungen
- Pandemien
- Brand/Katastrophen/Sabotage

Abb. 9.1: Typische Issues am Beispiel des Krankenhauswesens in grober Clusterung nach Parametern Häufigkeit und Drastik klassifiziert.

Die oben dargestellte Liste ließe je nach Haus und Kontext sich beliebig verlängern, wichtig ist jedoch, dass es im Alltag schwerfallen dürfte, mehr als zwölf Issues dauerhaft zu bearbeiten. Ein Issues Management ohne Regelkommunikation ist schwer denkbar, im ersten Schritt wird es nun also darum gehen, welchen Platz und Stellenwert diesen Issues im Konzert der Themen der Unternehmenskommunikation zugewiesen wird. Ein Bündel von Fragen ist dabei zu klären: Wie positioniert sich das Haus zu diesen kritischen Erfolgsfaktoren, wie geht der Wettbewerber damit um? Welche Issues sollen besonders fokussiert und einer eingehenden Analyse unterzogen werden. Wie werden diese Issues und ihre aktuellen Entwicklungen nachvollzogen (Beobachten der Medienlandschaft und des Social Webs) und welche proaktiven Maßnahmen werden initiiert (FAQ-Kataloge für Führungskräfte, Sprachregelungen, proaktive und reaktive Statements, Krisenstäbe und -übungen, Fixen von Meldeketten usw.). Diese Issues im oben genannten Sinne zu managen bedeuten aber vor allem, in punkto Timing, Absender, Botschaft/Deutungsrahmen, Zielgruppe sowie Kanäle/Instrumente entsprechende Deutungsrahmen und Argumentationsbrücken im Sinne des Unternehmens zu definieren und über die Regelkommunikation den Medien und anderen Key-Stakeholdern kontinuierlich zu spiegeln und – sei es implizit oder im Sinne der stillen Bezugnahme – fest in die interne und externe Kommunikation des Krankenhauses zu integrieren. Dabei gilt es, Stärken zu unterstreichen, Schwächen zu minimieren. Ist eine Jahrespressekonferenz mit den aktuellen Zahlen der Geschäftsentwicklung also für das jeweilige Haus sinnvoll oder nicht? Welchen zusätzlichen Maßnahmen bis auf den Qualitätsbericht unternimmt das Haus in punkto Kommunikation der Güte medizinischer Leistungen? Ist ein hoher Anteil ausländischer Fachkräfte im Haus beschäftigt?

Da all diese Informationen über das Leistungserleben des Patienten ohnehin ersichtlich werden, kann es sinnvoll sein, diese in der internen und externen Kommunikation breiter zu verhandeln, um sie allen Beteiligten näherzubringen und etwaige Vorurteile abzubauen. Im Blick auf die Issues Fachkräftemangel und Qualität kann es aber auch basierend auf den Treibern der Vertrauensbildung sinnvoll sein, bis zu einem gewissen Grad offen mit eigenen Schwächen umzugehen (Transparenz signalisieren, sich kontrollierbar machen), Konstanz zu betonen (lange Unternehmensgeschichte ohne krisenhafte Ereignisse) oder mit Referenzen Dritter zu arbeiten, um im Vorfeld Vertrauen aufzubauen und Markenbekanntheit stetig zu unterfüttern. Relevant ist in jedem Fall, dass das Unternehmen sich nicht am Tag der Imagekrise erstmalig mit dem Issue befassen muss, sondern bereits auf einen existierenden Deutungsrahmen und Informationen zurückgreifen kann. Alles andere wäre ein Worst Case – allerdings in erster Linie für die Kommunikationsabteilung.

9.5 In und nach der Krise – Kommunikative Intervention und Wiederherstellung von Vertrauen

9.5.1 Fallbeispiel 1 – Brand im Krankenhaus

Sie sind Pressesprecher eines maximalversorgenden Krankenhauses. Es ist Mittwochabend, 22:10 Uhr. Sie erhalten den Anruf vom Brandschutzbeauftragten, der Sie – entsprechend der Informationskette im Krisenplan Ihres Hauses – formal korrekt davon in Kenntnis setzt, dass ein Brand auf der Station ausgebrochen sei. Die Feuerwehr sei informiert und unterwegs. Noch könne man aber nicht abschätzen, wie groß der Schaden sei und ob es Verletzte gebe. Einige Minuten später haben sie eine Dame aus dem Call-Center Ihres Hauses am Hörer, der lokale öffentlich-rechtliche Fernsehsender hat sein Kommen angekündigt und bittet angesichts des gegeben öffentlichen Interesses um Auskünfte und zeitnah um einen O-Ton.

Tab. 9.1: Fallbeispiel 1.

Akute Krisenphase	
Klärung des Sachverhalts (▶ Kap. 7.3.3)	Sie machen sich unverzüglich auf den Weg in die Klink. Sie rufen Ihre Mitarbeiter an und bitten sie, ebenfalls in die Klinik zu kommen. Während Ihrer Fahrt klären Sie telefonisch mit dem leitenden Oberarzt die sechs W-Fragen und bringen folgendes in Erfahrung:
	1. Was hat sich ereignet?
	Auf Station D4 hat sich ein Brand entwickelt. Der Rauch hat sich schnell über die Station ausgebreitet. Eine bettlägerige Patientin ist offenbar verstorben, zwei weitere Patienten sowie eine Pflegekraft erlitten eine schwere Rauchvergiftung.
	2. Wer ist von dem Vorfall betroffen bzw. an ihm beteiligt?
	Betroffen sind die 16 Patienten der Station sowie die Besetzung der Nachtschicht: eine examinierte Pflegekraft, eine Pflegehilfe, der leitende Oberarzt und ein Assistenzarzt. Eine Patientin ist infolge der Rauchbelastung mittlerweile verstorben. Sie konnte nicht schnell genug evakuiert werden. Zwei weitere Patienten und die examinierte Pflegekraft erlitten eine schwere, der Assistenzarzt eine leichte Rauchvergiftung. Feuerwehr und Polizei sind mittlerweile vor Ort. Die angrenzenden Stationen werden aktuell noch vorsorglich bzw. wegen leichter Rauchbelastung geräumt.
	3. Wann hat sich der Vorfall ereignet?
	Gegen 21:42 Uhr schlug der Rauchmelder an (Zeitpunkt der Meldung bei der Feuerwehr).

Tab. 9.1: Fallbeispiel 1. – Fortsetzung

Akute Krisenphase	

	4. Wo hat sich der Vorfall ereignet?
	Station D4, in Zimmer 21 hat der Brand begonnen.
	5. Wie hat sich der Vorfall ereignet?
	Ein alkoholisierter Patient hat das Feuer verursacht. Die genauen Umstände sind ungeklärt.
	6. Warum hat sich der Vorfall ereignet?
	Der Patient war als umtriebig bekannt, jedoch lange unbeaufsichtigt. Wahrscheinlich zu lange, da die Station unterbesetzt ist. Dieser knappe Personalbestand ist bekannt und Streitpunkt zwischen dem Betriebsrat und der Klinikleitung. Zwar hat die Brandmeldeanlage schnell angeschlagen und die Einsatzkräfte automatisch alarmiert, allerdings scheint die Hilfeleistung auf der Station erst spät eingesetzt zu haben. Die Löscharbeiten dauern an. Der Einsatzleiter der Feuerwehr teilt Ihnen mit, dass der Brand nun unter Kontrolle und eine weitere Ausbreitung nun unwahrscheinlich ist, der Einsatz jedoch noch mehrere Stunden andauern wird.
Zeitpunkt der kommunikativen Intervention (▶ Kap. 7.1.3)	Sie treffen um 22:30 Uhr in der Klinik ein. Eine weitere Gefährdung für Gesundheit und Leben scheint für weitere Personen nicht mehr zu bestehen. Doch da die Lokalmedien den Polizeiticker verfolgen, sind diese bereits umfassend informiert. Sie wollen Ihr Krisenhandbuch aus Ihrem Büro holen und finden auf dem Anrufbeantworter nochmals die Medienanfragen vor. Damit ist der Vorfall praktisch öffentlich. Eine kommunikative Intervention ist zeitnah erforderlich. (offensive Kommunikationsstrategie im Rahmen der Gerüchte-Phase, Vorfall ist massenmedial öffentlich, unmittelbar öffentliche Stellungnahme erforderlich)
Absender der kommunikativen Intervention (▶ Kap. 7.2.3)	Beachten Sie, dass unabhängig von Ihrem Haus auch seitens der Polizei und der Rettungsdienste regelmäßig Informationen herausgegeben werden. Dies geschieht in der Regel schriftlich (Ticker und Pressemitteilung). Beide Sachstandsmeldungen sollten sich also nicht aufgrund eines unterschiedlichen Kenntnisstands widersprechen, wobei die Rettungsdienste in der Regel einen deutlichen Informationsvorsprung haben. Hier ist es also sinnvoll, den Weg einer gemeinsamen Kommunikation zu suchen. Absender sind in diesem Fall also idealerweise Pressesprecher und Rettungsdienste gleichermaßen. (Im Sinne des Schemas sind idealerweise mehrere Sprecher zu wählen, was Glaubwürdigkeit und Autorität steigert, die Feuerwehr fungiert hier als Third Party)
Nachricht der kommunikativen Intervention (▶ Kap. 7.3.3)	Ihre Nachricht sollte im Blick auf die Faktoren der Relativierung, Konkretisierung und Versachlichung in jedem Fall zunächst nur die wesentlichen Fakten enthalten, hierzu können und sollten Sie sich am neutralen Wortlaut der Rettungsdienste und Polizei orientieren. Verstorbene, vermisste, verletzte Personen sind auf jeden Fall zu Beginn zu nennen und die Anteilnahme und

Tab. 9.1: Fallbeispiel 1. – Fortsetzung

Akute Krisenphase	
	das Bedauern auszudrücken. Vermeiden Sie in diesem Zusammenhang jede Thematisierung der Schuldfrage (allein die Verwendung des Begriffs »entschuldigen« impliziert ein Schuldeingeständnis) oder des ursächlichen Hergangs. Wenn Sie es wie in diesem Fall nicht genau wissen, mutmaßen Sie nicht. Betonen Sie, dass so ein Ereignis – wenn es stimmt – bislang einmalig war. Der Fokus Ihrer Meldung sollte auch die Tatsache beleuchten, dass die Brandmeldeanlage schnell angeschlagen und die Einsatzkräfte automatisch alarmiert hat, es ist der erste Vorfall dieser Art. Durch das Funktionieren des Sicherheitskonzepts konnte mutmaßlich ein größerer Schaden vermieden werden. Fragen nach den betroffenen Personen sollten nur insoweit beantwortet werden, als dass kein Rückschluss auf die Identität möglich ist (Entpersonalisierung und Verringerung des Involvements). Erwähnen Sie, dass alle übrigen Patienten nicht betroffen waren oder in Sicherheit gebracht wurden. Angehörige Ihrer Patienten können sich über das Call-Center des Hauses verbinden lassen (Konkrete Handlungsanweisung), zu diesem Zweck wurde das Personal im Call-Center mit einer Doppelschicht eigens verstärkt. Nichtsdestotrotz ist jeder Personenschaden zu viel, Ihre Nachricht könnte damit enden, dass Ihr Haus die Polizei und Rettungskräfte, die mit der Untersuchung der Brandursache beauftragt sind, umfassend und in jeder Hinsicht unterstützt. Im Blick auf eine mögliche Nachfrage seitens der Presse hinsichtlich der Schuldfrage (Stichwort: mögliches Organisationsverschulden durch verzögerte Evakuierung) sollten Sie betonen, dass der Personalbestand der durchaus marktüblichen Standards entspricht, im Kern müssen Sie aber auf die laufenden Ermittlungsarbeiten der Behörden verweisen (Verantwortungsgrad).
Adressaten der kommunikativen Intervention (▶ Kap. 7.4.3)	Adressaten Ihrer Meldung sind die lokalen Medien (bei Bedarf auch landesweiten Medien), Angehörige von Patienten sowie die Rettungsdienste und ermittelnden Behörden.
Bestimmung der Kommunikationskanäle (▶ Kap. 7.5.3)	Ein Interview erscheint verfrüht und leichtsinnig, da Sie die relevanten Informationen zum Schadenhergang nicht haben bzw. nicht allein in der Sprecherrolle sind, diese zu verkünden (dies obliegt oftmals den Rettungsdiensten, die den ersten und zuverlässigsten Einblick in das Geschehen haben). Hier ist eher die Form einer schriftlichen Mitteilung angebracht. Für Angehörige sollten Sie gemeinsam mit den Rettungsdiensten eine Hotline schalten, damit diese im Akutfall von geschultem Personal betreut werden. Sie sollten bis zur abschließenden Klärung des Sachverhalts und des Zustands der Verletzten grundsätzlich primär schriftlich antworten. Im Nachgang ist ein größeres Medienecho zu erwarten, da solche Katastrophen aber Gegenstand polizeilicher Ermittlungen und versicherungsrechtlicher Bewertungen sind, müssen sie aber auf den Abschluss der Ermittlungen warten.
Intervention auf dem Rechtsweg (▶ Kap. 7.6.3)	Keine

Tab. 9.1: Fallbeispiel 1. – Fortsetzung

Phase nach der Krise	
Ausgangslage	Der Sachverhalt wurde nach Abschluss der Ermittlungsarbeiten wie oben dargestellt seitens der Behörden bestätigt. Ein Organisationsverschulden wurde nicht bestätigt, da der Personalbestand nicht deutlich von denen anderer Krankenhausbetreiber abweicht.
Ansätze zur Steigerung des Vertrauens (▶ Kap. 8.1 und 8.2)	Im Blick auf die Vertrauenswiederherstellung sind mehrere Zielgruppen zu unterscheiden: Die Mitarbeiter sowie Patienten und Besucher sowie die allgemeine Öffentlichkeit. Zunächst sollte sich das Haus nach Abschluss der Ermittlungen bei den Angehörigen der verstorbenen und verletzten Personen noch einmal persönlich melden und das Bedauern ausdrücken. Technisch sollte die Brandmeldeanlage aufgerüstet werden, um künftig noch effizienter zu arbeiten. Dies sollte auch von einem externen Dienstleister mit Rang und Namen testiert werden. Zudem sollten künftig unter Begleitung von externen Beratern künftig jährlich öffentlich angekündigte Übungen stattfinden, um mögliche Schwächen im Katastrophenfall bereits im Vorfeld auszumachen. Das Krankenhaus sollte von sich aus nach Abschluss der Ermittlungen die Öffentlichkeit suchen und die Neuerungen vorstellen, dies ließe sich vielleicht auch mit Besichtigung der neu eröffneten Station verbinden. Intern sollte zuvor eine außerordentliche Mitarbeiterversammlung stattfinden, die die Neurungen den Mitarbeitern vorstellt. Hierzu gehören etwa ein Konzept zur Betreuung besonders schwieriger Patienten sowie die Aufstockung des Pools an Pflegekräften, die im Bedarfsfall auf einzelnen Stationen einspringen können.

9.5.2 Fallbeispiel 2 – Norovirus

Sie sind Pressesprecher eines kommunalen regelversorgenden Krankenhauses in Nordrhein-Westfalen. Zu Beginn der Arbeitswoche im Monat Dezember werden Sie von Ihrem Klinikhygieniker informiert, dass sich am vergangenen Wochenende offenbar fünf Patienten mit einem hochansteckenden Norovirus infiziert haben, den Sie mutmaßlich aus einem Seniorenzentrum mitgebracht haben. Auch zwei Pflegekräfte sind bereits erkrankt. Die Patienten wurden isoliert, bei elf weiteren Patienten besteht ebenfalls ein Verdacht, der nun von einem Labor überprüft wird. Der Norovirus wurde pflichtgemäß bei den Behörden gemeldet, die Presse hat sich noch nicht gemeldet, die Besucher der betroffenen Patienten beschweren sich aber lautstark darüber, dass sie aufgrund der Isolierung nicht mehr ungehindert zu ihren Angehörigen können und drohen mit der Presse.

Tab. 9.2: Fallbeispiel 2.

Akute Krisenphase	
Klärung des Sachverhalts (▶ Kap. 7.3.3)	Sie besprechen die Vorkommnisse mit der Geschäftsführung, die aufgrund der zahlreichen Bettenschließungen, die mit der Iso- lierstation einhergehen, besorgt sind. Auf Nachfrage referiert der Klinikhygieniker die bekannten Fakten und betont, dass der No- rovirus heftigen Durchfall und starken Brechreiz verursache, je- doch in der Regel (außer bei immungeschwächten Patienten) nicht lebensgefährlich sei. Nach einer Inkubationszeit von 10–50 Stunden führt die Infektion zu einem charakteristischen Krank- heitsbild: starke Übelkeit, plötzlich einsetzendes Erbrechen, Bauchschmerzen und Durchfälle, dazu können eine leicht erhöhte Körpertemperatur, Schüttelfrost und Kopfschmerzen auftreten. Hohes Fieber ist dagegen selten zu beobachten. Die Erkrankung ist selbstlimitierend. Die Betroffenen sind aber mit dem Auftreten der Krankheitszeichen hoch ansteckend. Bis etwa 48 Stunden nach Abklingen der Beschwerden werden relativ viele Erreger mit dem Stuhl ausgeschieden. Aber auch bis zu zwei Wochen oder in Einzelfällen sogar noch länger können Erkrankte die Viren aus- scheiden und noch ansteckend sein, auch wenn Erbrechen und Durchfall bereits abgeklungen sind. Die Ansteckungsgefahr ist sowohl bei direktem Kontakt mit erkrankten Personen als auch indirekt über gemeinsam genutzte Kontaktflächen (Türklinken oder Wasserhähne) außerordentlich hoch. Der Virus sei keine Seltenheit in Krankenhäusern, sei im Landkreis und in Ihrem Haus in den letzten Jahren immer weniger gemeldet worden. Ein Angehöriger aus dem Kreis der Betroffenen gibt sich in der Folge auch als Mitglied einer Kreistagsfraktion und als Mitglied des kreisweiten Ausschusses für Gesundheit und Soziales zu er- kennen und fordert stellvertretend für alle Angehörigen Auf- klärung.
Zeitpunkt der kom- munikativen Inter- vention (▶ Kap. 7.1.3)	Der Norovirus ist nach §§ 6 und 7 IfSG den Behörden gegenüber meldepflichtig. Es besteht keine Pflicht, die Medien oder Dritte darüber zu unterrichten. Sobald die Presse nachfragt, können Sie hierzu weitere Auskünfte geben, sofern es sich nicht um perso- nenbezogene Daten handelt. Mit den betroffenen Patienten und den Angehörigen sollte zeitnah gesprochen werden (reagieren- de Kommunikationsstrategie, Vorfall nicht öffentlich, vorläufig nur Information entsprechend gesetzlicher Vorgaben).
Absender der kom- munikativen Inter- vention (▶ Kap. 7.2.3)	Wahl mehrerer Sprecher: Pressesprecher für die allgemeine Öf- fentlichkeit (bei Bedarf)/Leiter der Krankenhaushygiene als Fachautorität (für die betroffenen Patienten und Angehörigen). Das Mitglied des Kreisausschusses sollte separat durch den Leiter der Krankenhaushygiene und nur bei weiterem Klärungsbedarf durch den Ärztlichen Direktor informiert werden (Manage- mentebene nach Möglichkeit außen vor lassen).
Nachricht der kom- munikativen Inter- vention (▶ Kap. 7.3.3)	Referieren Sie in der Meldung kurz die Fakten unter Berücksich- tigung der Faktoren Relativierung, Konkretisierung und Ver- sachlichung: Nennen Sie die Zahl der Betroffenen, die Häufigkeit der Infektion im Allgemeinen und die getroffenen Gegenmaß- nahmen. Erläutern Sie kurz den Kontext und die insgesamt zunehmende Infektionsrate in den Wintermonaten: Seit Mitte

Tab. 9.2: Fallbeispiel 2. – Fortsetzung

Akute Krisenphase	
	August steigt die Zahl der ans Robert-Koch-Institut (RKI) gemeldeten Norovirus-Erkrankungen bundesweit kontinuierlich an. Noroviren sind weltweit verbreitet; auch in Deutschland zählen sie zu den häufigsten Erregern von infektiösen Darmerkrankungen. Bis zu 50 Prozent aller nicht-bakteriellen Gastroenteritiden bei Erwachsenen und etwa 30 Prozent bei größeren Kindern gehen auf sie zurück. In Ihrem Haus war die Zahl der Infektionen zuletzt deutlich rückläufig, nicht zuletzt aufgrund umfassender Hygieneaktionen. Gleichwohl kann es immer wieder vorkommen (Verantwortungsgrad), nicht zuletzt im Rahmen von Zuverlegungen oder Notaufnahmen, dass auch Erkrankungen ins Haus importiert werden, daher lässt sich eine Infektion kaum grundsätzlich ausschließen. Das Haus hat daher schnell und professionell reagiert und nach üblichen Standards eine Isolierstation eingerichtet. Die Patienten, zu deren Persönlichkeitsschutz sie keine Angaben machen können (Verringerung des Involvements), sind hier im Haus jedoch optimal versorgt und werden klinisch engmaschig überprüft.
Adressaten der kommunikativen Intervention (▶ Kap. 7.4.3)	Angehörige und übrigen Patienten, Mitglied in kommunalen Gremien, Mitarbeiter
Bestimmung der Kommunikationskanäle (▶ Kap. 7.5.3)	Schriftliche Meldung an die Behörden, Schriftliches Statement auf Nachfrage seitens der Presse, persönliches Gespräch mit den Betroffenen, bei Bedarf kurzes Dossier über die Hygienemaßnahmen im Haus für die Ausschussarbeit.
Intervention auf dem Rechtsweg (▶ Kap. 7.6.3)	Keine
Phase nach der Krise	
Ausgangslage	Nach gut zwei Wochen wurde der Isolationsstatus wieder aufgehoben. Die Beschwerden der Patienten sind in weiten Teilen verklungen. Die Presse ist nach einigen Tagen über Dritte auf die Isolierstation aufmerksam gemacht worden und hat einen halbseitigen Artikel dazu gebracht. Das Thema Sachstand Infektionsschutz wird als Tagesordnungspunkt auf einer der nachfolgenden Kreisausschusssitzungen behandelt.
Ansätze zur Steigerung des Vertrauens (▶ Kap. 8.1)	Das Thema Hygiene und Infektionsschutz sollte künftig in der Außendarstellung eine größere Rolle spielen. Mit einem Stand zur Handdesinfektion im Eingangsbereich des Hauses und eingängigen Plakaten werden Mitarbeiter und Besucher an verschiedenen Stellen im Haus zur gründlichen Handhygiene aufgefordert. Zudem wird das Haus künftig durch Teilnahme an der »AKTION Saubere Hände«, einer nationalen Kampagne zur Verbesserung der Compliance der Händedesinfektion in deutschen Gesundheitseinrichtungen, noch stärker in den Fokus rücken. Ziel ist die Re-Zertifizierung, zentraler Bestandteil des

Tab. 9.2: Fallbeispiel 2. – Fortsetzung

Phase nach der Krise	
	Zertifikatsantrags ist ein Assessmenttool. Dieses wurde an das »WHO Hand Hygiene Self-Assessment Framework« angepasst und dient als Instrument, das eine systematische Zustandsanalyse der Einrichtung ermöglicht. Mit Hilfe dieser Checkliste können Sie gegebene Ressourcen und Erfolge reflektieren und Verbesserungsmöglichkeiten exakt veranschaulichen. Der Leiter der Klinikhygiene stellt dieses Konzept vor dem Hintergrund der aktuellen Zunahmen von Infektionen im Ausschuss des Kreises vor.

9.5.3 Fallbeispiel 3 – Schließung einer Geburtshilfe im regionalen Umfeld

Sie sind Pressesprecher eines freigemeinnützigen grund- und regelversorgenden Krankenhauses im Flächenland Baden-Württemberg. Die Geburtshilfe verzeichnet seit Jahren einen deutlichen Rückgang. Laut Personalkostenkalkulation sind bei der derzeitigen Auslastung vierzehn Mitarbeiter nicht gegenfinanziert. Die Geschäftsführung hat angesichts der brisanten wirtschaftlichen Lage beschlossen, die Geburtshilfe zu schließen, ein Teil der Mitarbeiter kann auf anderen Stationen weiterbeschäftigt werden, einem Teil wurden Abfindungen angeboten. Der Betriebsrat und lokale Interessengruppen haben sich eingeschaltet, behandeln das Thema extensiv auf ihrer Homepage, auf den entsprechenden Facebook-Seiten und Blogs, da sie eine deutliche Verschlechterung der regionalen Versorgung befürchten – das nächste Krankenhaus liegt rund 40 Kilometer entfernt.

Tab. 9.3: Fallbeispiel 3.

Akute Krisenphase	
Klärung des Sachverhalts (► Kap. 7.3.3)	Die Geburtshilfe ist nicht an eine Kinderklinik angeschlossen und ist seit Jahren rückläufig. Gleichzeitig steht das Haus in einer ländlichen Umgebung und hat trotz des eher moderaten Wettbewerbs umfassende Modernisierungsaufgaben und Personalkostensteigerungen zu verkraften. Die Geschäftsführung muss daher die Geburtshilfe schließen, plant stattdessen jedoch den Bereich der gynäkologischen Krebstherapie auszuweiten. Nach dem Beschluss der Betriebsleitung hat der Betriebsrat die Medien (Motto: »Ohne Geburten ist ein Krankenhaus kein Krankenhaus«) informiert und zu einer Kundgebung vor das Klinikgelände eingeladen. Lokalzeitung, -fernsehen und -radio haben bereits ihr Kommen angekündigt und bitten um einen O-Ton. Auch Lokalpolitiker und Beleghebammen haben sich der Kundgebung angeschlossen und werfen dem Haus Missmanagement und falsche Prioritätensetzungen vor.

Tab. 9.3: Fallbeispiel 3. – Fortsetzung

Akute Krisenphase	
Zeitpunkt der kommunikativen Intervention (▶ Kap. 7.1.3)	Zeitnah nach dem Beschluss der Betriebsleitung. Intern sollte früher informiert werden (offensive Kommunikationsstrategie, Vorfall öffentlich (via Social Media und analoger Presse), unmittelbar öffentliche Stellungnahme erforderlich).
Absender der kommunikativen Intervention (▶ Kap. 7.2.3)	Pressesprecher, je nach Eskalation auch Geschäftsführung (bietet Fachkompetenz in ökonomischen Fragen und kann Botschaft methodisch zielgerichtet vermitteln). Je nach Umfang der Krise wirkt die Delegation an den Sprecher imageschädigend, besitzt die Geschäftsführung größere Überzeugungskraft. Unternehmenssprecher sind zwar stressresistent, sach- und methodenbezogen, im Blick auf den Adressatenkreis ist aber die Geschäftsführung der passendere Ansprechpartner.
Nachricht der kommunikativen Intervention (▶ Kap. 7.3.3)	Streifen Sie den Kontext der Entwicklung unter Rekurs auf die Nachrichtenwert-Theorie (Relativierung, Konkretisierung und Versachlichung). Im Krankenhauswesen insgesamt existiert ein harter Wettbewerb. Als freigemeinnütziges Haus muss Ihr Unternehmen zwar keinen Ertrag an Dritte abführen, sondern kann alles zum Bestandserhalt reinvestieren. Ihr Krankenhaus hat aber dennoch einen regionalen Versorgungsauftrag für alle Patienten, den es aber nur dann wahrnehmen kann, wenn es wirtschaftlich gesund und gut aufgestellt ist. Bisweilen sind Querfinanzierungen und unternehmensinterne Subventionierungen bis zu einem gewissen Grad möglich, aber jedes Haus hat die Aufgabe, zum eigenen Bestandserhalt auch auskömmlich zu wirtschaften (Verantwortungsgrad). Alternativen zur Schließung wurden in den letzten Jahren immer wieder umfänglich geprüft, aber trotz starker Bemühungen konnten bisher keine Belegärzte gefunden werden. Die Aufrechterhaltung der Geburtshilfe würde damit künftig Kosten verursachen, die zu Lasten der übrigen Abteilungen und zum Substanzerhalt des Hauses insgesamt gehen (Verringerung des Involvements durch Fokus auf andere Gruppe). Aus diesem Grund hat das Haus mit dem bislang konkurrierenden Haus eine entsprechende Vereinbarung geschlossen, die vorsieht, dort die Geburtshilfe zu konzentrieren, zugleich aber auch die personelle und technische Ausstattung zu verbessern. Nicht zuletzt die dortige Kinderklinik bietet ein Mehr an Sicherheit für die entbindenden Eltern (Versachlichung). Im Gegenzug ist es dem Haus möglich, die verbleibenden Zweige zu stärken und nachhaltig zu entwickeln. Die Patientenversorgung wird mit dieser Maßnahmen auf der Ebene Leistungserbringung deutlich verbessert. Alternativen zu diesem Vorgehen wurden bislang von keiner Seite aufgezeigt. Mit allen betroffenen Mitarbeitern wurde im Vorfeld persönlich gesprochen. Wo eine Weiterbeschäftigung für beide Seiten aufgrund des geänderten Tätigkeitsfelds sinnvoll erschien, wurde dies ermöglicht. Die Fachöffentlichkeit wurde in einem separaten Schreiben über die Schließung und deren Hintergründe informiert.
Adressaten der kommunikativen Intervention (▶ Kap. 7.4.3)	Mitarbeiterschaft und Betriebsrat, allgemeine Öffentlichkeit, Fachöffentlichkeit (niedergelassene Gynäkologen und Hebammen), Lokalpolitik, Interessenverbände

Tab. 9.3: Fallbeispiel 3. – Fortsetzung

Akute Krisenphase	
Bestimmung der Kommunikationskanäle (▶ Kap. 7.5.3)	O-Ton, Pressestatement, Teilnahme am Diskussionsforum bzw. der Bürgersprechstunde der Interessengruppen, Infobrief an Fachansprechpartner und Lokalpolitiker. Wünschenswert wäre zudem ein Exklusivinterview mit einem lokalen Medium, in dem die Geschäftsführung Hintergründe und Ursachen der Schließung erläutern kann. Sollte dies nicht möglich sein, sollte es eigenständig geführt, aufbereitet und distribuiert werden.
Intervention auf dem Rechtsweg (▶ Kap. 7.6.3)	Keine
Phase nach der Krise	
Ausgangslage	Zwei Wochen nach der Schließung hat sich die mediale Öffentlichkeit anderen Themen zugewandt. Im Haus ist es auch trotz der Schließung nicht zur Abwanderung von Patienten gekommen.
Ansätze zur Steigerung des Vertrauens (▶ Kap. 8.3)	Konstanz im Leistungsgeschehen und *Vertrautheit* sind wichtige Faktoren, wenn es darum geht, verlorenes Vertrauen zurückzubekommen. Dem regionalen Umfeld sollte nach der Schließung der Geburtshilfe mittels einer verstärkten Öffentlichkeitsarbeit erläutert werden, welche Leistungsangebote sie stattdessen bekommen haben. Die regionalen Interessengruppen hätten nicht demonstriert, wenn ihnen nicht am Bestand des Hauses gelegen wäre. Im Sinne der Mechanik der Gegenseitigkeit sollte sich das Haus auch im Marketing auf die potentiellen Kunden zubewegen und mit Hilfe der Personalisierung seiner Leistungsträger und einem umfassenden Veranstaltungsmarketing sein neues Angebot fokussieren. Günstige betriebswirtschaftliche Entwicklungen sind unbedingt zu kommunizieren, da sie als Lackmustest die Richtigkeit der getroffenen Entscheidung untermauern.

9.6 Plädoyer für Vernetzung

Diese Beispiele, so verschieden sie auch sein mögen, sollen für die vielfältigen Reaktionsmöglichkeiten sensibilisieren, die unsere oben skizzierte Entscheidungsmatrix während und nach der Krise eröffnet. Ähnlich eines spieltheoretischen Ansatzes bietet sie verschiedene Optionen und unterschiedliche Handlungsverläufe an. Sie unterstreicht auch, dass der Pressesprecher nicht in jedem Fall der richtige Überbringer der Nachricht ist, er muss jedoch den gesamten Prozess steuern. Dabei spielt natürlich auch ein gewisses Maß an Erfahrung eine Rolle. Wer diese nicht hat, sollte sich im Blick auf zusätzlichen fachlichen Rat umfassend vernetzen, um an den Erfahrungen anderer zu partizipieren. Die Möglichkeiten hierzu sind beinahe uferlos. Dazu empfiehlt es sich in einem ersten Schritt, nicht nur die einschlägigen

Berufsverbände für Kommunikatoren (Deutsche Public Relations Gesellschaft (DPRG)[4], Bundesverband deutscher Pressesprecher (BdP), Gesamtverband Kommunikationsagenturen (GWA), Gesellschaft Public Relations Agenturen (GPRA), Deutscher Verband für Public Relations (DVPR), Issues Management Gesellschaft Deutschland (IMAGE), sondern auch die jeweiligen landesspezifischen oder regionalen Interessenvertretungen der entsprechenden Branche zu konsultieren. In Falle der Krankenhauskommunikation sind es beispielsweise die Landes- und Bundeskrankenhausgesellschaften. Die Deutschen Krankenhausgesellschaften haben es sich zum Ziel gesetzt, den Erfahrungsaustausch der Häuser untereinander zu pflegen und zu fördern. Sie bearbeiten Grundsatzfragen, unterrichten die Öffentlichkeit und unterstützen staatliche Körperschaften und Behörden bei der Vorbereitung und der Durchführung von Gesetzen. Damit verfügen sie auch über eine beachtliche Anzahl von Kontakten, kennen eine Reihe von Krisenszenarien und haben als Interessenvertretung häufig schon zu vielen Issues Sprachregelungen und Informationsmaterial vorbereitet. Hinzukommen regionale oder arbeitsgruppenspezifische Organisationen, in unserem Fall also noch der Verband der Krankenhausdirektoren Deutschlands, der Verband der Universitätsklinika Deutschlands oder konfessionelle, kommunale oder regionale Arbeitsgemeinschaften von Krankenhäusern. So wichtig solche Netzwerke aber auch sein mögen, sie ersetzen keine eigenen Vorbereitungen, geschweige denn eine Strategie oder eine Entscheidungsmatrix für den Ernstfall kommunikativer Intervention.

---

4 Die DPRG hat beispielsweise einen eigenen Arbeitskreis zum Thema Krisenkommunikation und Issues Management.

Literaturverzeichnis

Aaker DA (2010): Building Strong Brands. Sydney (Australia): Simon & Schuster

Ackermann F, Eden C (2011): Strategic Management of Stakeholders. Theory and Practice. In: Long Range Planning 44, S. 179–196

Adelung JC (1796): Grammatisch-kritisches Wörterbuch der Hochdeutschen Mundart. Leizpig: Johann Gottlob Immanuel Breitkopf und Compagnie. Elektronische Volltext- und Faksimile-Edition. Digitale Bibliothek Band 40 (2004). Berlin: Directmedia

Ahlert D (2004): Warum ein zentrales Brand Controlling unverzichtbar wird, in: Markenverband (Hrsg.): Ertragsreserven aus Markenkapital, 2. Aufl., Wiesbaden, S. 7–28.

Albach H (1979): Kampf ums Überleben. Der Ernstfall als Normalfall für Unternehmen in einer freiheitlichen Wirtschaftsordnung. In: Zeitschrift für Betriebswirtschaft, Ergänzungsheft 2 (Frühwarnsysteme), S. 5–22

Aldoory L (2001): Making Health Communications Meaningful for Women: Factors that Influence Involvement. In: Journal of Public Relations Research (13) 2, S. 163–185

Alisch K, Arentzen U, Winter E (2005): Gabler Wirtschaftslexikon. 16. Auflag. Band 4 (I–K). Wiesbaden: Gabler

Ansoff H (1980). Strategic issue management. In: Strategic Management Journal 1: 131–148.

Antil JH (1984): Conceptualization and Operationalization of Involvement. In: Advances in Consumer Research 11, S. 203–209

Apitz K (1987): Konflikte, Krisen, Katastrophen. Frankfurt/Main: Frankfurter Allgemeine; Wiesbaden: Gabler

Ariely D (2010): Denken hilft zwar, nützt aber nichts. München: Knaur

Arlt H-J, Storz W (2010): Wirtschaftsjournalismus in der Krise. OBS-Arbeitsheft 63. Frankfurt/Main: Otto Brunner Stiftung

Arnswald U (2010): Vertrauen – wenig reflektierter »Grundstoff« funktionierender Märkte und zwingende Voraussetzung für qualitative Demokratien. In: Mahring M (Hrsg.) (2010): Vertrauen – zwischen sozialem Kitt und der Senkung von Transaktionskosten. Karlsruhe: Karlsruher Institut für Technologie. S. 199–222

Arpan LM, Pompper D (2003): Stormy weather: testing »stealing thunder« as a crisis communication strategy to improve communication flow between organizations and journalists. In: Public Relations Review (29) 3, S. 291–308

Arpan LM, Roskos-Ewoldsen DR. (2005): Stealing thunder: Analysis of the effects of proactive disclosure of crisis information. In: Public Relations Review (31) 3, S. 425–433

Ärztekammer Berlin (2008): Die ärztliche Schweigepflicht. Quelle: zum Folgenden auch die Ausführungen der Ärztekammer Berlin (2008). http://www.aerztekammer-berlin.de/¬ 10arzt/30_Berufsrecht/08_Berufsrechtliches/06_Behandlung_von_Patienten_Pflichten_¬ Empfehlungen/35_Merkblatt_Schweigepflicht.pdf (Zugriff am 2.10.2014)

BA (2014): Statistik der Bundesagentur für Arbeit. Sozialversicherungspflichtig Beschäftigte nach der ausgeübten Tätigkeit der Klassifikation der Berufe (KldB 2010). Nürnberg: Bundesagentur für Arbeit

Bahn C (2013): Die Eignung assoziativer Verfahren im Rahmen von Imageanalysen. München: Grin Verlag.

Banse G (1993): Risiko – Technik – Technisches Handeln. Berlin/Karlsruhe: Kernforschungszentrum

Barnett ML, Jermier JM, Lafferty BA. (2006): Corporate Reputation: The Definitional Landscape. In: Corporate Reputation Review. Vol. 9 Nr. 1, S. 26–38

221

Baumgärtner N (2008): Risiken kommunizieren – Grundlagen, Chancen und Grenzen. in: Nolting T, Thießen A (Hrsg.) (2008): Krisenmanagement in der Mediengesellschaft. Potenziale und Perspektiven der Krisenkommunikation. Wiesbaden: Verlag für Sozialwissenschaften/GWV,S. 41–62

Beck U (1986): Risikogesellschaft. Auf dem Weg in die andere Moderne. Frankfurt/Main: Suhrkamp

Beck U (2007): Weltrisikogesellschaft. Auf der Suche nach der verlorenen Sicherheit. Frankfurt/Main: Suhrkamp

Benoit L, Czerwinski A (1997): A Critical Analysis of USAIR's Image Repair Discourse. In: Business Communication Quarterly, (60) 3, S. 38–57

Benoit WL. (1995): Accounts, Excuses, and Apologies: A Theory of Image Restoration Strategies. Albany/NY: State University of New York Press

Benoit WL. (2004): Image Restoration Discourse and Crisis Communication. In: Millar DP, Heath RL (Hrsg.) (2004): Responding to Crisis. Mahwah/New Jersey: Lawrence Erlbaum Associates, S. 263–280

Bentele G, Buchele M-S, Hoepfner J, Liebert T (2009): Markenwert und Markenwertermittlung. Wiesbaden: Gabler/GWV

Bentele G, Janke K (2008): Krisenkommunikation als Vertrauensfrage? Überlegungen zur krisenbezogenen Kommunikation mit verschiedenen Stakeholdern. in: Nolting T, Thießen A (Hrsg.) (2008): Krisenmanagement in der Mediengesellschaft. Wiesbaden: VS, S. 112–132

Berndl S (2006): Persönlichkeit und Bereitschaft, anderen zu vertrauen. München: Grin

Besiou M, Hunter ML, van Wassenhove LN (2013): A Web of Watchdogs: Stakeholder Media Networks and Agenda-Setting in Response of Corporate Initiatives. In: Journal of Business Ethics 118 (2013), S. 709–729

Besson NA (2008): Strategische PR-Evaluation. 3. Auflage. Wiesbaden: Verlag für Sozialwissenschaften/GWVBfR 2005

BfR (2005): Was kostet eine Krise. Tagungsband. Berlin: Bundesamt für Risikobewertung

Bickhoff N, Blatz M, Eilenberger G, Haghani S, Kraus K-J (Hrsg.) (2004): Die Unternehmenskrise als Chance. Innovative Ansätze zur Sanierung und Restrukturierung. Berlin/Heidelberg: Springer

Bieger U (2007): Schnell und eindeutig – Krisenkommunikation mit dem Tagesmedien. In: Möhrle H (Hrsg.) (2007: Krisen PR. Frankfurt/Main: F.A.Z-Institut für Management-, Markt-und Medieninformationen, S. 130–135

Black N (2009): Brand Trust. The six Drivers of Trust. Quelle: http://de.slideshare.net/nick¬black/brand-trust-the-six-drivers-of-trust-2193957%20 (Zugriff am 30.6.2014)

Blum R (2005): Bausteine zu einer Theorie der Mediensysteme. In: Science des mass média en suisse 2/2005, S. 5–11

Boehncke S (2001): Issues Management. in: Brauner DJ, Leitolf J, Raible-Besten R, Weigert MM: Lexikon der Presse- und Öffentlichkeitsarbeit. München/Wien: Oldenbourg, S. 185–188

Branahl U (2013): Medienrecht. 7. Auflage. Wiesbaden: Springer VS brandeins (02/2003): Die Pein der Weisen, S. 64–70

Brandstädter M (2013); Öffentlichkeitsarbeit reloaded. Neue Herausforderungen für einen ganzen Berufszweig. In: KU 2-2013. S. 60–62.

Brandstädter M, Ullrich TW, Haertel A (2013): Klinikmarketing mit Web 2.0. Stuttgart: Kohlhammer

Britt A (1973): Krisenmanagement zur Sicherung der Unternehmung. In: Industrielle Organisation : Zeitschrift für Betriebswiss., Management, Produktionstechnik u. Organisation. 42 (10), S. 437–444

Brockhaus, FA (Hrsg.) (1809-1811): Eintrag »Crisis«. Conversations-Lexikon oder kurzgefaßtes Handwörterbuch. Amsterdam; Leipzig. Neusatz und Faksimile. Digitale Bibliothek Band 131 (2005). Berlin: Directmedia

Brockhaus, FA (Hrsg.) (1911): Eintrag »Krisis«. Brockhaus' Kleines Konversations-Lexikon. Leipzig: F. A. Brockhaus. Elektronische Volltextedition der fünften Auflage von 1911. Digitale Bibliothek Band 50 (2004). Berlin: Directmedia

Bruhn M (2007): Kommunikationspolitik. Systematischer Einsatz der Kommunikation für Unternehmen. 4. Auflage. München: Vahlen

Bruhn M, G · E · M Gesellschaft zur Erforschung des Markenwesens e. V. (2002): Was ist eine Marke? Aktualisierung der Markendefinition. Basel/Wiesbaden: Bruhn/G.E.M.

bundesanzeiger.de (08.03./08.07.2010): Lidl Stiftung & Co. KG Neckarsulm Konzernabschluss zum Geschäftsjahr vom 01.03.2008 bis zum 28.02.2009 und Berichtigung der Veröffentlichung vom 08.03.2010 (https://www.ebundesanzeiger.de/ebanzwww/wexs¬servlet?session.sessionid=474dde9693ebdb7bd1fc1e426256b73b&page.navid=detailsearch¬listtodetailsearchdetail&fts_search_list.selected=4bfb271447916397&fts_search_list.dest¬HistoryId=11191, Zugriff: 03.01.2011) (https://www.ebundesanzeiger.de/ebanzwww/¬wexsservlet?session.sessionid=474dde9693ebdb7bd1fc1e426256b73b&page.navid=de¬tailsearchlisttodetailsearchdetail&fts_search_list.selected=5175c3115506da72&fts_sea¬rch_list.destHistoryId=11191, Zugriff: 08.03.2010)

Buß E (2007): Image und Reputation – Werttreiber für das Management. In: Piwinger, Manfred/Zerfaß, Ansgar (Hrsg.) (2007): Handbuch Unternehmenskommunikation. Wiesbaden: Gabler/GWV, S. 227–243

BVDA (Hrsg.) (2012): Der Anzeigenblattmarkt in Deutschland 2011. Berlin: Bundesverband Deutscher Anzeigenblätter e. V. (http://www.bvda.de/index.php?id=36&doc=97, Zugriff: 05.03.2012)

Caponigro JR (2000): The Crisis Counselor. Chicago (USA): Contemporary Books

Carr LJ (1932): Disaster and the sequence-pattern concept of social change. In: The American Journal of Sociology 38, S. 207–218

Carroll CE, McCombs M (2003): Agenda-setting Effects of Business News on the Public's Images and Opinions about Major Corporations. In: Corporate Reputation Review (6) 1, S. 36–46

Chase W (1976). Objectives of CPI. Corporate Public Issues and Their Management 1(1), 1.

Chase W (1977). Public issue management: The new science. Public Relations Journal, 33(10), 25–26.

Chase W (1980). Issues and policy. Public Relations Quarterly, 25(1), 5–6.

Chase W (1982). The corporate imperative: Management of profit and policy. Public Relations Quarterly, 27(1), 25–29.

Chase W (1984a). Issue management – Origins of the future. Stamford, CT: Issue Action Publications.

Chase W (1984b, November 12). No matter how well packaged, corporate fads fail fast. The Wall Street Journal, p. 28.

Christopher M, Payne A, Ballantyne D (2002): Relationship Marketing. Oxford: Butterworth-Heinemann

Cialdini RB. (2007): Psychologie des Überzeugens. 5. Auflage. Bern: Hogrefe/Huber

Coleman JS (1991): Grundlagen der Sozialtheorie. München: R. Oldenbourg

Conway T, Ward M, Lewis G, Bernhardt A (2007): Internet Crisis Potential. The Importance of a Strategic Approach to Marketing Communications. In: Journal of Marketing Communications (13) 3, S. 213–228

Coombs TW (1995): Choosing the right Words. The Development of Guidelines for the Selection of the »Appropriate« Crisis-Response Strategies. In: Management Communication Quarterly (8) 4, S. 447–476

Coombs TW (1998): An Analytic Framework for Crisis Situations: Better Responses from a better Understanding of the Situation. In: Journal of Public Relations Research (10) 3, S. 177–191

Coombs TW (2007): Protecting Organization Reputations During a Crisis: The Development and Application of Situational Crisis Communication Theory. In: Corporate Reputation Review (10) 3, S. 163–176

Coombs TW (2008): The future of crisis communication from an international perspective. In: Nolting T, Thießen A (Hrsg.): Krisenmanagement in der Mediengesellschaft. Potenziale und Perspektiven der Krisenkommunikation. Wiesbaden: Verlag für Sozialwissenschaften/GWV, S.275–287

Coombs TW (2012): Ongoing Crisis Communication. 3rd Edition. Thousand Oaks (California): Sage Publications

Coombs TW, Holladay SJ (2004): Reasoned Action in Crisis Communication: An Attribution Theory-Based Approach to Crisis Management. In: Millar DP, Heath RL (Hrsg.) (2004): Responding to Crisis. Mahwah/New Jersey: Lawrence Erlbaum Associates, S. 95–115

Coombs W (2012): Crisis Communication and Ist Allied Fields. In: ders./Holladay S (2012): The Handbook of Crisis Communication.

Coombs W, Holladay S (2006): Unpacking the Halo Effect: Reputation and Crisis Management. In: Journal of Communication Management, Vol. 10, No. 2, S. 123–137.

Coombs W, Holladay S (2008): Comparing Apology to Equivalent Crisis Response Strategies: Clarifying Apology's Role and Value in Crisis Communication. In: Public Relations Review, Vol. 34, No. 3, S. 252–257.

Coombs W, Holladay S (2009): Further Explorations of Post-Crisis Communication: Effects of Media and Response Strategies on Perceptions and Intentions.In: Public Relations Review, Vol. 35, No. 1, S. 1–6.

Coombs W, Holladay S (2010) (Hrsg.): The Handbook of Crisis Communication. Malden, S.54–64. MA: Malden: Blackwell

Csikszentmihalyi M, Csikszentmihalyi IS. (Hrsg.) (1991): Die außergewöhnliche Erfahrung im Alltag. Die Psychologie des flow-Erlebnisses. Stuttgart: Klett-Cotta

Cutlip SM, Center AH, Broom GM (1985): Effective Public Relations. 6. Auflage. New Jersey: Prentice Hall

Darby MR, Karni E (1973): Free Competition and the optimal Amount of Fraud. In: The Journal of Law and Economics (16) 1, S. 67–88

Deihgton J, Kornfeld L (2010): United Breaks Guitars. Harvard Business School Case Study Nr. 9-510-057

Delgado-Ballester E, Munuera-Alemán JL (2005): Does brand trust matter to brand equity? In: Journal of Product & Brand Management (14) 3, S. 187–196

Der Tagesspiegel (04.10.2007): 20 Millionen Dollar für den Rückkauf der Markenrechte an »Daimler«. (http://www.tagesspiegel.de/wirtschaft/unternehmen/20-millionen-dollar-¬ fuer-den-rueckkauf-der-markenrechte-an-daimler/1060932.html, Zugriff: 11.01.2011)

Designtagebuch (2011): Starbucks ohne »Starbucks« im neuen Markenlogo. Hannover: designtagebuch.de (Achim Schaffrinna) (http://www.designtagebuch.de/starbucks-ohne-¬ starbucks-im-neuen-markenlogo/, Zugriff: 09.10.2014)

Deutsche Post AG (2012): Unadressierte Werbung: Postwurfsendung. Bonn: Deutsche Post AG (http://www.deutschepost.de//mlm.nf/dpag/images/p/postwurfsendung/produktbro-¬ schuere_2012_final_03_2012.pdf, Zugriff: 28.03.2012)

Dezenhall E, Weber J (2007): Damage Control. Why everything you know about crisis management is wrong. Washington: Portfolio/Penguin

Die Zeit (Hrsg.) (2010): Medienkunde 2010/11. Hamburg: Die Zeit.

Ditges F, Höbel P, Hofmann T (2008): Krisenkommunikation. Konstanz: UVK

Dollase R, Selders O (2006): Befragung zur Krisenbewältigung und Krisen-Kommunikation in Unternehmen. Bielefeld/Gütersloh: Universität Bielefeld/AD HOC Gesellschaft für Public Relations

Donsbach W (1991): Medienwirkung trotz Selektion. Köln/Weimar: Böhlau

Döring N (2003): Sozialpsychologie des Internet. 2. Auflage. Göttingen: Hogrefe

Dörr D, Schwartmann R (2012): Medienrecht. 4. Auflage. Heidelberg: C. F. Müller

Drosdowski G (1989): Das Herkunftswörterbuch der deutschen Sprache. 2. Auflage. Mannheim; Wien; Zürich: Dudenverlag

Eichhorn W (2010): Vertrauen aus ökonomischer spieltheoretischer Sicht. In: Mahring M (Hrsg.) (2010): Vertrauen – zwischen sozialem Kitt und der Senkung von Transaktionskosten. Karlsruhe: Karlsruher Institut für Technologie, S. 257–264

Eilders C (2006): News factors and news decisions. Theoretical and methodological advances in Germany. In: Communications 2/2006, S. 5–24

Eisenegger M (2005): Reputation in der Mediengesellschaft. Wiesbaden: Verlag für Sozialwissenschaften/GWV

Eisenegger M (2009): Trust and repuation in the age of globalisation. in: Klewes J, Wreschniok R (Hrsg.) (2009): Reputation Capital. Building and Maintaining Trust in the 21st Century. Berlin/Heidelberg: Springer, S. 11–22

Eisenegger M, Imhof K (2007): Das Wahre, das Gute und das Schöne: Reputations-Management in der Mediengesellschaft. Fög discussion paper 2007–0001. fög-Forschungsbereich Öffentlichkeit und Gesellschaft. Universität Zürich.

Emshoff JR, Freeman ER (1979): Stakeholder Management: A Case Study of the U.S. Brewers and the Container Issue. Philadelphia/USA: The Wharton Applied Research Center.

Engelmann I (2010): Journalistische Instrumentalisierung von Nachrichtenfaktoren. In: Medien & Kommunikationswissenschaft 58 (4), S. 525–543

Engelmann I (2012): Nachrichtenfaktoren und die organisationsspezifische Nachrichtenselektion. In: Medien &Kommunikationswissenschaft 60(1), S.41–63

EStG (2010): Einkommensteuergesetz in der Fassung der Bekanntmachung vom 8. Oktober 2009 (BGBl. I S. 3366, 3862), das zuletzt durch Artikel 1 des Gesetzes vom 8. April 2010 (BGBl. I S. 386) geändert worden ist (http://www.gesetze-im-internet.de/estg, Zugriff: 17.11.2010)

Fahrenbach C (2011) Reputationsorientiertes Themen- und Issues-Management. Konzeption, Regelbetrieb, Weiterentwicklung. (Diss., Universität Hohenheim).

Fearn-Banks K (1996): Crisis Communications. A Casebook Approach. Mahwah (New Jersey): Lawrence Earlbaum

Fechner F (2014): Medienrecht. 15. Auflage. Tübingen: Mohr Siebeck/UTB

Fink S (1986): Crisis Management. New York: Amacom

Fischer L, Wiswede G (2009): Grundlagen der Sozialpsychologie. 3. Auflage. München: Oldenbourg

Fishbein M, Ajzen I (1972): Attitudes and Opinions. In: Annual Review of Psychology. Vol. 23, S. 487–544

focus.de (30.06.2008): Lidl. Dickes Umsatzplus trotz Spitzelaffäre. (http://www.focus.de/¬finanzen/news/lidl-dickes-umsatzplus-trotz-spitzelaffaere_aid_306049.html, Zugriff: 02.01.2011)

Fombrun CJ (1996): Reputation. Boston: Harvard Business School Press

Fombrun CJ, van Riel CBM (1997): The Reputational Landscape. In: Corporate Reputation Review Vol. 1, S. 5–13

Fombrun CJ, van Riel CBM (2004): Fame & Fortune: How Successful Companies Build Winning Reputations. Upper Saddle River: Pearson Education

Franzen O, Trommsdorff V (1994): Ansätze der Markenbewertung und Markenbilanz. In: Manfred B (Hrsg.): Handbuch Markenartikel. Schäffer-Poeschel. Ingenhoff D (2004): Corporate Issues Management in multinationalen Unternehmen. Eine empirische Studie zu organisationalen Strukturen und Prozessen. Wiesbaden: VS Verlag für Sozialwissenschaften.

Freeman RE, Harrison JS, Wicks AC, Parmar BL, de Colle S (2010): Stakeholder Theory. Cambridge/UK: Cambridge University Press

FTD.de (25.03.2010): Quelle lebt (http://www.ftd.de/unternehmen/handel-dienstleister/:¬neustart-fuer-website-und-privileg-quelle-lebt/50093069.html, Zugriff: 07.11.2010)

Funiok R (2002): Medienethik. In: Neverla I, Grittmann E, Pater M (Hrgs.) (2002): Grundlagentexte zur Journalistik. Konstanz: UKV, S. 270–287

Funkhouser GR (1973): The Issue of the Sixties: An exploratory study in the Dynamics of the Public Opinion. In: Public Opinion Quarterly 37, S. 62–75

Galtung J, Ruge MH (1965): The Structure of Foreign News. In: Journal of Peace Research (2) 1, S. 64–91

Ganther M (2010): Strategische Krisenkommunikation als Schlüssel zur Imagewahrung. Saarbrücken: VDM Verlag Dr. Müller

Gaultier-Gaillard S, Louisot J-P (2006): Risks to Reputation: A Global Approach. In: The Geneva Papers (31) Issue 3, S.425–445

Geissler H, Sattelberger T (2003). Management wertvoller Beziehungen: Wie Unternehmen und ihre Businesspartner gewinnen. Wiesbaden: Gabler.

Georges H (1913): Lateinisch Deutsches Handwörterbuch. 8. Auflage. Hannover: Hahnsche Buchhandlung. Digitale Bibliothek Band 69 (2002–2004). Berlin: Directmedia

Gerzema J, Stringham P (2008): The Brand Bubble. The looming crisis in brand value and how to avoid it. San Francisco: Jossey-Bass/Whiley

gfkps.com (06/2008): GfK ConsumerIndex 04/2008. (http://www.gfkps.com/imperia/md/¬content/ps_de/consumerindex/ci_04-2008.pdf)

Giddens A (1990): The Consequences of Modernity. Stanford (Californien): Stanford University Press

Gilbert DU (2010): Entwicklungslinien der ökonomischen Vertrauensforschung. In: Maring M (Hrsg.) (2010): Vertrauen – zwischen sozialem Kitt und der Senkung von Transaktionskosten. Karlsruhe: Karlsruher Institut für Technologie, S. 169–197

Gilmore GW (1919): Animism. Boston: Marshall Jones

Goffman E (1971): Relations in Public. New York: Harper & Row

Gohr S (2005): Krisenmanagement: Call Center helfen im Ernstfall. In: CallCenterProfi (9) 2, S. 14–19

González-Herrero A, Pratt CB (1996): An Integrated Symmetrical Model for Crisis-Communications Management. In: Journal of Public Relations Research 8 (2), S. 79–105

Götz K (2006): Vertrauen als funktionale Systemeigenschaft. In: ders. (Hrsg.). Vertrauen in Organisationen (S.59–71), München: Rainer Hampp.

Graf D, Schwede B (2012): Shitstorm-Skala - Wetterbericht für Social Media. Zürich: Online-Publikation der Agentur Feinheit GmbH (http://www.feinheit.ch/media/medialibrary/¬2012/04/shitstorm-skala_2.pdf, Zugriff: 28.06.2014

Graf HG, Klein G (2003): In die Zukunft führen. Strategieentwicklung mit Szenarien. Zürich: Rüegger.

Grassauer, Hanni (2004): Kommunikation und Krise. Wien: Trimedia, Agentur-präsentation (http://www.tuwien.ac.at/unipr/docs/praesentationen/grassauer.pdf, Zugriff: 25.05.2014)

Grätzel S (2004): Dasein ohne Schuld. Dimensionen menschlicher Schuld aus philosophischer Perspektive. Göttingen: Vandenhoeck & Ruprecht.

Greene R (2002): Power. Die 48 Gesetze der Macht. 2. Auflage. München: dtv

Greveldinger D (2013): Anatomie eines Proteststurmes. Blick ins Innere des Shitstorms. München: Grin

Griffin A (2014): Crisis, Issues and Reputation Management. London: Korgan Page.

Grunig JE, Hunt T (1984): Managing Public Relations. Austin (Texas): Holt, Rinehart and Winston

Gutermann S, Helbig M (2007): Krisenberater in der kommunikativen Unternehmenskrise – Feuerwehr oder Brandschutzberater? In: Möhrle H (Hrsg.) (2007): Krisen-PR. 2. Auflage. Frankfurt/Main: F.A.Z.-Institut für Management-, Markt-und Medieninformationen, S. 144–153

Haas H (2002): Die Recherche. In: Neverla I, Grittmann E, Pater M (Hrsg.) (2002): Grundlagentexte zur Journalistik. Konstanz: UKV, S. 567–607

Hagmayer Y, Waldmann MR (2004): Kausales Denken. Institut für Psychologie, Universität Göttingen

Haller M (2002): Wie man der Sache auf den Grund geht. In: Neverla I, Grittmann E, Pater M (Hrgs.) (2002): Grundlagentexte zur Journalistik. Konstanz: UKV, S. 576–607

Hauschildt J (2000): Unternehmenskrisen. Herausforderungen an die Bilanzanalyse. In: Hauschildt J, Leker J (2000): Krisendiagnose durch Bilanzanalyse. 2. Auflage. Köln: Verlag Dr. Otto Schmidt

Hegner S (2012): Die Relevanz des Vertrauens für das identitätsbasierte Management globaler Marken. Wiesbaden: Gabler/SpringerHeide M (2013): Internal crisis communication – the future of crisis management. In: Thiessen A (Hrsg.) Handbuch Krisenmanagement. Springer VS, Wiesbaden, S. 195–209

Heiks M (2001): Krisen-PR. In: Brauner DJ, Leitolf J, Raible-Besten R, Weigert MM: Lexikon der Presse- und Öffentlichkeitsarbeit. München/Wien: Oldenbourg, S. 205–210

Heilmann K (2002): Das Risiko der Sicherheit. Stuttgart/Leipzig: S. Hirzel

Heisig J (2007): Emergency Response. Wie reagiert die Deutsche Lufthansa auf Flugunfälle? In: Hoffmann H-V (Hrsg.) (2007): Netzwerk Kommunikation in Zeiten der Krise. Band 27 der Schriften der Akademie der Bundeswehr für Information und Kommunikation. Baden-Baden: Nomos, S.177–186

Helm S (2007): Unternehmensreputation und Stakeholder-Loyalität. Wiesbaden: Deutscher Universitäts-Verlag/GWV

Herbst D (1999): Krisen meistern durch PR. Neuwied; Kriftel: Luchterhand

Herger N (2006): Vertrauen und Organisationskommunikation. Wiesbaden: Verlag für Sozialwissenschaften/GWV

Hermann S (2012): Kommunikation bei Krisenausbruch. Wiesbaden: Springer

HGB (2009): Handelsgesetzbuch in der im Bundesgesetzblatt Teil III, Gliederungsnummer 4100-1, veröffentlichten bereinigten Fassung, das zuletzt durch Artikel 6a des Gesetzes vom 31. Juli 2009 (BGBl. I S. 2512) geändert worden ist. (http://www.gesetze-im-internet.¬de/hgb, Zugriff: 10.7.2010)

Hicks JR (1937): Mr. Keynes and the »Classics«; A Suggested Interpretation. Econometrica (5) 2, S. 147–159

Höbel P (2007): Kommunikation in Krisen – Krisen in der Kommunikation? In: Piwinger M, Zerfaß A (Hrsg.) (2007): Handbuch Unternehmenskommunikation. Wiesbaden: Gabler/GWV, S. 875–889

Hohl NAD, Naskrent J (2009): Involvement. Forschungsstand und Neukonzeption. Arbeitspapiere des Lehrstuhls für Marketing. Siegen: Universität Siegen

Holsti OR, George AL (1975): The Effects of Stress on the Performance of Foreign Policy-Makers. In: Political Science Annual 6, S.255–319

Homburg C, Krohmer H (2006): Marketingmanagement. Strategie – Instrumente – Umsetzung – Unternehmensführung. 2. Auflage. Wiesbaden: Dr. Th. Gabler/GWV

Hommel U, Knecht, TC, Wohlenberg H (2006): Handbuch Unternehmensrestrukturierung. Wiesbaden: Dr. Th. Gabler/GWV

Homuth S (2000): Wirksame Krisenkommunikation. Norderstedt: Libri/BoD

Horizont (2010): Studie. Markenwert von BP rutscht um 1 Milliarde US-Dollar ab. (http://¬www.horizont.net/aktuell/marketing/pages/protected/Studie-Markenwert-von-BP-rutscht-¬um-1-Milliarde-US-Dollar-ab_92962.html, Zugriff: 28.06.2014)

Hunter ML, van Wassenhove LN, Besiou M, van Halderen M (2013): Agenda Setting Power of Stakeholder Media. In: California Management Review (56) 1, S. 24–49

Hurtz A, Flick D (2002). Verbesserungsmanagement. Was gute Unternehmen erfolgreich macht. Wiesbaden: Gabler.

Hutzschenreuter T, Griess-Nega T (Hrsg.) (2006): Krisenmanagement. Grundlagen – Strategien – Instrumente. Wiesbaden: Dr. Th. Gabler/GVW

Ingenhoff D (2005): Corporate Issues Management. Chancen entdecken und umsetzen. In: Bentele G, Piwinger M, Schönborn G (Hrsg.): Kommunikationsmanagement. Strategien, Wissen, Lösungen. H. 2.18.

Ingenhoff D, Röttger U (2008): Issues Management. Ein zentrales Verfahren der Unternehmenskommunikation. In: Meckel M, Schmidt B (Hrsg.): Unternehmenskommunikation. Kommunikationsmanagement aus Sicht der Unternehmensführung. 2. Auflage. Wiesbaden: Gabler. S. 323–354.

Interbrand (2011): Best Global Brands 2011. New York: Interbrand (http://www.ran¬kingthebrands.com/PDF/Best%20Global%20Brands%202011,%20Interbrand.pdf, Zugriff: 09.10.2014)

Interbrand (2012): Best Global Brands 2012. New York: Interbrand (http://www.ran¬kingthebrands.com/PDF/Interbrand%20Best%20Global%20Brands%202012.pdf, Zugriff: 09.10.2014)

IVW (Hrsg.) (2012): Auflagenliste 4/2011. Berlin: Informationsgemeinschaft zur Feststellung der Verbreitung von Werbeträgern e. V. (http://daten.ivw.eu/download/20114_Au¬flagenliste.zip, Zugriff: 05.03.2012)

Jäckel M (2008): Medienwirkungen. Wiesbaden: Verlag für Sozialwissenschften/GVW

Janis IL (1971): Groupthink. In: Psychology Today. November:43–46, 74–76.

Janis IL, Mann L (1976): Coping with Decisional Conflict. An Analysis of How Stress Affects Decision-making Suggests Interventions to Improve the Process. In: American Scientist 64, S. 657–667.

Jaques T (2012): Is issue management evolving or progressing towards extinction? PUBLIC COMMUNICATION REVIEW, 2(1) – 2012, S. 35–45.

Johansson B (2005): The Third-Person Effect. Forschungsbericht. Department of Journalism and Mass Communication. Göteborg University, Schweden (http://www.nordicom.gu.se/¬ common/publ_pdf/180_081-094.pdf, Zugriff: 05.12.2010)

Jungeblot S (2009): Vertrags-, Haftung- und Wettbewerbsrecht. In: Bock, R-W: Recht für Krankenhaus und Arztpraxis. Risikomanagement; Haftung und Strafrecht; Vertrags-arztrecht; Arbeitsrecht. Berlin: MWV, S.55 ff.

Kaeuffer J (2003): Rankings Lügen nicht. In: absatzwirtschaft Sonderausgabe Marken. 2003, S. 124–129

Kassebaum UB (2004): Interpersonelles Vertrauen. Entwicklung eines Inventars zur Erfassung spezifischer Aspekte des Konstrukts. Dissertation. Hamburg: Universität Hamburg/Phil-soph. Fakultät http://ediss.sub.uni-hamburg.de/volltexte/2004/2125/pdf/Dissertation.pdf, Zugriff: 05.06.2014)

Katz E, Lazarsfeld PF (1955): Personal Influence: The Part Played by People in the Flow of Mass Communication. New York: Free Press

Keller R (2003): Distanziertes Mitleiden. Katastrophische Ereignisse, Massenmedien und kulturelle Transformation. In: Berliner Journal für Soziologie, S. 395–414

Kelley HH (1973): The Processes of Causal Attribution. In: American Psychologist (28) 2, S. 107–128

Kepplinger HM (2009): Wirkung der Massenmedien. In: Noelle-Neumann E, Schulz W, Wilke J (Hrsg.): Fischer Lexikon Publizistik Massenkommunikation. Frankfurt/Main: Fischer, S. 651–702

Kepplinger HM (2012): Die Mechanismen der Skandalisierung. München: Olzog

Keynes JM (1936): The General Theory of Employment, Interest and Money. London: Macmillan

Kim S, Avery EJ, Lariscy RW (2009) Are crisis communicators practicing what we preach?: An evaluation of crisis response strategy analyzed in public relations research from 1991 to 2009. In: Public Relations Review (35), S. 446–448

Kissinger H (1979): The White House Years. Boston: Little Brown

Klenk V (1989): Krisen-PR mit Hilfe von Krisenmodellen. In: PR Magazin 2/89, S. 29–36

Klimke R, Schott B (1993): Die Kunst der Krisen-PR. Paderborn: Junfermann

Kloss I (2001): Marke. In: Brauner DJ, Leitolf J, Raible-Besten R, Weigert MM: Lexikon der Presse- und Öffentlichkeitsarbeit. München/Wien: Oldenbourg, S. 235–239

Koch K (2012) Wie entsteht Markenvertrauen. Quelle: http://www.brand-trust.de/de/in¬ sights/artikel/2012/Wie-entsteht-Markenvertrauen-Markenfuehrung_T1.php (Zugriff am 30.6.2014)

Koeppler K (2000): Strategien erfolgreicher Kommunikation. Lehr- und Handbuch. München: Oldenbourg

Köhler T (2006): Krisen-PR im Internet. Wiesbaden: Verlag für Sozialwissenschaften/GWV

Korte H, Schäfers B (Hrsg.) (2006): Einführung in die Hauptbegriffe der Soziologie. 6. Auflage. Wiesbaden: Verlag für Sozialwissenschaften/GWV

Kroeber-Riel W, Weinberg P, Gröppel-Klein A (2009): Konsumentenverhalten. München: Franz Vahlen

Krugman HE (1965): The Impact of Television Advertising: Learning Without Involvement. Public Opinion Quarterly (29) 3, S. 349–356

Krystek U (1987): Unternehmungskrisen. Beschreibung, Vermeidung und Bewältigung überlebenskritischer Prozesse. Gabler: Wiesbaden

Krystek U, Moldenhauer R (2007): Handbuch Krisen- und Restrukturierungsmanagement. Stuttgart: Kohlhammer

Kuhlmann C, Schumann C, Wolling J (2014): Ich will davon nichts mehr sehen und hören! Exploration des Phänomens Themenverdrossenheit. In: Medien Kommunikationswis-senschaft 62(1), S. 5–24

Kunczik M (2002): Public Relations.4. Auflage. Köln: Bühlau/UTB

Lambeck A (1992): Die Krise bewältigen. Frankfurt/Main IMK

Laumer R, Pütz J (Hrsg.) (2006): Krisen-PR in der Praxis. Münster: Daedalus

Lay R (1974): Dialektik für Mangaer. München: Wirtschaftsverlag Langen-Müller/Herbig

Lazarsfeld PF, Berelson B, Gaudet H (1944): The People's Choice. How Voter Makes up his Mind in A Presidential Campaign. New York/London: Duel, Sloane and Pearce

Lebensmittel Praxis (22.08.2008): Lidl. Mit aller Macht Marktführer, S. 12 ff.

Lee BK (2004): Audience-Oriented Approach to Crisis Communication: A Study of Hong Kong Consumers' Evaluation of an Organizational Crisis. In: Communication Research (31) 5, S. 600–618

Lent W (2013): Elektronische Presse zwischen E-Zines, Blogs und Wikis. In: Zeitschrift für Urheber- und Medienrecht (2013) 12, S.914–921

Li C, Bernoff J (2008): Groundswell. Winning in a World transformed by Social Technologies. Boston: Harvard Business Press

Liebl F (1996): Strategische Frühaufklärung: Trends – Issues – Stakeholders. München; Wien; Oldenburg

Liebl F (2000): Der Schock des Neuen: Entstehung und Management von Issues und Trends, München: Gerling Akademie-Verlag

Liebl F (2001): Vom Trend zum Issue – Die Matrix des Neuen, in Gerling R, Obermeier O (Hrsg.): Trends-Issues-Kommunikation Unternehmensstrategien im Umgang mit Neuem, München: Gerling Akademie-Verlag, S.11–42

Linzmajer M, Kenning P (2013): Consumer Neuroscience und Marke – Erste Ansätze einer neurophysiologischen Markentheorie. In: Baumgarth C, Boltz D-M (2013): Impulse für die Markenpraxis und Markenforschung. Wiesbaden: Springer Gabler, S. 29–50

Lippmann W (1922): Public Opinion. New York: Harcourt, Brace and Company

Liu BF, Austin L, Jin Y (2011): How Publics respond to crisis communication strategies. The interplay of information form and source. In: Public Relations Review (37) 2011, S. 345–353

Löffelholz M, Schwarz A (2008): Die Krisenkommunikation von Organisationen. Ansätze, Ergebnisse und Perspektiven der Forschung: In Nolting T, Thießen A (Hrsg.): Krisenmanagement in der Mediengesellschaft. Potenziale und Perspektiven der Krisenkommunikation, Wiesbaden: VS Verlag für Sozialwissenschaften, S. 21–35, hier S.23f

Luhmann N (1991): Soziologie des Risikos. Berlin: Walter de Gruyter

Luhmann N (1996): Die Realität der Massenmedien. 2. Auflage. Opladen: Westdeutscher Verlag

Luhmann N (2000): Vertrauen. 4. Auflage (Erstauflage 1968). Stuttgart: Lucius & Lucius

Lukaszewski JE (1992): Influencing Public Attitudes. Leesburg (Virgin-ia/USA): Issue Action Publications

MarkenG (2009): Markengesetz vom 25. Oktober 1994 (BGBl. I S. 3082 (1995 I 156); 1996, 682), das zuletzt durch Artikel 3 des Gesetzes vom 31. Juli 2009 (BGBl. I S. 2521) geändert worden ist. (http://www.gesetze-im-internet.de/markeng, Zugriff: 09.11.2010)

MarkenG (2013): Markengesetz vom 25. Oktober 1994 (BGBl. I S. 3082; 1995 I S. 156; 1996 I S. 682), das zuletzt durch Artikel 3 des Gesetzes vom 19. Oktober 2013 (BGBl. I S. 3830) geändert worden ist. (http://www.gesetze-im-internet.de/markeng, Zugriff: 25.05.2014)

Mast C (2008): Unternehmenskommunikation. 3. Auflage. Stuttgart: Lucius & Lucius

Mast C (2008a): Nach der Krise ist vor der Krise – Beschleunigung der Krisenkommunikation. In: Nolting T, Thießen A (Hrsg.) (2008): Krisenmanagement in der Mediengesellschaft. Wiesbaden: VS Verlag für Sozialwissenschaften/GWV, S.98–111

Mast C, Huck S, Güller K (2005): Kundenkommunikation. Stuttgart: Lucius & Lucius

Mathes R, Gärtner H-D, Czaplicki A (1991): Kommunikation in der Krise. Frankfurt: IMK

Matthes J (2004): Die Schema-Theorie in der Medienwirkungsforschung. Ein unscharfer Blick in die »Black Box«. In: Medien & Kommunikationswissenschaft (52) 4, S. 545–568

Maußner A (1994): Konjunkturtheorie. Heidelberg: Springer

McCombs ME, Shaw DE (1972): The Agenda-Setting Function in Mass Media. In: Public Opinion Quarterly 36 (1972), S. 176–187

Meffert H, Burmann C, Kirchgeorg M (2008): Marketing. Grundlagen marktorientierter Unternehmensführung. 10. Auflage. Wiesbaden: Gabler/GWV

Meffert H, Burmann C, Kirchgeorg M (2012): Marketing. 11. Auflage. Wiesbaden: Gabler Springer

229

Mehrabian A (1977): Communication Without Words. In: Arnold WE, Hirsch RO (Hrsg.) (1977): Communicating Through Behavior. Los Angeles: West Publishing, S. 96–100

Meraz S (2009): Is There an Elite Hold? Traditional Media to Social Media Agenda Setting Influence in Blog Networks. In: Journal if Computer-Mediated Communication 14 (2009), S. 682–707

Merten K (2001): Determinanten des Issues Management, in Röttger U (Hrsg.), Issues Management, theoretische Konzepte und praktische Umsetzung, Wiesbaden: Westdeutscher Verlag, S. 41–57.

Merten K (2005): Der Begriff der Krise – eine systematische Betrachtung. In: Neujahr E (Hrsg.) (2005): PR in schwierigen Zeiten. München: Meidenbauer, S. 17–34

Merten K (2008): Krise und Krisenkommunikation: Von der Ausnahme zur Regel? in: Nolting T, Thießen A (Hrsg.) (2008): Krisenmanagement in der Mediengesellschaft. Wiesbaden: VS Verlag für Sozialwissenschaften, S. 83–97

Messer B (2007): Vorbereitet sein ist alles – Zur Bedeutung von Medientrainings. In: Möhrle H (Hrsg.) (2007): Krisen-PR. Frankfurt/Main: F.A.Z.-Institut für Management-, Markt- und Medieninformationen, S. 211–218

Meyen M (2007): Medienwissen und Medienmenüs als kulturelles Kapital und als Distinktionsmerkmale. Eine Typologie der Mediennutzer in Deutschland. In: Medien und Kommunikationswissenschaft (55) 3, S. 333–354

Meyer J (Hrsg.) (1905–1909): Meyers Großes Konversations-Lexikon. Leipzig; Wien: Bibliographisches Institut. Digitale Bibliothek Band 100 (2005). Berlin: Directmedia

Meyer T, Steinthal H (1997): Grund- und Aufbauwortschatz Griechisch. Stuttgart: Ernst Klett Schulbuchverlag

Miller S, Berry L (1998): Brand Salience versus Brand Image. Two Theories of Advertising Effectiveness. In: Journal of Advertising Research. (38) 5, S. 77–82

Mitroff II (1988): Crisis management: cutting through the confusion. In: Sloan Management Review (29) 2 Winter, S. 15–20

Mitroff II (1994): Crisis Management and Environmentalism: A Natural Fit. In: California Management Review (36) 2, S. 101–113

Mitroff II, Pearson CM, Harrington LK (1996): The Essential Guide to Managing Corporate Crises. Oxford: New York

Mittal B (1989): Measuring purchase decision involvement. in: Psychology & Marketing (6) 1989, S. 147–162

Mochalova A, Nanopoulos A (2014): Restricting the spread of firestorms in social networks. In: Proceedings of the 22nd European Conference on Information Systems (ECIS2014) (http://ecis2014.eu/E-poster/files/0391-file1.pdf, Zugriff: 28.06.2014)

Möhrle H (Hrsg.) (2007): Krisen-PR. 2. Auflage. Frankfurt/Main: F.A.Z.-Institut für Management-, Markt-und Medieninformationen

Moser K (1990): Werbepsychologie. München: Psychologie Verlags-Union

Müller R (1986): Krisenmanagement in der Unternehmung. 2. Auflage. Frankfurt/Main: Verlag Peter Lang

Müssig P (2009): Wirtschaftsprivatrecht. Rechtliche Grundlagen wirtschaftlichen Handelns. Heidelberg: C. F. Müller

Nelson P (1970): Information and Consumer Behavior. In: Journal of Political Economy. (78) 2, S. 311–329

Neuberger C, Nuernbergk C, Rischke M (2009): Journalismus im Internet: Zwischen Profession, Partizipation und Technik. In: Media Perspektiven 4/2009, S. 174–188

Neuberger C, Nuernbergk C, vom Hofe J (2010): Twitter und Journalismus. Der Einfluss des »Social Web« auf die Nachrichten. LfM-Dokumentation Band 38. Düsseldorf: Landesanstalt für Medien Nordrhein-Westfalen

Neujahr E (Hrsg.) (2005): PR in schwierigen Zeiten. München: Martin Meidenbauer

Neumann R (2009): Die Involvementtheorie und ihre Bedeutung für das Lebensmittelmarketing. Bremen: Europäischer Hochschulverlag

Niedermeir F (2012): Facebook as an Instrument of strategic crisis communication. A content analysis of the Nestlé palm oil crisis. In: IRGoCC Report (2) 1 (TU Ilmenau), S. 3–15

Noelle-Neumann E (2009): Öffentliche Meinung. In: Noelle-Neumann E, Schulz W, Wilke J (Hrsg.): Fischer Lexikon Publizistik Massenkommunikation. Frankfurt/Main: Fischer, S. 427–442

Nöllke M (2009): Vertrauen: Wie man es aufbaut. Wie man es nutzt. Wie man es verspielt. Haufe. Freiburg

Nolting T, Thießen A (2008): Krisenmanagement in der Mediengesellschaft. In: Nolting T, Thießen A (Hrsg.) (2008): Krisenmanagement in der Mediengesellschaft. Wiesbaden: Verlag für Sozialwissenschaften, S. 9–18

Nolting T, Thießen A (Hrsg.) (2008): Krisenmanagement in der Mediengesellschaft. Wiesbaden: Verlag für Sozialwissenschaften

ntv.de (10.04.2010): Folgen der Überwachung. Lidl spürt Umsatzrückgang. (http://www.n-tv.de/wirtschaft/meldungen/Lidl-spuert-Umsatzrueckgang-article21159.html, Zugriff: 02.01.2011)

Oeckl A (1964): Handbuch der Public Relations. München: Süddeutscher Verlag

Oehmichen E (2007): Die neue MedienNutzer-Typologie MNT 2.0. In: Media Perspektiven 5/2007, S. 226–234

Ogrizek M, Guillery J-M (1999): Communicating in Crisis. New York: Walter de Gruyter

Pape W (1914): Handwörterbuch der griechischen Sprache. 3. Auflage. Braunschweig: Vieweg & Sohn. Digitale Bibliothek Band 117 (2005/2006). Berlin: Directmedia Publishing

Paschke M (2009): Medienrecht. 3. Auflage. Wiesbaden: Springer

Pearson CM, Mitroff II (1993): From crisis prone to crisis prepared: a framework for crisis management. In: Academy of Management Executive 7 (1), S.48–59

Petermann F (2012): Psychologie des Vertrauens. 4. Aufl. Göttingen: Hogrefe

Peters H-P (2001): Risikokommunikation. in: Brauner DJ, Leitolf J, Raible-Besten R, Weigert MM: Lexikon der Presse- und Öffentlichkeitsarbeit. München/Wien: Oldenbourg, S. 347–354

Peters S, Brühl R, Stelling JN (2005): Betriebswirtschaftslehre. 12. Auflage. München: Oldenbourg

Petersen J, Forthmann J (2011): Social Media Trendmonitor 2011. Zwischen Hype und Hoffnung: Die Nutzung sozialer Netzwerke in Journalismus und PR . Hamburg: newsaktuell/Faktenkontor

Petersen J, Forthmann J (2012): Social Media-Trendmonitor 2012. Angekommen in der Wirklichkeit? Social Media in PR und Journalismus. Hamburg: newsaktuell/Faktenkontor

Petersen J, Forthmann J (2013): Social Media-Trendmonitor 2013. Kommunikationsprofis, Journalisten und das Web. Hamburg: newsaktuell/Faktenkontor

Petersen T (2006): Ein Experiment zur potentiellen Wirkung von Gegendarstellungen als Gegengewicht zu einer Standardisierungen Berichterstattung. In: Publizistik (51) 2, S. 153–167

Pfeffer J, Zorbach T, Carley KM (2013): Understanding online firestorms. Negative word-of-mouth dynamics in social media networks. In: Journal of Marketing Communications, S. 117–128

Pierer E (Hrsg.) (1858): »Ereignis« in: Pierer's Universal-Lexikon. 4. Auflage. Band 5. Altenburg: Verlagsbuchhandlung Eugen Pierer. Neusatz und Faksimile. Digitale Bibliothek Band 115 (2005). Berlin: Directmedia

Pierer E (Hrsg.) (1859): Artikel Gefahr. Universal Lexikon. 4. Auflage. Altenburg: Verlagsbuchhandlung Eugen Pierer. Neusatz und Faksimile. Digitale Bibliothek Band 115 (2005). Berlin: Directmedia

Pierer E (Hrsg.) (1865): »Störung« in: Pierer's Universal-Lexikon. 4. Auflage. Band 16. Altenburg: Verlagsbuchhandlung Eugen Pierer. Neusatz und Faksimile. Digitale Bibliothek Band 115 (2005). Berlin: Directmedia

Pkw.de (o. J.): Dacia. Das Auto für alle. (http://autos.pkw.de/dacia, Zugriff: 02.01.2011)

Plankert N (2009): Grundlagen der Krisenkommunikation. In: Plankert N, Zerres M (Hrsg.) (2009): Unternehmenskommunikation Die Kunst, gestärkt aus einer Krise hervorzuziehen. Mering: Rainer Hampp

231

Podnar K, Jancic Z (2006): Towards a Categorization of Stakeholder Groups: An Empirical Verification of a Three-Level Model. In: Journal of Marketing Communications (12) 4, S. 297–308

Poth LS, Poth GS, Pradel M (2008): Kompakt Lexikon Marketing. 3. Auflage. Wiesbaden: Gabler/GWV

Presserat (2008): Publizistische Grundsätze (Pressekodex). Richtlinien für die publizistische Arbeit nach den Empfehlungen des Deutschen Presserats in der Fassung vom 03.12.2008. (http://www.presserat.info/uploads/media/Pressekodex_01.pdf, Zugriff: 05.12.2010)

Puttenat D (2009): Praxishandbuch Krisenkommunikation. Wiesbaden: Gabler/GWV

Pütz T (2005): Marketingkommunikation. Krefeld: Pütz Design

PWC (2012): Markenstudie 2012. München: PricewaterhouseCoopers

Rademacher L (2007): Die Universalität des Reputationsbegriffs. In: Bentele G, Piwinger M, Schönborn G: Kommunikationsmanagement. Strategien, Wissen, Lösungen (Loseblattwerk 2001 ff.). Neuwied: Hermann Luchterhand

Reiss J (2006): Die Krise ist da. In: Laumer R. Pütz J (Hrsg.) (2006): Krisen-PR in der Praxis. Münster: Daedalus, S. 231–233

Renkema J, Hoeken H (1998): The Influence of Negative Newspaper Publicity on Corporate Image in the Netherlands. The Journal of Business Communication (35) 4, S. 521–535

Renn O (2005): Das Arena-Modell – öffentliche Konflikte erfassen. Quelle: http://www.jp-¬kom.de/news-archiv/news-service/0805/arena.pdf (Zugriff am 30.6.2014)

Reputation Institute (2010): Global Reputation Pulse 2010.

Rheinische Post (2014): Preisliste Nr. 78. Düsseldorf: Rheinische Post (https://leserservice.rp-¬online.de/content/download/324/3018/file/Preisliste_gew_RP_2014.pdf, Zugriff: 30.06. 2014)

Ricker R, Seehaus C (2009): Medienrecht. In: Noelle-Neumann E, Schulz W, Wilke J (Hrgs.) (2009): Fischer Lexikon Publizistik Massenkommunikation. Frankfurt/Main: Fischer, S. 265–290

Ridder C-M, Engel B (2010): Massenkommunikation 2010: Funktionen und Images der Medien im Vergleich. In: Media Perspektiven 11/2010, S. 537–548

Ripperger T (2001): Ökonomik des Vertrauens. 2. Auflage. Tübingen: J.C.B. Mohr (Paul Siebeck)

Robinson JP (1976): Interpersonal Influence in Election Campaigns. Two Step-flow Hypotheses. In: Public Opinion Quarterly (40) 3, S. 304–319

Rolke L (2002): Kommunizieren nach dem Stakeholder Kompass. In: Kirf B, Rolke L (Hrsg.) (2002): der Stakeholder Kompass. Frank-furt/Main: F.A.Z.-Institut für Management-, Markt- und Medieninformationen, S.16–33

Rölver M, Alpar P (2008): Social News, die neue Form der Nachrichtenverteilung? In: Alpar P, Blaschke S (2008): Web 2.0 – Eine empirische Bestandsaufnahme. Wiesbaden: Vieweg +Teubner/GWV, S. 296–330

Rosenzweig P (2008): Der Halo-Effekt: Wie Manager sich täuschen lassen. Gabal. Wien.

Rotter J (1967).A new scale for the measurement of interpersonal trust. Journal of Personality, 35, 651–665.

Rotter J (1971). Generalized expectancies for interpersonal trust. American Psychologist, 26, 1–7.

Röttger U (2003) (Hrsg.): Issues Management. Theoretische Konzepte und praktische Umsetzung – eine Bestandsaufnahme. 2. Auflage. Wiesbaden.

Röttger U, Preusse J (2008): Issues Management. In: Nolting, Thießen A (Hrsg.) (2008): Krisenmanagement in der Mediengesellschaft. Wiesbaden: VS Verlag für Sozialwissenschaften, S. 158–184

rp-online.de (22.11.2004): Sein alter Adel schützt Prinz Ernst August nicht. (http://www.rp-¬online.de/panorama/deutschland/justiz/Sein-alter-Adel-schuetzt-Prinz-Ernst-August-nicht¬_aid_69683.html, Zugriff: 02.01.2011)

Ruhrmann G, Göbbel R (2007): Veränderung der Nachrichtenfaktoren und Auswirkungen auf die journalistische Praxis in Deutschland. Wiesbaden: netzwerk recherche (www.¬netzwerkrecherche.de/files/nr-studie-nachrichtenfaktoren.pdf, Zugriff: 17.12.2010)

232

Schenk K (2009): Krisen – Merkmale, Reaktionen und Lösungsstrategien. In: Becker L, Erhardt J, Gora W (Hrsg.) (2009): Führen in der Krise. Unternehmens- und Projektführung in schwierigen Situationen. Düsseldorf: Symposion Publishing

Schenk M (2009): Persuasion. In: Noelle-Neumann E, Schulz W, Wilke J (Hrsg.) (2009): Fischer Lexikon Publizistik Massenkommunikation. Frankfurt/Main: Fischer, S. 443–458

Schenk M, Niemann J, Briehl A (2014): Blogger 2014. Das Selbstverständnis von Themenbloggen und ihr Verhältnis zum Journalismus. Stuttgart: Universität Hohenheim/Forschungsstelle für Medienwirtschaft und Kommunikationsforschung

Scheufele B (2004): Framing-Effekte auf dem Prüfstand. In: Medien & Kommunikationswissenschaft (52) 1, S. 30–55

Scheufele DA, Shanahan J, Kimm S-H (2002): Who Cares About Local Politics? Media Influence on Local Political Involvement, Issue Awareness, and Attitude Strength. In: Journalism and Mass Communication Quarterly 79 (2), S. 427–444

Schierenbeck H (2003): Grundzüge der Betriebswirtschaftslehre. 16. Auflage. München: R. Oldenbourg

Schlenker BR (1980): Impression Management. Monterey/Califonia: Brooks/Cole

Schneider W (1999): Deutsch für Profis. München: Goldmann

Schönbach P (1980): A category System for account phases. In: European Journal of Social Psychology (10), S. 195–200

Schönbach P (1990): Account Episodes. Cambridge: Cambridge University Press

Schopenhauer A (1830): Über die Kunst, Recht zu behalten. Ausgabe des Phänomen Verlages, 2007. Neuenkirchen: Phänomen

Schultz F, Utz S, Göritz A (2011): Is the medium the message? Perceptions of and reation to crisis communication via twitter, blogs and traditional media. In: Public Relations Review 37, S. 20–27

Schultz von Thun F (1981): Miteinander reden 1: Störungen und Klärungen. Reinbeck: Rowolt

Schulz J (2000): Management von Risiko- und Krisenkommunikation – zur Bestandserhaltung und Anschlußfähigkeit von Kommunikationssystemen. Dissertation. Berlin: Humboldt-Universität

Schulz W (2009): Nachricht. In: Noelle-Neumann E, Schulz W, Wilke J (Hrsg.): Fischer Lexikon Publizistik Massenkommunikation. Frankfurt/Main: Fischer, S.359–396

Schütz P (2003): Grabenkriege im Management. Frankfurt/Main: Carl Ueberreuter

Schwalbach J (2000): Image, Reputation und Unternehmenswert. Forschungsbericht Nr. 2000-2. Wirtschaftswissenschaftliche Fakultät der Humboldt-Universität zu Berlin

Schwarz A (2010): Krisen-PR aus Sicht der Stakeholder. Wiesbaden: Verlag für Sozialwissenschaften/Springer

Schwarz A (2012): How publics use social media to respond to blame games in crisis communication: The Love Parade tragedy in Duisburg 2010. In: Public Relations Review 38, S. 430–437

Schwenke T (2014): Social Media Marketing und Recht. 2. Auflage. Köln: O'Reilly

Scott MB, Lyman S (1968): Accounts. In: American Sociological Review, 33 (1), S. 46–62.

Seebohn J (2011): Kompaktlexikon Werbung. 4. Auflage. Wiesbaden: Gabler/Springer

Seidel J, Stephan H-J (2007): Krisenkommunikation als Compliance-Management. In: Möhrle H (Hrsg.) (2007): Krisen-PR. 2. Auflage. Frankfurt/Main: F.A.Z.-Institut für Management-, Markt-und Medieninformationen, S.112–124

Sellnow T, Seeger M (2013): Theorizing Crisis Communication. Malden: Wiley-Blackwell.

Sellnow TL, Seeger MW (2013): Theorizing Crisis Communication. Chichester (England): Wiley-Blackwell

Selye H (1956). The stress of life. New York: McGraw-Hill

Semin GR, Manstead ASR (1981): The Beholder beheld: A study of social emotionality. In: European Journal of Social Psychology (11), S. 253–265

Seufert, Wolfgang/Wilhelm, Claudia (2013): Wie stark verdrängen oder ergänzen sich (neue und alte) Medien? In: M&K (61) 4, S. 568–592

Shortnews.de (25.05.2008): Bushido wieder in Prügelei verwickelt. (http://www.shortnews.¬de/id/711267/Bushido-wieder-in-Pruegelei-verwickelt, Zugriff: 02.01.2011)

Siebert FS, Peterson T, Schramm W (1956): Four Theories of the Press. Urbania (Illinois/USA): University of Illinois.

Simmel G (1908): Soziologie. Leipzig: Verlag von Duncker & Humblot

Simonson I (1993): Get Closer to Your Customers by Understanding How They Make Choices. In: California Management Review, Summer 1993, S. 68–84

Sjurts I (Hrsg.) (2011) Gabler Lexikon Medienwirtschaft. 2. Auflage. Wiesbaden: Gabler

Smith A (1954): An Inquiry into the Nature and Causes of the Wealth of Nations. Nachdruck der Ausgabe von 1776. London/UK: J. M. Dent & Sons

Sorrentino RM, Bobocel DR, Gitta MZ, Olson JM (1988): Uncertainty Orientation and Persuasion: Individual Differences in the Effects of Personal Relevance on Social Judgments. In: Journal of Personality and Social Psychology 55 (3), S. 357–371

Spiegel Online (21.07.2010): BP blamiert sich mit manipuliertem Foto von Ölpest-Zentrum. (Autor: Schultz, Stefan) (http://www.spiegel.de/wirtschaft/unternehmen/¬0,1518,707643,00.html, Zugriff: 06.01.2012)

Spiegel Online.de (23.08.2006): Teure Markenrechte. Imperial Tobacco zahlt halbe Milliarde Euro für Davidoff. (http://www.spiegel.de/wirtschaft/0,1518,druck-433242,00.html, Zugriff: 07.11.2010)

Spremann K (1988): Reputation, Garantie, Information. Zeitschrift für Betriebswirtschaft (58) Heft 5/6, S. 613–629

Staab JF (2002): Entwicklungen der Nachrichtenwert-Theorie. In: Neverla I, Grittmann E, Pater M (Hrsg.) (2002): Grundlagentexte zur Journalistik. Konstanz: UVK, S.608–618

Standards & Poor's (2010): Fact Sheet S&P 500 Equity Indices. New York: Standard & Poor's (http://www.standardandpoors.com/indices/sp-500/en/us/?indexId=spusa-500-usduf–p-¬us-l– (Zugriff: 17.10.2010)

Starbucks (2011): Starbucks Celebrates 40 Years of Great Coffee with New Look, New Global Products, and a Tribute to Customers, Partners and Community. Seattle (USA): Starbucks (http://news.starbucks.com/news/starbucks-celebrates-40-years-of-great-cof¬fee-with-new-look-new-global-prod, Zugriff: 09.10.2014)

Sturm H-J (2011): Markenfit und Markenwirkung. Wiesbaden: Gabler

Sykes GM, Matza D (1957): Techniques of Neutralization. A Theory of Delinquency. In: American Sociological Review 22, S. 664–670

Tedeschi JT, Reiss M (1981): Verbal strategies in impression management. In: Antaki C (Hrsg.) (1981): The psychology of ordinary explanations of social behavior. London: Academic Press, S. 271326

test.de (23.04.2009): Kaffee – 31 Marken im Test (http://www.test.de/themen/essen-trinken/¬test/Kaffee-31-Marken-im-Test-1772611-1773145, Zugriff: 03.01.2011)

Thießen A (2009): Crisis Management in the media society – Communicative integrity as the key to safeguarding reputation in a crisis. In: Klewes J, Wreschniok R (Hrsg.) (2009): Reputation Capital. Building and Maintaining Trust in the 21st Century. Berlin/Heidelberg: Springer, S. 215–234

Thießen A (2011): Organisationskommunikation in Krisen. Wiesbaden: Verlag für Sozialwissenschaften

Thiessen A (2013): Handbuch Krisenmanagement. Wiesbaden: Springer VS

Thommen J-P, Achleitner A-K (2004): Allgemeine Betriebswirtschaftslehre. Nachdruck 4. Auflage. Wiesbaden: Dr. Th. Gabler/GWV

Tiemann FM (2007): Ereignisinduzierte Markenkrisen. Frankfurt/Main: Peter Lang

Tietz I (2009): Krisenmanagement zur Sicherung und zum Ausbau der Markenstärke – Eine Analyse der Automobilindustrie. Münster: Lit Verlag

Töpfer A (1999): Die A-Klasse. Neuwied: Luchterhand

Töpfer A (2008): Krisenkommunikation. Anforderungen an den Dialog mit Stakeholdern in Ausnahmesituationen. In: Meckel M, Schmid BF (Hrsg.) (2008): Unternehmenskommunikation. Kommunikations-management aus Sicht der Unternehmensführung. 2. Auflage. Wiesbaden: Gabler, S.355–402

Trepte S, Boecking B (2009): Was wissen die Meinungsführer? In: M&K (57) 4, S. 443–462

Trommsdorff V (2004): Verfahren der Markenbewertung. In: Bruhn M (Hrsg.) (2004): Handbuch Markenführung. Wiesbaden: Gabler/GWV, Band 2, S. 1854–1875

Trommsdorff V (2009): Konsumentenverhalten. 7. Auflage. Stuttgart: Kohlhammer

Tuckman BW (1965): Developmental sequences in small groups. In: Psychological Bulletin (63), S. 348–399

Tuckman BW, Jensen MAC (1977). Stages of Small-Group Development Revisited. In: Group & Organization Management, 2(4), S. 419–427

Turner BA (1976): The Organizational and Interorganizational Development of Disasters. In: Administrative Science Quarterly (21), S. 378–397

Tversky A, Kahneman D (1986): Rational Choice and the Framing of Decisions. In: Journal of Business 59 (1986), S. 251–278

Uhlemann IA (2012): Der Nachrichtenwert im situativen Kontext. Wiesbaden: Springer

Ullrich TW (2008): Krisenmanagement bei komm.passion. Power Point Präsentation. Düsseldorf: komm.passion GmbH

Ullrich TW (2008a): PR und Pressearbeit bei Produktkrisen. In: Produkthaftungs-Check. München: Weka

Ullrich TW (2010) Das Social Web lebt von einer Minderheit. (http://www.webosoph.de/2010/05/02/das-social-web-lebt-von-einer-minderheit-%e2%80%93-seriesoziologie-und-typologien-der-web-2-0-nutzer-teil-2-von-7, Zugriff: 30.04.2011)

Ullrich, TW (2010a): Krisenmanagement in der Praxis. Warum so oft schief geht, was nicht schief gehen darf. Vortragsunterlage für die Veranstaltung »Quelle und die Krise«, komm. passion Düsseldorf 24.03.2010

Ullrich TW (2011): Krisen in der Kommunikationsgesellschaft. Ein Beitrag zu einer Theorie der Imagekrise. Studienarbeit. Berlin: SMI School of Management and Innovation

Ullrich TW (2012): Imagekrisen und kommunikative Intervention. Thesis. Berlin: SMI School of Management and Innovation

Ullrich TW (2012a): Social Media Monitoring – was heute möglich ist und was wirklich Sinn macht. In: komm.passion Dossier 01/2012 (http://www.komm-passion.de/agentur/dossiers/artikel/social-media-monitoring-was-heute-moeglich-ist-und-was-wirklich-sinn-macht/, Zugriff: 13.10.2014)

Ullrich TW, Hacker P (2011): Der Social Media Shitstorm. Eine Fallstudie am Beispiel der Firma Schlecker. Düsseldorf: komm.passion (unveröffentlichte Fallanalyse zur internen Weiterbildung)

Utz S, Schultz F, Glocka S (2013): Crisis communication online. How medium, crisis type and emotions affected public relations in the Fukushima Daiichi nuclear disaster. In: Public Relations Review 39, S. 40–46

van der Meer TGLA, Verhoeven P (2013): Public framing organizational crisis situations: Social media versus news media. In: Public Relations Review 39, S. 229–231

van Eimeren B, Ridder C-M (2005): Trends in der Nutzung und Bewertung der Medien 1970 bis 2005. In: Media Perspektiven 10/2005, S. 490–504

vdi-nachrichten.com (29.10.2004): Massenflucht aus den Deka-Fonds (http://www.vdi-nachrichten.com/vdi-nachrichten/aktuelle_ausgabe/akt_ausg_detail.asp?cat=2&id=19089, Zugriff: 29.12.2010)

Verbraucheranalyse 2012 III: verbraucheranaylse.de

Vogler P (2005): Image und Unternehmensführung. Diplomarbeit, Fachhochschule Vorarlberg

von Löhneysen G (1982): Die rechtzeitige Erkennung von Unternehmenskrisen mit Hilfe von Frühwarnsystemen als Voraussetzung für ein wirksames Krisenmanagement. Dissertation. Universität Göttingen

Vorgrimler D, Wübben D (2003): Die Delphi-Methode und ihre Eignung als Prognoseinstrument: In: Wirtschaft und Statistik 8/2003. 763–775.

wdr.de Stichtag 21.10.2007: Baby-Benz blamiert Mercedes. (http://www.wdr.de/themen/kultur/stichtag/2007/10/21.jhtml, Zugriff: 02.01.2011)

Weber P, Wirth W (2013): Nachrichtenfaktoren und Relevanzattribution. In: Medien & Kommunikationswissenschaft 61(4), S. 514–531

Weiner B (1985): An Attributional Theory of Achievement Motivation and Emotion. Psychological Review (92) 4, S. 548–573

235

Weischenberg S (2002): Das Handwerk des Nachrichten-Schreibens. In: Neverla I, Grittmann E, Pater M (Hrsg.) (2002): Grundlagentexte zur Journalistik. Konstanz: UKV, S. 641–656

Weißbeck D (2003): Strategien der Krisenkommunikation zur Vermeidung von Image- und Umsatzverlusten bei Produktschäden. Hamburg: Diplomica

Weißgerber A (2007): Konsumentenverhalten in ereignisinduzierten Markenkrisen. Der Einfluss der Markenbeziehungsqualität. Gabler. Wiesbaden.

Welling M (2006): Ökonomik der Marke. Wiesbaden: Deutscher Universitäts-Verlag GWV

Werth L, Mayer J (2008): Sozialpsychologie. Berlin/Heidelberg: Springer

Weyler S (2013):Wirkungen von Markenkrisen. Eine Analyse aus verhaltenswissenschaftlicher Perspektive. Springer. Heidelberg

Wiedemann PM (Hrsg.) (2000): Risikokommunikation für Unternehmen. Düsseldorf: VDI Verein Deutscher Ingenieure/Ausschuss Technik-Risiko-Kommunikation

Wiedemann PM, Ries P (2007): Issues Management und Issues Monitoring. In: Piwinger M, Zerfaß A (Hrsg.) (2007): Handbuch Unternehmenskommunikation. Wiesbaden: Gabler/GWV, S.285–302

Wiedmann K-P, Fombrun CJ, van Riel CBM (2007): Reputationsanalyse mit dem Reputation Quotient. In: Piwinger M, Zerfaß A (Hrsg.) (2007): Handbuch Unternehmenskommunikation. Wiesbaden: Gabler/GWV, S. 321–337Zaichkowsi 1985

Willms F (2006): Szenariotechnik: Vom Umgang mit der Zukunft, Hauptverlag. Bern.

Wilmes F (2006): Krisen PR – Alles eine Frage der Taktik. Göttingen: Business Village

Wilp R (2012): Wenn Journalisten kritisch nachfragen! Krisenkommunikation nach Behandlungsfehlern oder anderen Risikosituationen. In: KU 5/2012.

Wöhe G, Döring U (2008): Einführung in die Allgemeine Betriebswirtschaftslehre. München: Vahlen

Wundt W (1898): Die Geometrisch-Optischen Täuschungen. Leipzig: Teubner

Zaichkowski JL (1985): Measuring the Involvement Construct. in: Journal of Consumer Research (12) 1985, S. 341–352

Zaichkowski JL (1986): Conceptualizing Involvement. In: Journal of Ad-vertising 15 (2), S. 4–34

Zajonc RB (1968): Attitudinal Effects of Mere Exposure. In: Journal of Personality and Social Psychology Monograph Supplement Volume (9) 2, S. 1–27

Zaremba AJ (2010): Crisis Communication. New York: M.E. Sharpe

Zimbardo PG (1992): Psychologie. Augsburg: Weltbild

Stichwortverzeichnis

3

3R 24

5

5 Cs 24

A

Absender 144
Absolution 167
Agenda-Setting 37, 40, 76, 99
Ähnlichkeiten 111
Akteurseinwirkung 65, 150
Allianzen 172
Analogien 111
Anerkennung der Bedürfnisse und Nöte 111, 116
Angriff auf den Ankläger 156
Animismus, Theorie des 33
Anlassberichterstattung 100
Anschlussfähigkeit 65, 152
Anspruchsgruppe 170
– aktive 175
– bewusste 175
– latente 175
Anteilnahme 166
Arena-Modell 82–83
Attributionstheorie 59, 159
Aufmerksamkeit 54, 61, 69
– Verringerung der 148
Aufrichtigkeit 109
Ausdruck von Mitgefühl 157
Äußerung 185
Authentizität 83, 110, 206
Autorität 146
Awareness 36, 76

B

Befragung von Kunden oder Fachansprechpartnern 89
Beglaubigungsbemühungen 201

beiderseitiges Investitionsgut 113
Bekanntheitszuwachs 51, 195–196
Berichtigung, Anspruch auf 187
Best und Worst Case 97
Blogsuchmaschine 92
Boolesche Operatoren 91
Brand Trust 108
Brandcard 86
Buße 166

C

CEO 144
Chronist 130
Corporate Social Responsibility 117, 197, 205

D

Dark Site 37, 180
Delphi-Verfahren 95, 98
Distinktheit 60, 161, 195, 198
Drastik 88, 94–95, 98, 100, 209

E

eigenschaftsbasiertes Vertrauen 115
Einfluss-Interesse-Matrix 176
Einflussmarkt 172
Einschmeicheln 157
Einstellung 22, 34, 47
Eintrittswahrscheinlichkeit 78, 88, 94–95, 98, 100, 103, 107
Emotionalisierung 111, 116
Empfehlungsmarkt 172
Empörungswelle 141
Entschädigung, Anspruch auf 189
Entschuldigung 157, 166
– konstitutive Etappen der 200
Erfahrungsgüter 45
Ethik der zweiten Chance 201
Exklusivinterview 179
Expertenbefragung 98

F

Facebook 180
fahrlässige Handlung 58
fahrlässiger Verursacher 195
FAQ 132
FAQ-Katalog 98, 121, 210
Fernsehkanäle 170
Fight-Flight-Freeze-Reflexe 127
Forming 128
Frame 37
Frame Bridging 65, 150
Frequenz 76, 88, 99, 197–198
Frühwarnsystem 77

G

Gatekeeper 171
Gefahr 57
Gegendarstellung, Anspruch auf 187
Gerüchte-Phase 137
Geschäftslizenz, soziale 54
Geständnis 166
Gewichtungsfaktor 53, 69, 88–89
Glaubwürdigkeit 145
Google Alerts 92
Groupthink 128

H

Halo-Effekt 106, 109, 127
Herunterspielen der eigenen
    Verantwortung 156
höherstufiges Vertrauen 107

I

Identifikation von Issues 85, 87
identifikationsbasiertes Vertrauen 115
Image 22, 33, 47
– expressives 34
– funktionales 34
– soziales 34
Image Restoration Theory 155
Imageanalyse 86
Imageänderung 54–55, 69
Imagebildung 75, 107, 109, 194
Imagediskrepanz 55, 70
– Messung der 57
Imagegenese 76, 88
Imagekrise 49, 81, 99–100, 106–109, 118,
    121–122, 193, 195–200, 204, 207, 210
– Theorie der 32
– Zeitverlauf der 137
Informationsbedürfnis 173

Informationseigenschaften 45
Informationsinteresse, berechtigtes 174
Integrität 115–116, 196–198
interner Markt 172
Intervention
– kommunikative 133
Interventionszeitpunkt 139
Interview 179
Investitionsgut, beiderseitiges 113
Involvement 36, 65, 71, 163, 213, 216,
    218
– Messung von 68
– Verringerung des 153
Issue 18, 76, 78–85, 87–88, 93–94, 98,
    100, 103–104, 121, 193, 199, 210
Issue, Lebenszyklus 81
Issues Management 18, 75–81, 84–86,
    90, 95, 98–100, 102–106, 121, 210,
    220
Issues Management-Prozess 104

J

Journalistenworkshops 179

K

Klassifizierungsprinzip der Ampel 94
Kommunikationsstrategie
– defensive 133
– offensive 134
kommunikative Intervention 133
– Absender der 144
– Adressaten der 168
– Kanäle der 177
– Nachricht der 148
Kompetenz 109–110, 112, 116, 196–198
Konflikt 16
Konfliktpotenzial 79
Konkretisierung 150, 163
Konsens 60, 98, 161, 195, 198
Konsistenz 60, 161, 194–195, 198
konstante Wahrnehmung 107
konstitutive Etappen der Entschuldigung
    200
Kontrolle, symbolische 46
Koorientierung 65, 170
Körpersprache 146
Korrekturmaßnahmen 157
Kovariationsprinzip 59, 161, 195, 198
Krise 15–16
Krisenaufarbeitung 29
Krisenchronik 130
Kriseneindämmung 29
Krisenhandbuch 122–124

Krisenhistorie 87–88
Krisenintervention 173
Krisenkommunikation 17
– Theorie der situativen 158
Krisenkommunikationsforschung 19
Krisenmanagement 17
Krisenmonitoring 131
Krisennachbereitung 193
Krisenphase 24
Krisenstab 122, 129
Krisentraining 104, 123
Krisentypen 83, 109, 124
Krisenvermeidung 29
Krisenvorfall 173
Kundenbeziehungsmanagement 87, 205
Kundenmarkt 172
Kundenreklamation 87

L

Läuterung 166
Leistungsversprechen 75, 111
Leitmedium 170
Leugnung 156
licence to operate 54
Lüge 46

M

Machine-Learning-Algorithmen 92
Manipulationsstrategie 111
Marke 22, 32, 44, 47
Markenbekanntheit 48, 76, 210
Markenguthaben 109
Markenkrise 50
– ereignisinduzierte 20
Markenmisfit 57
Markenvertrauen 44, 48, 51
Markenvertrauen.Verlust von 69
Markenwert 44, 48
Markt
– interner 172
Marktpositionierung 86, 115
Massenmedien 37, 169
Mechanismus der Gegenseitigkeit 111
Mediengattungen 169
– spezifische Anforderungen 167
Mediengesellschaft 37
Medienkooperationen 179
Medienmonitoring 89
Mediennutzung, selektive 38
Medienpreise 179
Medienresonanzanalyse 87, 90, 93
Medientraining 146
Mehrfachadressierung 82

Meinungsäußerung 185
Meinungsführer 38
Meinungsklima
Meldekette 104, 120, 124, 210
Mere-Exposure-Effekt 32
Methodismus 127
Misstrauen 47
Missverständnisse, Vermeidung von 167
Mitarbeiterüberwachung 113
Mitbetroffener 58, 155
Mitmach-Web 38, 89–90, 118, 140
Monitoring-Suiten 92–94
Multiplikatoren 170

N

Nachricht 148
Nachrichtenfaktoren 62, 148
Nachrichtenwert 61, 70, 148, 163
– Verringerung des 148
Neuanfang 200
Nichtanspruchsgruppe 175
Norming 128

O

öffentliches Interesse 79
Opfer 58, 155, 164, 195
– Tendenz zur Abwertung von 61
Opferrolle einnehmen 156
Opinion Leader 38
Opportunitätskosten 108, 113
Organizational Learning 193
O-Ton 167, 179
O-Ton Statement 132

P

Performing 128
Personalisierung 111, 115–116, 198, 219
Persönlichkeitsentwicklung 113
Phasenmodelle von Krisen 24
Plateau-Phase 138
Positionswechsel 200
Preispolitik 117, 197
Pressefahrt 178
Pressegespräch 178
Pressekonferenz 178
Pressemitteilung 132, 178
Pressesprecher 129, 144
Prognoseinstrument 98
Prognoseverfahren 95, 98
Publika 169
Pufferfunktion 108–109

Q

Q&A   121, 132
Qualitätsbeglaubigungen   115
Qualitätsmanagement   87

R

Radiosender   170
Rechtsweg, Intervention auf dem   184
Redaktionsbesuche   179
Reklamation   108
Reklamationsgeschehen   117, 198
Re-Konstituierung von verlorenem
    Vertrauen   194
Rekrutierungsmarkt   172
Relativierung   149, 163
Relevanz, subjektiv empfundene   66
Re-Positionierung   107, 193, 195–196, 202
Reputation   22, 35, 47, 80, 90, 115, 198
– expressive   36
– funktionale   36
– soziale   36
Reputation Quotient   36
Reputationskrise   50
retrospektive Recherche   87
Reue   166
Risiko   57
Risiko, subjektiv empfundenes   67
Risikokommunikation   18
Risk Management   87
Risk Map   94–95

S

SCCT   158
Schaden, wirtschaftlicher   51
Schadenshöhe   94–95
Schema   37
Schuldeingeständnis   200, 213
Sentiment-Analyse   92
Shitstorm   141
Situational Crisis Communications
    Theory   158
situationsbasiertes Vertrauen   115
Six Markets, Modell der   172
Skandal   16
Social Media   30, 39, 131, 180
Social Media Guidelines   122–123
Social Media Monitoring   87, 89–90, 92,
    94–95
Social Web   30, 140, 180
SOP   118
Spiel- und Entscheidungstheorie   97
Spin Doctoring   149

Sprachregelung   98, 104, 124, 210, 220
Sprecher   144
Stakeholder Kompass   171
Stakeholder   170
Stakeholderorientierung   75
Standard Operating Procedure   118, 120
Stealth Blog   180
Storming   128
Stress   127
Strukturwandel   76
Suchgüter   45
Sündenbock-Taktik   156
Sympathie   146
Szenariotechnik   95

T

Täter   58, 155, 164
Tatsachenbehauptung   185
Teambildungsprozess   128
Teilöffentlichkeit   34, 169
Thema   76–80, 88, 93–94, 98, 100, 102,
    106, 110, 115, 119, 121, 125, 193–194,
    200, 205, 209, 216–217
Themenverdrossenheit   68
Theorie der situativen
    Krisenkommunikation   158
Tonalität   87, 92–93
Transaktionskosten   108
Trend   76, 95
Trendanalyse   95
Trigger and Escalators   98
Trust Barometer   110
Twitter   180
Two-Step-Flow of Information   38

U

Überzeugungskraft   145
Umschlagphase   138
Unterlassung, Anspruch auf   187
Unternehmenskrise   16
Unternehmenskultur   107, 126
Unternehmenssprecher   144
Unternehmenswebsite   180
Unternehmenswert   80, 86

V

Vampir-Effekt   114
Verantwortung   155
– Herunterspielen der eigenen   156
Verantwortungsattribution   195
Siehe Verantwortungszuschreibung   161

Verantwortungszuschreibung 57–58, 70, 163
– Messung der 61
Verfahrensbezüge 65, 152
Versachlichung 150, 163
Verteidigungsstrategie 198
Vertrauen 23, 43, 48
– eigenschaftsbasiertes 115
– identifikationsbasiertes 115
– situationsbasiertes 115
Vertrauen zweiter Ordnung 107
Vertrauensbereitschaft 48
Vertrauensbeziehung 104, 107, 109, 111, 114–117, 194, 196–197, 200
Vertrauensbildung 104, 106, 110–111, 114–116, 193–194, 197, 202, 210
Vertrauensbruch 46
Vertrauensgenese 107, 110, 112–113, 116, 193
Vertrauensgüter 45
Vertrauensindex 110
Vertrauenskrise 50
Vertrauensmechanismus 111, 201
Vertrauenspate 113, 117, 194, 198
Vertrauensprozess 81, 112–113
Vertrauensverlust 51, 69, 193, 195–196, 203
Vertrauensvorschuss 106, 108, 115
Vertrauenswürdigkeit 43, 48, 107, 109, 112–113, 115
Vertrautheit 43, 107, 116, 194, 197, 199, 219

Vier-Ohren-Model 167
Vorfall
– nicht öffentlicher 139
– öffentlicher 139
– potentiell öffentlicher 139
Vorhersehbarkeit des Resultats 112
vorsätzliche Handlung 58
vorsätzlicher Täter 195

W

Wahrnehmung, konstante 107
Werbeformate, klassische 180
Werte 34
W-Fragen 148, 163

Y

YouTube 180

Z

Zeitschriften 170
Zeitungen 170
Ziel- und Anspruchsgruppen 76, 78, 82, 88, 99, 106, 108, 116, 195–196, 199, 201, 204
Zielgruppen 170
Zulieferer 172
Zwei-Stufen-Fluss der Information 38
Zyklus-Modell 83

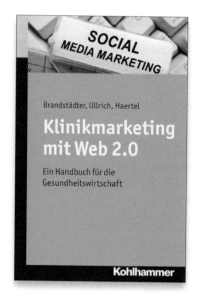
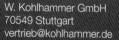
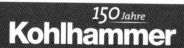

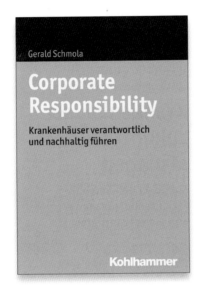

Gerald Schmola

Corporate Responsibility

Krankenhäuser verantwortlich
und nachhaltig führen

2015. 143 Seiten,
10 Abb., 1 Tab. Kart. € 39,99
ISBN 978-3-17-028452-4

auch als
EBOOK

Corporate Responsibility (CR) beschreibt den Grad des Verantwortungs-
bewusstseins eines Unternehmens und spielt zunehmend auch im
Krankenhausmanagement eine wichtige Rolle. CR umfasst eine wirtschaftliche, umweltpolitische sowie soziale Dimension und beinhaltet
eine Unternehmensphilosophie, die Transparenz, ethisches Verhalten
und Respekt vor den Anspruchsgruppen eines Krankenhauses in den
Mittelpunkt des Handelns stellt. Teilbereiche der CR sind Corporate
Social Responsibility (CSR), Corporate Governance (CG) und Corporate
Citizenship (CC). Das Buch verdeutlicht, was sich hinter den Teilaspek-
ten verbirgt und welche Maßnahmen Krankenhäuser ergreifen können,
um sich erfolgreich als nachhaltig und verantwortungsbewusst han-
delnde Klinik positionieren zu können. Vertieft wird auf die Bereiche
Umweltschutz, Personal- und Arbeitsschutzmanagement sowie die
Achtung von Kundeninteressen eingegangen. Dargestellt werden zudem
die gesellschaftliche Verantwortung nach DIN ISO 26000 sowie Aktivitäten, die eine gezielte Kommunikation von ergriffenen Aktionen
ermöglichen.

Leseproben und weitere Informationen unter www.kohlhammer.de

W. Kohlhammer GmbH
70549 Stuttgart
vertrieb@kohlhammer.de

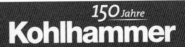

150 Jahre
Kohlhammer

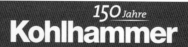